贵州省"十四五"职业教育规划教材立项建设教材

护理礼仪与人际沟通

（供护理、助产及相关专业用）

主　审　魏　艳　张晓红

主　编　杨天琼　罗　珊　刘　珊

副主编　马瑞英　杨小芳　舒　秦　王显婷

编　者　（以姓名笔画为序）

马瑞英（首都医科大学护理学院）　　　王　娜（遵义医药高等专科学校）

王丽君（遵义市播州区人民医院）　　　王显婷（铜仁职业技术学院）

冯运红（遵义医药高等专科学校）　　　刘　珊（毕节医学高等专科学校）

刘金霞（首都医科大学护理学院）　　　李馥羽（遵义医药高等专科学校）

杨小芳（贵州省习水县人民医院）　　　杨天琼（遵义医药高等专科学校）

杨晓妮（遵义市播州区人民医院）　　　张彬渝（遵义医药高等专科学校）

张雅楠（贵州航天医院）　　　　　　　张璧玉（毕节市第二人民医院）

罗　珊（唐山职业技术学院）　　　　　罗仕蓉（遵义医药高等专科学校）

罗芳芳（遵义医药高等专科学校）　　　赵彩杰（唐山职业技术学院）

钟　涛（贵州航天医院）　　　　　　　唐布敏（遵义医药高等专科学校）

常　铭（贵州城市职业学院）　　　　　舒　秦（铜仁市碧江区中等职业学校）

中国健康传媒集团

中国医药科技出版社

内 容 提 要

本教材是贵州省"十四五"职业教育规划教材立项建设教材,主要内容包括护理礼仪和人际沟通两部分。教材秉承新形态活页式教材的编写理念,以"模块—项目—任务"的方式呈现,并有相应的项目目标、临床情景及评价方式。本教材分为4个模块9个项目22个任务:模块一为护士基本礼仪的应用,包括学习护理礼仪的方法、护士仪容仪表的修饰、护士仪态礼仪的应用、护士交往礼仪的应用;模块二为护患沟通艺术的应用,包括语言与非语言沟通技巧的应用、沟通技巧在护理工作中的应用;模块三为和谐护患关系的建立,包括护士的人际关系、人际冲突与护患冲突的处理;模块四为护士职业生涯的发展,包括求职礼仪的应用。本教材为书网融合教材,即纸质教材有机融合电子教材、教学配套资源(PPT、微课、视频等)、数字化教学服务,使教学资源更加多样化、立体化。

本教材主要供全国高等职业院校护理、助产及相关专业师生教学使用,也可作为临床护士礼仪培训、自学礼仪知识和沟通技巧的参考用书。

图书在版编目(CIP)数据

护理礼仪与人际沟通 / 杨天琼,罗珊,刘珊主编 . —北京:中国医药科技出版社,2024.6

ISBN 978-7-5214-4538-1

Ⅰ.①护… Ⅱ.①杨… ②罗… ③刘… Ⅲ.①护理 – 礼仪 – 高等职业教育 – 教材 ②护理学 – 人际关系学 – 高等职业教育 – 教材 Ⅳ.① R47

中国国家版本馆 CIP 数据核字 (2024) 第 072276 号

美术编辑 陈君杞
版式设计 友全图文

出版 **中国健康传媒集团** │ 中国医药科技出版社
地址 北京市海淀区文慧园北路甲 22 号
邮编 100082
电话 发行:010-62227427 邮购:010-62236938
网址 www.cmstp.com
规格 889 × 1194 mm $\frac{1}{16}$
印张 12 $\frac{3}{4}$
字数 377 千字
版次 2024 年 6 月第 1 版
印次 2024 年 6 月第 1 次印刷
印刷 河北环京美印刷有限公司
经销 全国各地新华书店
书号 ISBN 978-7-5214-4538-1
定价 45.00 元

获取新书信息、投稿、为图书纠错,请扫码联系我们。

数字化教材编委会

前言
PREFACE

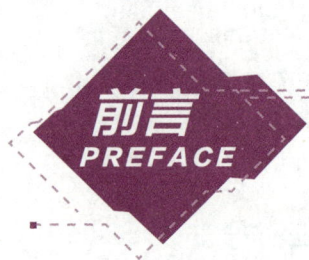

2019年，教育部先后印发《国家职业教育改革实施方案》和《职业院校教材管理办法》；2021年，中共中央办公厅、国务院办公厅印发《关于推动现代职业教育高质量发展的意见》，同年，教育部办公厅印发《"十四五"职业教育规划教材建设实施方案》，明确提出加快建设新形态教材，倡导使用新型活页式、工作手册式教材并配套开发信息化资源，开展"岗课赛证"融通教材建设，结合订单培养、学徒制、1+X证书制度等，将岗位技能要求、职业技能竞赛、职业技能等级证书标准有关内容有机融入教材。2022年5月1日实施的新版《中华人民共和国职业教育法》提出将新技术、新工艺、新理念纳入职业学校教材，并可以通过活页式教材等多种方式进行动态更新；支持运用信息技术和其他现代化教学方式，开发职业教育网络课程等学习资源，创新教学方式和学校管理方式，推动职业教育信息化建设与融合应用。

为建设好护理礼仪与人际沟通课程，组建校企合作的结构化课程开发团队并编写本教材。编写团队认真研究专业教学标准、护士执业资格考试大纲和"1+X"职业能力评价标准，联合企业、事业单位，广泛调研临床岗位所需的知识、能力和素质要求，确定并整合教学内容，注重"以学生为中心，以立德树人为根本，强调知识、能力、素质目标并重"。教材内容设计以临床工作项目案例为载体，以任务驱动、工作过程为导向，进行课程内容模块化处理，以"模块—项目—任务"的方式呈现。本教材注重课程之间的相互融通及理论与实践的有机衔接，形成了多元多维、全时全程的评价体系；基于互联网，融合现代信息技术，配有丰富的数字化资源，为方便教学使用，还附有教学说明。

本教材紧紧围绕高素质技术技能人才培养目标，开展以学生为中心、以能力培养为目标的课程教学，旨在满足不同学生的个性化学习需求。结合学生认知规律和临床实际工作岗位所需能力，将内容分为四个模块：护士基本礼仪的应用、护患沟通艺术的应用、和谐护患关系的建立、护士职业生涯的发展。本教材突出学生为主体、以学生为主导，在注重学生能力培养的同时，将人文关怀教育融入整个教学过程，旨在提升个人品德、塑造专业修养、培育人文关怀意识，从而提高综合素质。

在本教材的编写过程中，参阅并引用了相关教材及文献的部分内容，在此表示衷心的感谢！由于编者学识水平所限，书中可能存在疏漏和不足之处，恳请各位同仁及读者指正。

编　者
2024年2月

目录
CONTENTS

模块一　护士基本礼仪的应用

模块二　护患沟通艺术的应用

模块三 和谐护患关系的建立

模块四 护士职业生涯的发展

护士基本礼仪的应用

项目一　学习护理礼仪的方法

我国素以"礼仪之邦""文明古国"著称于世，重礼仪、守礼法、行礼教是中华民族世代相传的优秀传统。随着时代的发展，各行各业都注重行业礼仪文化的建设。为进一步提高护理的服务质量，提高护士的综合素养，必须加强护理人员护理礼仪的学习。护士必须通过学习、培养和训练才能使护理礼仪成为行为习惯，才能塑造良好的个人及职业形象。因此，必修掌握正确的学习护理礼仪的方法。

▶▶ 项目描述 ◀◀

本项目包括礼仪的认知、学习护理礼仪的意义和方法两部分，主要讲述礼仪的基本知识及原则，护理礼仪的概念、特征以及学习护理礼仪的意义和方法。通过学习，应能在生活及工作中正确运用礼仪的知识，用礼仪的原则约束自己的言行。

▶▶ 项目目标 ◀◀

1.知识目标　说出礼仪及护理礼仪的概念；说出礼仪的分类；描述礼仪的起源及发展；阐述礼仪的特点、原则及作用；理解学习护理礼仪的意义。

2.能力目标　遵守礼仪规则并规范约束自己的言行举止；掌握护理礼仪的学习方法。

3.素质目标　具有仁爱之心，尊重他人，与人为善，塑造良好的个人及职业形象；通过学习我国礼仪的发展史，培养文化自信、家国情怀及民族荣誉感。

任务一　礼仪的认知

PPT

一、任务描述

学习礼仪的知识，正确运用礼仪的基本原则。

二、任务分析及准备

（一）任务分析

学习礼仪的基本知识及规范，用礼仪的规范约束自己的言行。

1.重点　掌握礼仪的含义、分类、特点、原则及作用。

微课

2.难点　正确运用礼仪的基本原则。

(二)任务准备

1.护士准备　服装整洁、得体。

2.用物准备　所需道具、桌椅。

3.环境准备　训练室内整洁明亮、环境安静,按照模拟场景布置房间。

三、知识学习

(一)礼仪的起源

1.产生于人类维系生存发展、协调矛盾的需要　在原始社会,人类为了生存和发展与大自然抗争,以群居的形式相互依存、相互依赖又相互制约。人们共同采集、狩猎、饮食,这些活动形成了习惯性的语言和动作,成为人们日常交往的习俗,逐渐形成了统一的形式,就成了"礼"。部族内男女有别、老少有异,需要所有成员共同认定、保护和维护,就形成了人伦秩序的"礼"。不同部族之间在交往的过程中会有冲突,为求得彼此间的信任、谅解和协作,经常使用一些语言、表情、体态等,逐渐形成了人们对外交往的"礼"。无论是部族内还是部族外,人与人之间难免会发生矛盾,为了避免这些矛盾和冲突,逐步积累和自然约定出一系列的人伦和社会秩序,即"止欲制乱"而制礼。与现代社会相比,原始社会人类生活非常简单,由此产生的礼仪也相对单纯,但人类社会的各种基本关系已经产生,各种礼仪均已萌芽。

2.产生于原始的祭祀活动　原始宗教的祭祀活动最早是以简单的祭天、敬神为主要内容的"礼"。在原始社会,人们无法对很多的自然现象,尤其是自然灾害做出科学解释,所以通过宗教和祭祀活动来减轻恐惧感及表达对自然的崇拜感。伴随祭祀活动的逐步完善,供奉神灵的规范、制度和仪式产生,祭祀礼仪正式形成。另外,从造字结构可以看出"礼"的繁体字——"禮"本意是敬奉神明,"禮"字左边是"示"字,与祭祀有关;右边是"豊"字,为祭祀的容器。可见,"礼"字与祭祀活动关系密切。

(二)礼仪的发展

1.礼仪的起源阶段　夏朝以前(公元前21世纪以前),礼仪起源于原始社会,在原始社会中、晚期(约旧石器时代)出现了早期礼仪的萌芽。原始社会的礼仪较为简单和虔诚,内容包括祭天敬神的祭典仪式、区别部族内部尊卑等级的礼制、明确血缘关系的婚嫁礼仪以及人们相互交往中表示礼节和恭敬的动作。

2.礼仪的形成阶段　夏、商、西周三代(公元前21世纪—公元前771年)是我国古代礼仪形成并走向成熟的时期。早在两千多年的夏代,我国的文明程度已达较高水平,至商代已十分讲究礼仪,制礼则始于殷而成于周。在这个阶段,礼被打上了阶级的烙印,我国历史上第一次形成了比较完整的国家礼仪与制度。人类进入奴隶社会,统治阶级为了维护自身利益,制定了一系列国家礼仪制度,以约束被统治阶级的行为,进一步巩固自身的统治地位。"五礼"就是一整套涉及社会生活各方面的礼仪规范和行为标准。我国历史上最早记载"礼"的文字材料中,最具有代表性的是被称为"三礼"的《周礼》《仪礼》《礼记》,是西周时代由周公主持制定的论礼专著,内容包括各阶层生活习惯、教育原理、儒家政治及伦理等,偏重于对礼的各个分支做理论说明。"三礼"的出现,标志着我国古代礼仪进入了一个成熟时期。

3.礼仪的变革阶段　春秋战国时期(公元前771年—公元前221年)是我国奴隶社会向封建社会转型的时期,是古代礼仪的变革时期。此期,以孔子、孟子、荀子等为代表的诸子百家发展并革新了礼仪理论,对礼的起源、本质与功能进行了系统的研究和阐述。

　　孔子作为儒家学派的创始人,对礼仪非常重视,把"礼"看成治国、安邦、平定天下的基础。为推行他的"礼治"主张，孔子不辞辛劳，奔波一生。他认为"不学礼，无以立"，主张礼是人们言行的基本准则，是治国安邦的基本法度，要求人们用礼的规范来约束自己的行为，要做到"非礼勿视，非礼勿听，非礼勿言，非礼勿动"；倡导"仁者爱人"，强调人与人之间要有同情心，要相互关心、彼此尊重。

孟子继承和发展了孔子的"礼治"理论，提出"仁政"学说。他主张"以德服人""舍生取义"，讲究"修身养性"、培养"浩然正气"。孟子认为人要主观反省自己，尽可能减少自己的各种欲望，才能达到礼的标准。

荀子主张"隆礼""重法"，提倡礼法并重。他把"礼"作为人生哲学思想的核心，将其看作做人的根本目的和最高理想，认为"礼"是目标、理想及行为过程。他提出"人无礼则不生，事无礼则不成，国无礼则不宁"，进一步指出了礼仪在治国安邦中的重要性。

4.礼仪的强化阶段 秦汉到清末（公元前221年—公元1911年）是封建礼仪的强化时期。封建礼仪形成于秦汉，各个朝代均有发展，到清末日渐衰落。在长达2000多年的封建社会里，尽管不同朝代具有不同的政治、经济、文化特征，但礼仪文化确有一个共同点，即一直为统治阶级所利用，是维护封建社会等级秩序的工具。

西汉的董仲舒提出了"三纲五常"，"三纲"即君为臣纲、父为子纲、夫为妻纲，"五常"即仁、义、礼、智、信，提出父慈子孝、夫唱妇随、兄友弟恭等一系列道德规则，这些成为当时封建社会约束人们行为、维护封建统治的强有力的武器。到了唐代，社会昌盛，礼仪也得到了改革和发展，但仍基本沿袭旧礼。宋代封建社会礼仪最盛行，对女性提出了"三从四德"，"三从"即未嫁从父、既嫁从夫、夫死从子，"四德"即妇德、妇言、妇容、妇功。清末民国时期，西方文化涌入我国，民主、平等、自由等观念和与其相适应的礼仪标准得到传播和推广。

5.礼仪的全新阶段 现代礼仪始于"五四运动"，是在反帝、反封建的基础上兴起的。辛亥革命以后，受西方资产阶级"自由、平等、民主、博爱"等思想的影响，我国的传统礼仪受到了强烈的冲击。五四新文化运动对腐朽、落后的礼教进行了清算，那些繁文缛节的礼节如维护尊卑、跪拜、缠足等遭到了摒弃，符合时代要求的礼仪被继承、完善、流传，同时也接受了一些国际上通用的礼仪形式。

中华人民共和国成立后，逐渐确立了以平等相处、相互帮助、友好往来、团结友爱为主要原则的社会人际关系。随着我国与世界各国的交往日趋频繁，西方的礼仪、礼节陆续传入我国，同我国的传统礼仪共同影响社会生活的各个方面。各种礼仪从内容到形式都在不断变革，礼仪进入了全新的发展时期。各行各业的礼仪规范纷纷出台，礼仪书籍大量出版，学礼仪、讲文明、讲礼貌蔚然成风。随着社会科技进步发展和国际交往的增多，人们的思想不断变化更新，礼仪也必将得到新的发展和完善。

（三）礼仪的基本概念

1.礼仪的概念 礼仪是人们在人际交往中普遍遵循的，以建立和谐关系为目的的文明行为准则和规范，是礼貌、礼节、仪表、仪式等具体形式的统称。对个人来说，礼仪是一个人的思想道德水平、文化修养、交际能力的外在表现。对社会来说，礼仪是国家社会文明程度、道德风尚和生活习俗的反映。

2.礼仪的组成 礼仪由主体、客体、媒体和环境四要素组成。以护理工作礼仪为例：护士是主体；患者、患者家属及相关人群是客体；礼仪活动所依托的语言、动作、鲜花、贺礼、聚会、庆典是媒体；礼仪活动得以进行的时间、地点是礼仪环境，礼仪环境包括自然环境和社会环境。

3.礼貌、礼节、仪表、仪式的含义

（1）礼貌 是指人们在人际交往中通过语音、动作、表情表示出对他人的友好与尊重。礼貌是通过具体的小事体现出来，是一个人品质与素养的主要表现。礼仪无处不在，细节决定成败，一个微小的动作，一句不经意间的话语都可以反映出一个人的内在修养。简单的问候、会心的微笑，这些都是礼貌的行为体现。

（2）礼节　是指人们通过各种形式表达出对人的尊重，有动作形式和语言形式。如握手、鞠躬是动作形式，问候、道谢、祝贺等是语言形式。

（3）仪表　是指人们的外表，包括一个人的容貌、服饰、仪态。仪表反映一个人的修养、性格等特征，是个人内在素质的外在表现。端庄大方得体的仪表不仅是对他人的尊重，也体现出一个人的精神面貌。

（4）仪式　是指举行典礼的程序、形式，有专门的程序化活动，用于庄重的场合表示敬重或隆重。如颁奖仪式、各项活动开幕式或闭幕式、鸣礼炮、献花等。

（四）礼仪的分类

1.政务礼仪　指国家公务员在日常公务活动中应遵从的礼仪规范。如求职礼仪、办公室礼仪、会议礼仪、公文礼仪等。

2.商务礼仪　指从事商务活动时人们应遵守的礼仪规范。如洽谈礼仪、商业礼仪、柜台礼仪、商务仪表礼仪等。

3.服务礼仪　指从事服务行业的人员在自己工作岗位上应遵守的行为规范。如服务人员仪表、仪态、姿态和语言等。

4.社交礼仪　指社会各界人士在一般交际应酬中所应当遵守的礼仪。如握手礼仪、介绍礼仪、递接名片礼仪、餐饮礼仪等。

5.涉外礼仪　指人们在同外籍人士交往中应遵循的礼仪。涉外礼仪中，要不卑不亢地尊重他国的礼仪风俗，要表现本民族特有的礼仪风貌和体现国家一贯奉行的政策。如服装服饰礼仪、餐饮礼仪、赠送礼仪等。

（五）礼仪的特点

> **考点提示**
>
> 礼仪的特点及原则

1.规范性　是礼仪最重要的特点。礼仪是人们在交往过程中约定俗成的行为规范和准则，是长期以来逐渐形成而被社会认可的行为规范，约束着人们在交际场合的言谈举止。礼仪虽没有法律的强制力，但在人们生活中具有无形的约束力，使人们自觉地遵守它。遵循礼仪规范，就会得到社会的认可；违反礼仪规范，就会招致反感、受到批评、处处碰壁。即"有礼走遍天下，无礼寸步难行"。

2.针对性　主要适用于需要以礼相待的交际场合，适用于特殊情况的人际交往与应酬。在某些特定场合，礼仪行之有效，并且能很好地发挥作用；离开了这个特定场合，礼仪则未必适用。所以当所处的场合不同时，所应用的礼仪也会随之变化。

3.差异性　礼仪是人类历史在发展过程中逐步形成的一种文化，不同国家、不同地区、不同民族由于习俗、宗教信仰、地理环境等因素的影响，有着不同的礼仪发展历史，形成了不同的礼仪，其规范及表达方式也不同，即"十里不同风，百里不同俗"。这就需要我们加强了解，尊重差异，不可唯我独尊、我行我素。

4.实践性　礼仪表现的是待人的诚意，重在实践。关于应当怎样表现、不应当怎样表现，礼仪都有切实可行的具体操作方法。人们必须将礼仪原则、规范等积极地应用于实践，才能不断提高礼仪水平，做到"言之有物""行之有礼"，达到学以致用。

5.继承性　礼仪一旦形成后就会形成共识，被人们所认同，随时间的推移而沿袭下来，世代相传，具有继承性，对流传下来的礼仪规范应取其精华、去其糟粕。

6.发展性　礼仪不是一成不变的，随着时代的发展，不同国家、地区、民族之间的交往日益密切，适应社会的礼仪会迎合时代的需求，相互影响、相互发展。

7.共同性　礼仪作为社会规范，已跨越国家和民族的界限，成为调整社会成员在社会生活中相互关系的行为准则。不同国家、不同民族对于礼仪内容的理解不同、重视程度不同、反映形式不同，但对礼仪的需要却是共同的，礼仪无处不在。

（六）礼仪的原则

1.遵守　在社会交往中，人们不论身份高低、职位大小、财富多寡，都必须遵守礼仪规则，以礼仪规范自己的言行举止。遵守言行规范，才能赢得他人的尊重，否则就会受到大家的指责，交际就会失败。

2.自律　自律就是自我约束、控制、反省，按照礼仪规范严格要求自己。礼仪不同于法律，它是通过社会舆论和公众监督来规范人的行为，让人们自我克制、自觉按礼仪的规范去做。

3.敬人　正所谓"礼者，敬人也"，不可失敬于人，不可伤害他人的尊严，更不能侮辱他人的人格。在人际交往中，应当与交往对象友好相待、互敬互爱、和睦共处，只有重视、尊重对方，才能得到他人的尊重。

4.宽容　人们在交往中，不仅要严于律己，更要宽以待人，宽以待人可化解生活中很多的人际冲突。由于每个人的思想、品格及认知能力的不同，我们不能用一个标准去要求所有与我们交往的人，要从交往对象的角度考虑问题，多容忍他人，体谅他人和理解他人。

5.平等　平等是礼仪的核心，对任何交往对象都必须一视同仁，给予同等礼遇。无论交往对象的年龄、性别、种族、信仰、职业、身份、地位、财富等如何，都应同等对待，不可厚此薄彼、区别对待。

6.从俗　在人际交往中要尊重对方的习俗，由于国情、民族、文化背景的不同，礼仪风俗存在差异，要入乡随俗，与绝大多数人保持一致，不要妄自尊大、自以为是，不要随意批评或否定他人。

7.真诚　真诚是人与人相处的基本态度，在社会交往中务必做到以诚待人、诚实守信、表里如一、言行一致。如果在交际中缺乏真诚，口是心非、阳奉阴违，即使在交往过程中礼仪做得无可指责，也得不到他人的尊重和信任，使交际难以成功。

8.适度　在人际交往中，应注意把握分寸和技巧，做到恰如其分，因人、因事、因时、因地恰当处理。与人交往要情感适度，热情大方而不能轻浮诣诙；谈吐要适度，坦率真诚而不能言过其实；举止要适度，优雅得体而不夸张造作。

（七）礼仪的作用

1.塑造形象　礼仪是塑造形象的重要手段。在社交活动中，注重礼仪的个人，其言谈会变得文明，举止会变得高雅，穿着会变得大方，行为会变得美好。注重礼仪可以使人充满魅力，广交朋友。单位或企业注重礼仪，可以在公众心目中塑造良好的社会形象，在激烈的市场竞争中获得良好的社会和经济效益。

2.维护　礼仪一经制定和推行，便成为社会的习俗和行为规范，生活中的每个人都会自觉或不自觉地受到该礼仪的约束而遵守礼仪。自觉接受礼仪约束是"成熟"的标志。若不遵守礼仪规范，社会就会以道德和舆论的手段来对其加以约束，如通过家族、亲友、邻居、社会的舆论监督和"道德法庭"的审判，使其良心受到谴责，唤起其良知以规范其行为，迫使人们遵守它，从而营造和谐、融洽、美好的社会氛围。

3.教育　礼仪蕴含着丰富的文化内涵，对每个人都有教化作用，潜移默化地净化人的心灵，陶冶人的情操，提高人的品位。礼仪通过榜样、示范、评价、劝阻等教育形式纠正人们不良行为习惯。遵守礼仪原则的人起着榜样的作用，无声地影响和教育着周围的人们。讲礼仪的人，会心胸豁达、谦虚诚恳、乐于助人、遵守纪律。在礼的熏陶教育下，我们可以不断提高修养、扬长避短，而成为一个道德高尚的人。

4.沟通　礼仪是一种信息性很强的行为，每一种礼仪行为都表达一种甚至多种信息。热情的问候、亲切的微笑、友善的目光、文雅的谈吐、得体举止，这些都能加强人们的沟通欲望，让彼此建立起好感和信任，可促使交流的成功和范围的扩大，有助于事业的发展。

5.调节 礼仪是社会活动中的润滑剂，尊重可以使对方在心理需要上得到满足、愉悦而产生好感和信任，可调节人际关系。某些礼仪的形式和活动可以联络感情、协调关系，使一切不愉快烟消云散、冰消雪融而化解矛盾。

四、任务实施

（一）基础任务

1.目的 正确运用礼仪的基本原则。

2.实训内容

案例：小李是一名实习护士，在医院实习期间，遵守医院的规定，每天上班都提前半小时到岗，帮护士老师做一些自己力所能及的工作。小李勤学好问，工作扎实努力，关心患者的疾苦，对待患者态度和蔼，耐心细致解答患者及家属提出的问题，受到带教老师和病区患者的一致好评。实习结束，小李被推荐留用。

任务：

（1）讨论：实习护士小李为什么会被推荐留用？

（2）思考：礼仪的原则及作用是什么？

案例解析

3.实施方法

（1）发布内容，学生讨论，写出讨论结果。

（2）学生与教师共同评价。

（二）任务提升

1.目的 培养自身讲"礼"重"仪"，尊重他人，懂得感恩，回报社会。

2.实训内容

（1）讨论孔子"礼和仁"思想对我国文化和人类文明的深远影响，结合"医者仁心"谈谈自己的感想。

（2）在家的时候偶尔握握父母的手，感受岁月在他们皮肤上留下的痕迹，并就此谈谈你的感想。

3.实施方法

（1）发布内容，学生讨论，写出讨论结果。

（2）学生与教师共同评价。

五、知识测评

1.我国现代礼仪开始于（　　）

　　A.洋务运动　　　　　　B.义和团运动　　　　　　C.五四运动

　　D.太平天国运动　　　　E.鸦片战争

2."三纲五常"是（　　）提出的

　　A.老子　　　　　　　　B.董仲舒　　　　　　　　C.孟子

　　D.王阳明　　　　　　　E.战国时期

3."十里不同风，百里不同俗"反映的是礼仪的（　　）

　　A.时代性　　　　　　　B.规律性　　　　　　　　C.差异性

　　D.操作性　　　　　　　E.变异性

4."己所不欲，勿施于人"的内涵是礼仪的（　　）

　　A.遵守原则　　　　　　B.自律原则　　　　　　　C.从俗原则

　　D.真诚原则　　　　　　E.敬人原则

5."爱人者，人恒爱之；敬人者，人恒敬之"的内涵是礼仪的（　　）

A.遵守原则　　　　　　B.自律原则　　　　　　C.从俗原则

D.真诚原则　　　　　　E.敬人原则

6."人人生而平"的内涵是礼仪的（　　）

A.遵守原则　　　　　　B.自律原则　　　　　　C.从俗原则

D.真诚原则　　　　　　E.敬人原则

7.在社会交往中受到历史传统、风俗习惯、宗教信仰、时代潮流等因素的影响而形成，既为人们所认同又被人们所遵守的是（　　）

A.礼貌　　　　　　　　B.礼仪　　　　　　　　C.仪表

D.礼节　　　　　　　　E.仪式

8.小李是一名护理专业在校学生，在上护理实验课时将护士帽戴反、口罩戴在下颌处，引来同学阵阵嬉笑。这件事告诉我们，在学习和生活中一定要注重自己的（　　）

A.礼节　　　　　　　　B.礼貌　　　　　　　　C.仪表

D.举止　　　　　　　　E.礼仪

六、检查评价

依据护理岗位所需职业能力、护理专业教学标准、护士职业资格考试大纲、1+X老年照护职业技能标准等评价依据，可由学生、同伴、小组、教师进行多元评价（表1-1）。

表1-1　礼仪认知考核评估表

班级		学号	姓名		总分	
考核项目及内容	评价	分值	个人评价	同伴评价	小组评价	教师评价
礼仪的认知	说出礼仪的概念及分类	30				
	描述礼仪的起源、发展及各阶段的特点					
	阐述礼仪的特点、原则及作用					
	能合理运用礼仪的基本原则进行有效沟通	30				
	与同学讨论过程中，语言、动作、表情符合场景					
	对同学以礼相待、有耐心、关爱、尊重同学					
综合评价	积极参与讨论，态度认真	40				
	尊重他人，与人为善					
	团结协作					
合计		100				
总结	1.任务完成情况描述					
	2.存在问题描述					
	3.心得体会					

任务二 学习护理礼仪的意义和方法

PPT

一、任务描述

学习护理礼仪的意义和学习方法，正确应用学习护理礼仪的方法。

二、任务分析及准备

（一）任务分析

学习护理礼仪的概念、特征、意义和方法，自我监督，不断学习并规范自己的言行。

1.重点 掌握护理礼仪的概念及特征；能践行护理礼仪的学习方法。

2.难点 能严格要求自己，践行护理礼仪的学习方法。

（二）任务准备

1.护士准备 服装整洁、得体。

2.用物准备 所需道具、桌椅。

3.环境准备 训练室内整洁明亮、环境安静，按照模拟场景布置房间。

三、知识学习

（一）护理礼仪的概念

护理礼仪是护士在本职工作岗位上向患者提供护理服务时必须严格遵守的行为规范和准则。属于职业礼仪范畴。护理礼仪要求护士仪表端庄、举止文明、语言态度和蔼、操作技术娴熟准确，服务主动周到、工作作风认真严谨。

> 💡 **考点提示**
>
> 护理礼仪的概念、特征、意义

（二）护士礼仪的特征

1.规范性 指护理职业标准和行为规范必须统一。如护士着装应统一、符合职业特点，淡妆上岗，精神饱满。

2.强制性 指护士在工作过程中必须遵守护理礼仪。护士实施的每一项操作都有一套科学而完整的流程，具有严格的操作规范，是在相关法律、法规的基础上制定的，不是随心所欲就能完成的。护理人员为患者提供的护理服务，大多是专业性的护理操作技术，如注射、发药、灌肠、导尿、插胃管等。在为患者进行操作的同时，护士必须应用规定的专业行为和语言。

3.可行性 护理礼仪规定了护士在护理活动中的言谈举止，切实可行，易于学习和掌握，可广泛应用于日常护理活动中。

（三）学习护理礼仪的意义

1.塑造良好的职业形象，提高护理质量 学习护士礼仪使护理人员更具有责任心和自信心，可以减少差错事故的发生。护士以端庄的仪表、亲切的语言、和蔼的态度，可以创造一个温馨、健康向上的治疗环境，使患者在心理上得到平衡和稳定，从而可以强化护理行为效果，塑造良好的职业形象，促进护理质量的提高。

2.增进护患关系，营造和谐环境 护士礼仪有利于提高护理人员整体素质，护理人员在工作中规范的行为可满足患者的心理需求，能赢得患者的信任，即使工作中有一些小的疏忽，也会得到患者的谅解。护理礼仪可增进医患关系，营造和谐的氛围。

3.构建医院礼仪文化体系，树立医院良好社会形象 随着医疗服务市场的竞争日趋激烈，医院要赢得市场不仅需要过硬的医疗技术水平，非技术服务已成为影响医院在社会公众中整体形象的关键要素。礼仪已成为代表医院文化、促进医院文化建设的重要组成部分，良好的护士群体形象直接反映医院的服务水平，可为医院的整体形象加分，增强医院的竞争力。

（四）学习护理礼仪的方法

1.提高自身道德修养 礼仪是社会道德的一种载体，良好的道德品质本身就是一种魅力。有德才会有礼，无德就会无礼，学礼必先修德。因此，护士只有加强个人的道德修养，才能树立高尚的职业道德。

2.提升文化知识素养 学习护理礼仪不仅依靠单纯的动作示范、姿势的训练及语言的规范，而且必须以良好的综合素质为基础。只有具有广博的文化知识，才能深刻理解护理礼仪的原则和规范，才能在不同的场合自如地运用礼仪。

3.联系实际 护理礼仪是一门应用学科，学习护理礼仪不仅要掌握护理礼仪的知识和规范，更要把这些知识和规范运用到自己的学习、生活和工作中，时刻以这些规范来要求自己，使自己的思想、行为与护理礼仪要求保持一致。

4.自我监督 学习礼仪，也应该像古人一样注意反躬自省，做到慎独与反思，及时发现自己的不足，不断改进，持之以恒，将学习、应用护理礼仪真正地变为个人的自觉行为和习惯。护士学习礼仪知识不仅是当今时代的呼唤，也是护理专业发展的需要。

四、任务实施（基础任务）

1.目的 联系实际，自我监督，学好护理礼仪，塑造良好的个人形象。

2.实训内容

（1）思考：护理礼仪的概念及特征是什么？学习护理礼仪的意义、方法有哪些？

（2）请结合自己的情况，谈谈如何学好护理礼仪。

3.实施方法

（1）发布内容，学生讨论，写出讨论结果。

（2）学生与教师共同评价。

五、知识测评

1.护士小王在做晨间护理时，都会主动向患者问好，关心患者病情变化，给予安慰和指导。这体现了礼仪中的（ ）

A.礼节　　　　　　　　B.礼貌　　　　　　　　C.仪式

D.仪表　　　　　　　　E.形式

2.小张一直在门诊从事导诊工作，工作中始终保持着标准的站姿，耐心为前来咨询的患者解答问题。这体现了护理礼仪的（ ）

A.规范性　　　　　　　B.强制性　　　　　　　C.综合性

D.平等性　　　　　　　E.可行性

六、检查评价

依据护理岗位所需职业能力、护理专业教学标准、护士职业资格考试大纲、1+X老年照护职业技能标准等评价依据，可由学生、同伴、小组、教师进行多元评价（表1-2）。

表1-2 学习护理礼仪的意义和方法考核评估表

班级	学号		姓名		总分			
考核项目及内容		评价	分值	个人评价	同伴评价	小组评价	教师评价	
学习护理礼仪的意义和方法	能说出护理礼仪的概念及特征		30					
	能理解学习护理礼仪的意义							
	能严格要求自己，践行学习护理礼仪的方法		30					
综合评价	积极参与讨论，态度认真		40					
	尊重他人，与人为善							
	团结协作							
合计			100					
总结	1.任务完成情况描述							
	2.存在问题描述							
	3.心得体会							

>> 知识复盘 <<

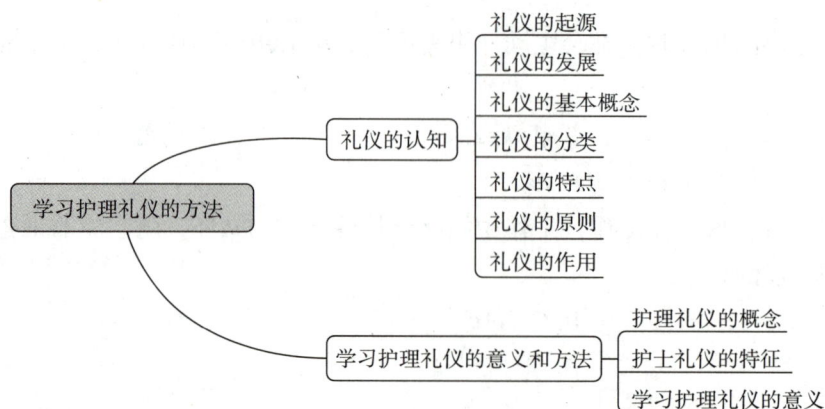

►► 项目评价 ◄◄

（一）任务完成度考核表

表 1-3　任务完成度考核表

项目	内容	要求	权重	分值（100分）
专业知识	礼仪的认知	说出礼仪的概念及分类	40%	
		描述礼仪的起源和发展以及各阶段的特点		
		阐述礼仪的特点、原则及作用		
		在生活及工作中能遵守礼仪的原则		
	学习护理礼仪的意义和方法	说出护理礼仪的概念及特征	30%	
		学习理解护理礼仪的意义		
		能严格要求自己，践行学习护理礼仪的方法		
综合素养	成果展示	积极参与讨论，语言表述准确、态度认真	30%	
		尊重他人，与人为善		
		团结协作		
总分				
备注	专业知识（70%）+综合素养（30%）			

（二）考核评价表

本项目全面考核专业能力和关键能力，结合遵守纪律情况、工作态度、岗位技能、团队合作、成果展示、拓展能力和创新意识等，综合评定学生成绩（表1-4）。

表 1-4　学生考核评价

姓名			日期			
项目	内容		权重	方式	自评	评价
遵守纪律	按时出勤，无旷工、早退现象		10%	以100分为基础，按照六项的权重给分		
	遵守纪律，听从安排					
工作态度	态度热情，认真敬业，语言礼貌		15%			
	待人有礼，与人为善，尊重交往对象					
岗位技能	掌握礼仪及护理礼仪的基础知识		15%			
	能够践行礼仪及护理礼仪的学习方法					
团队合作	积极参与讨论，能够虚心听取成员意见，具有团队合作精神		10%	以100分为基础，按照六项的权重给分		
成果展示	具体详见"任务完成度考核表"		40%			
拓展能力	能够积极主动学习礼仪及护理礼仪的基本知识，并能够将其应用到实际工作中		10%			
创新意识（附加分）	具有创意和创新性		加分项	以10分为上限		
	充分考虑可能出现的各种情况					
总评						
备注	总分=遵守纪律（10%）+工作态度（15%）+岗位技能（15%）+团队合作（10%）+成果展示（40%）+拓展能力（10%）+创新意识					

学习报告

表 1-5　学习报告

学习主题		日期	
学习内容			
反思小结			
教师签字		日期	

（杨天琼　王　娜　常　铭）

项目二　护士仪容仪表的修饰

护士仪容仪表礼仪在护士整体礼仪中居于非常显著的地位。护士整洁简约、举止端庄、修饰规范的仪容会获得患者更多的尊重、理解、信任；护士亲切自然、面带微笑的表情，可以为患者营造一个温馨安全、真诚友善的氛围；护士善解人意、从容的目光可以使患者在病痛中获得战胜疾病、重塑健康的信心。因此，护士应学会仪容及仪表的修饰。

▶ 项目描述 ◀

本项目包括护士仪容修饰及仪表修饰两部分，主要讲述头发、面部修饰，表情礼仪，着装礼仪以及护士的仪表。通过学习，应能根据个人脸型正确选择发型，化职业淡妆；根据不同的场合正确运用表情、着装礼仪，正确进行护士服的穿搭。

▶ 项目目标 ◀

1.知识目标　能掌握护士仪容及仪表修饰、表情礼仪相关基本知识；了解日常着装礼仪及配饰礼仪。

2.能力目标　能正确选择发型并进行恰当修饰、化职业淡妆；正确穿搭护士服；正确运用眼神和微笑进行交流和表达情感；能根据不同场合选择合适的着装。

3.素质目标　提升形象与气质，塑造良好的个人及职业形象；具有正确的审美观和职业荣誉感。

任务一　护士仪容的修饰

PPT

一、任务描述

通过学习护士头、面部的修饰及表情礼仪的知识，能够根据个人脸型正确选择发型并进行恰当修饰、化职业淡妆，在生活及工作中能正确运用表情礼仪。

二、任务分析及准备

（一）任务分析

护士良好的仪容既是自我尊重的体现，也能体现出对他人、对社会的尊重。护士整洁简约、文雅端庄、规范得体的仪容会给患者留下良好的第一印象；护士朝气蓬勃、大方热情，可使患者产生亲切感；护士容光焕发、精神振作，可使患者产生可信赖的安全感。因此，重视塑造自身良好的仪容是护士维护自身形象和职业形象的关键。

护士仪容的修饰包括头发修饰（头发的清洁、头发的养护、发型的选择）、面部修饰（面部的皮肤护理、面容的清洁与修饰、护士职业淡妆）、表情礼仪（眼神与注视礼仪、微笑礼仪），内容知识点及操作细节较多。应在掌握相关知识的情况下，根据生活及工作的场景灵活正确应用。

1.**重点**　掌握护士头面部的修饰、表情礼仪的相关知识。

2.**难点**　在日常生活和工作中能够正确灵活运用眼神和微笑进行交流。

（二）任务准备

1.**护士准备**　服装整洁、得体。

2.**用物准备**　①化妆品：爽肤水、护肤液或面霜、粉底、眼线笔、眼影膏或粉、眉笔、唇线笔、口红或唇膏、腮红。②化妆工具：化妆棉、眼影刷（或眼影棒）、面巾纸、粉扑等。

3.**环境准备**　配套有化妆镜的化妆实训室，整洁明亮、环境安静。

三、知识学习

（一）头发修饰

头发为人体之冠，从古到今，人们都十分重视头发的梳理，头发整洁、美观、大方可以体现出人富有朝气的精神面貌，也是对他人的尊重和礼貌。

1.**头发的清洁**　洗涤头发，是为了去除灰垢、清除头屑、防止异味、避免头发被损害。

（1）洗发的次数　与头发的性质、环境、季节等有关。一般情况下，油性发质每周洗3~4次，中性发质每周洗2~3次，干性发质每周洗1~2次。

（2）洗发剂的选择　根据发质选择洗发剂，油性发质者选择去污力强的清爽型洗发剂，干性发质者使用去污力强、含油脂较多的营养性洗发剂，头屑较多者选用具有抑菌效果的洗发剂，不要选用劣质洗发剂。洗发剂在头发上的停留时间不可过长，如感到头发尚未洗净可重复一次。洗净头发后，最好能用护发素养护头发。

（3）洗发的水温　头皮对温度刺激比较敏感，适度的水温可以起到清洁头皮与头发、促进血液循环、消除疲劳、振奋精神的作用，一般洗发的水温以40℃左右、感觉舒适为宜。水温过高，容易除去头皮的脂膜层，头发也会因热力失去柔软性，变脆、易断；水温过低，则使得皮脂硬化、难以溶解，影响去污、除垢效果，并可致头皮血管收缩，导致头发干枯、脱落、早衰。

（4）洗发的方法　洗发前，先将头发梳通、理顺、打湿，再将倒上手心的适量洗发剂涂于头发上，用手指轻揉全部头发，尤其是发根部分，要仔细揉洗，然后将头发冲洗干净。如需再次清洗则重复以上步骤。最后用干毛巾擦干，用吹风机吹干或自然风干即可。洗发时应多做头皮按摩，可以促进头皮血液循环，增加毛囊的营养，使皮脂均匀分泌。

2.**头发的养护**　头发是有生命的，在日常生活中应注意养护，使头发免受不良刺激，才能保持头发的健康秀美。

（1）均衡膳食　头发和人体一样，需要均衡营养。应多吃富含维生素、微量元素、优质蛋白质的食品，如新鲜绿色蔬菜、水果、豆类、鱼、牛奶、鸡蛋等；芝麻、麦片、香菇、海带也是养发上佳食品。

（2）规律作息　护士工作三班倒，经常上夜班，因此应养成良好的睡眠习惯，充分休息尤为重要。

（3）身心健康　一个身心健康、精神焕发的人，头发往往光泽、润滑。护士下班后做做健身操、练练瑜伽、听听音乐，外出郊游等都可使身心愉悦。

（4）经常按摩　要增进头皮的健康，就要经常用手指按摩头皮，促进头皮血液循环。如果是油性头发，按摩时用力要轻，防止过度刺激头皮，使油脂分泌增多；干性头发按摩时可以使用发乳、发油等护发品，使头发光亮润泽。

（5）避免刺激　头发受到过度暴晒和某些化学药物的刺激时，会出现干燥、分叉、变色、脱落等现象。因此，烈日下外出要打伞或戴遮阳帽；游泳前在头发上抹适量的发油，带上不透水的泳帽，游泳后彻底冲洗干净，涂上护发素，避免海水中矿物质及泳池中消毒水的伤害。

（6）烫染适度　护士在日常生活或工作中为了保持良好的形象，往往通过对头发进行烫染或戴假发来美化头发。烫发即运用物理手段或化学手段，将头发卷曲或拉直；染发是将颜色不理想或是变白的头发染色。决定烫染之前，先要了解自己的发质、年龄、职业是否合适，再选择适合自己的发型。烫染头发应注意间隔时间，一般以3个月至半年为宜，不可过于频繁。对护士而言，头发颜色不可过于艳丽，将头发染黑无可非议，如将头发染成其他色彩，必须慎重。

3.发型的选择　发型是对头发的整体造型，即按照个体的主观愿望，将头发经过清洗、修剪、梳理后呈现出一定的形状。美观大方、时尚端庄的发型能给人一种整洁、庄重、洒脱、文雅、活泼的感觉。发型的选择必须根据自身条件以及服饰、工作性质和环境因素来决定。以下主要介绍女性的发型。

（1）发型与脸型的配合　恰当的发型设计能起到修饰脸型的作用。

1）椭圆脸　又称鹅蛋脸，是东方女性的标准脸型，可与任意发型搭配。

2）圆脸　可将头顶部头发梳高，避免头发遮住额头，也可以选择利用头发遮住脸部两颊而使脸颊宽度减小。发线最好为中分或三七分。

3）方脸　俗称"国字脸"，可将头发紧贴于头部，略盖住前额，头发披在两颊以掩饰较宽的脸部。发线侧分，并使发线向头顶延伸。

4）长脸　尽量将两侧头发做出蓬松效果，增加量感，使脸颊显得丰满一些。

5）正三角形脸　俗称"由字形脸"，卷发可增加头部发量，达到增宽前额的效果，发梢稍微遮住两腮。发线中分。

6）倒三角形脸　俗称"瓜子脸"或"甲字形脸"，适合多种发型，修饰时注意不要使前额全部暴露。可采用中分发型，左右均衡的发型较为理想。

（2）发型与发质的配合

1）细软发质　细软的头发易服贴在头部，缺乏丰盈感，这种发质的人不宜留直发，如留刘海，宜采用斜外卷式，增加立体感。

2）粗硬发质　粗硬的头发不服帖，如留短发，容易蓬松，极难约束，宜留超过肩的长发。如将发梢稍向内卷，增加下垂感，效果会更好。

3）头发稀疏　头发稀疏的人不宜留长发，因为会使头发显得少。可以选择有蓬松感的大波浪形。吹风时，尽量将发根吹起来，使头发富有立体感。

4）头发稠密　头发稠密的人如果发质适中，须根据脸型、体型来考虑发型。发型以简单为宜，也可留长发。

（3）发型与体型的配合　人的体型有高矮、胖瘦之分，发型的修饰可直接影响体型的美观与否。

1）瘦高体型者　适合留长发型，卷曲波浪式的发型有一定的协调作用，不宜盘高发髻或将头发剪得太短。

2）高大体型者　适合留简单的短发，可酌情选择直长发、长波浪、中长发、束发和盘发。

3）矮小体型者　适合精巧别致的短发；也可以盘高发髻，有利于从视觉角度拉高身材比例；不适宜长发或蓬松的发型。

4）矮胖体型者　适合有层次的短发，露出颈部以从视觉角度拉高身材比例，不宜留波浪发、长直发等。

（4）发型与年龄、职业的配合　发型能反映一个人的文化修养、审美品位和精神状态，在选择发型时要考虑年龄因素。

1）年龄　一般来说，少年应以自然美为主，不宜烫发、染发；青年人发型可以多种多样，以体现出朝气蓬勃、充满活力的特点；中年人宜选择整洁简单、大方文雅的发型；老年女性较适合短发，长发应盘低发髻，显得庄重、简洁。

2）职业　学生发型应轻松活泼、便于梳理；职业女性应梳理清秀典雅的发型，能体现稳重、干练、成熟的特征。

（5）发型与服饰的配合　即使衣服、鞋袜、化妆都得体，如果发型与之不协调，也会破坏整体美。因此，发型必须与服饰相适应。

1）穿礼服时，可将头发盘起，显得端庄高雅。

2）穿西装时，发型应以干练、利落为宜，忌过于蓬松。

3）穿运动装时，可将头发束起，如马尾辫、丸子头等，以免影响运动。

4）穿连衣裙时，如果是"V"领连衣裙，可将头发盘起；若为短袖或无袖连衣裙，可选束发，可选披肩发。

5）穿宽大棉麻服装时，可将头发梳成发辫，适当加上一些头饰。

6）穿艳色丝绸服装时，可将头发盘起，用同色或颜色相近的丝巾装饰头部。

（6）发型与环境的配合　发型与服饰合理搭配，与环境协调一致能更好地展现个人的气质风格，同时给人以整体美的感觉。

1）在比较严肃、正式的场合，着装应庄重、大方，可将头发盘成发髻，使人显得端庄、高雅。

2）在运动休闲场合，适合穿运动装，将头发束起，呈现活泼、潇洒的气质。

4.护士的发型　由于护理工作的特殊性，发型有严格的要求：既要讲究科学性，符合护理操作时的无菌要求；又要讲究艺术性，体现出护士的美感。护士发型总体要求：前不遮眉、侧不过耳、后不及领。

（1）女士　在工作时发型要求庄重典雅，不过分追求时尚。短发长度以前发齐眉且不过眉、后发不过肩、两侧齐耳垂为好，最长不应超过耳下3cm，工作时头发自然后梳，两鬓头发放于耳后，不可披散于面颊，需要时可用小发卡固定。长发者工作时应将头发暂时盘成发髻，盘起后头发不过后衣领，盘发时可先将头发梳成马尾或拧成麻花状，用发卡或头花固定，也可直接戴网套。工作时的发饰主要为有效固定头发的发卡、头花、网套等，应采用与头发相同色系，以素雅、大方为主色调，避免鲜艳、夸张的发饰给患者带来不良的刺激（图2-1）。

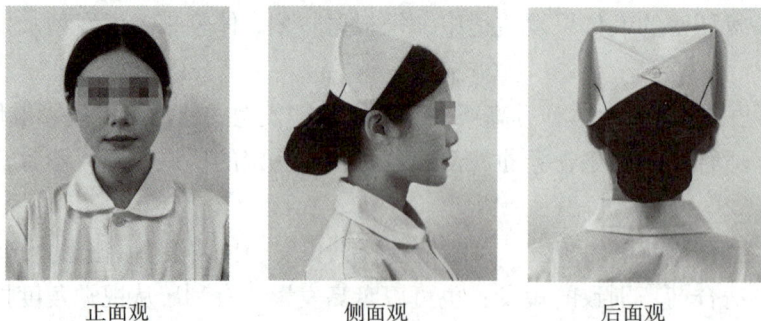

正面观　　　　　　　侧面观　　　　　　　后面观

图2-1　护士的发型

（2）男士　男护士应注意前发不覆额、侧发不掩耳、后发不及衣领，同时不应留长发、梳小辫子、剃光头等。

（二）面部修饰

在人际交往中，面部是最容易引人注意的地方。护士在进行面部修饰时既要注意经常修饰、打扮自己，又要自觉地维护并保持自己经过修整、打扮的容貌状态。整体修饰时应注意洁净和自然。

1.面部皮肤护理　因面部皮肤长期与外界接触，所以面部皮肤是身上最易老化的器官，若想延缓衰老，必须终身每日保养皮肤。

（1）卸妆　面部皮肤是皮肤的一部分，同样具有排泄和呼吸的功能，当化妆品长时间地附着在皮肤表面时，会影响这些功能，出现痤疮、色斑等问题，所以充分卸妆是护肤的前提。如画彩妆，应用卸妆油帮助卸妆，卸妆油中的油分可溶解脂溶性污垢，便于冲洗和清洁。

（2）清洁　洁面是护肤中非常重要的步骤。洁面可有效清除皮肤表面的污垢和分泌物，保持腺体的分泌和污物的排出，防止微生物的污染；可使皮肤得到放松和功能修复；可调节皮肤的pH，很好地保护皮肤。洁面前先要选择适合自己皮肤的洁面用品，之后再洁面。方法如下：将适量的洁面用品置于手上，用另一手将洁面用品分别涂于额部、双颊、鼻尖及下颏，并均匀抹开后洁面。

（3）按摩　皮肤按摩可增进血液循环，促进新陈代谢；增加皮肤弹性，延缓皮肤衰老；调节神经功能，消除肌肉疲劳。面部按摩的原则是：由下向上，由内向外；方向与肌肉一致，与皱纹垂直；按摩时尽量减少肌肤的移位。

（4）敷面膜　面膜有营养护肤的功效。常用的面膜有硬膜和软膜之分，家用多选软膜。一般每周使用1~2次，每次敷面15~20分钟。

（5）上化妆水　上化妆水是皮肤补水的有效途径之一。使用方法：根据自己的皮肤选择合适的化妆水。用化妆棉或手蘸取化妆水后涂于面部并轻轻拍打，让皮肤自然吸收。

（6）润肤　上化妆水后润肤。根据个人的肤质、季节和使用时间来选择合适的润肤产品。

（7）涂眼霜　眼部是人体中皮肤最薄的部位，长期与外界环境接触，且使用频率较高，所以应特别保养。眼部护理的用品是眼霜，使用时取适量于中指指腹，均匀涂抹于眼周，沿肌肉走向展开眼霜，使皮肤充分吸收。

（8）防晒　紫外线可引起皮肤老化、日光性皮炎、皮肤癌等问题，白天的阳光中含有较强的紫外线，所以白天防晒对皮肤护理也是非常重要的。

2.面容的清洁与修饰

（1）眼部　眼睛是心灵的窗户，是人际交往受关注最多的地方之一，所以护士需重视眼部的清洁、保养和美观。修饰眉形时要遵循扬长避短的原则，根据个人脸型及眉形轮廓特点设计，应及时去除眼部分泌物，注意预防和治疗眼病。佩戴眼镜的护士在选择眼镜时，除款式外还应考虑职业特点，并做到保持眼镜的清洁。护士在工作时不宜佩戴墨镜和有色眼镜。

（2）耳、鼻部　要保持耳、鼻部清洁与美观，需要及时清洁耳部污垢和鼻腔，但不可当众清洁；如需清洁鼻涕，应用纸巾或手帕等辅助处理，避免发出较大响声。若鼻毛过长，要及时修剪。定期清洁鼻部"黑头"，切勿乱挤乱抠。

（3）口部　可通过早晚刷牙、饭后漱口来保持口腔卫生，忌吃蒜、葱、韭菜等刺激味较大的食物。男护士若无特殊宗教信仰和民族习惯，不应留有胡须。护理操作时应佩戴口罩。

（4）颈部　修饰颈部，除保持清洁卫生外，还要注意颈部皮肤的保养，防止颈部皮肤过早老化。

3.护士职业淡妆　爱美是人的天性，是人们追求美的一种体现，化妆是满足这种需求的手段，可弥补缺陷、美化容颜和增强自信。护士的职业妆，无论是日间还是夜间，都应以自然清新淡雅的淡妆为宜。化妆后既应起到美化的效果，又不可留有痕迹，展现出得体大方的职业风貌及爱岗敬业的精神。

（1）用物准备

1）化妆品　护肤品、粉底、蜜粉、腮红、眼线笔、眉笔、眼影、睫毛膏、腮红、唇膏等。

2）化妆用具　化妆海绵、粉扑、粉刷、腮红刷、眼影刷、眉扫、眉刷、眉钳或修眉刀、眉剪、唇刷、棉签等。

（2）化妆的基本程序和技巧　见表2-1。

表2-1　化妆的基本程序和技巧

流程	工具	操作方法	化妆要点
洁面	洗面奶、小毛巾	先用30℃左右的水清洁面部和颈部，再将洁面品分别置于面部的五处（额、鼻尖、双颊、下巴），用双手的中指和无名指指腹接触洁面品，从前额开始螺旋式滑动按揉面部2~3分钟，用手捧清水将洁肤品清洗干净，再用柔软小毛巾轻轻擦干水分	面部清洁到位，无遗漏
修眉	眉钳、修眉刀、眉剪	 1）眉与眼的距离以大约有一眼之隔为宜 2）眉头最好在鼻翼或内眼角的垂直延长线上，间距以一只眼宽为宜 3）眉峰处在眼睛正视时虹膜外缘向上的垂直延长线上，约在眉长的内2/3处 4）眉头和眉尾基本保持在同一水平线上为宜 5）眉尾在鼻翼与外眼角的连线与眉相交处	眉间距、眉头、眉峰、眉尾定位准确
润肤	精华、润肤水、乳等	按照化妆水→精华液→乳液→面霜→防晒霜的顺序进行面部润肤	润肤品使用先后顺序正确、涂擦到位、无缺漏
上粉底	粉底液、粉扑、彩妆蛋等	选择与自身肤色相近的粉底并借助粉扑、彩妆蛋等将粉底涂抹于整个面部	粉底颜色合适，涂抹均匀、薄厚适中，整体面部颜色统一
定妆	蜜粉、粉扑	用蘸有蜜粉的粉扑在皮肤上拍按，使蜜粉在皮肤上与粉底充分融合，最后用粉刷将多余的粉刷扫掉	蜜粉与粉底充分融合，涂抹对称、规整
画眼线	眼线笔	选用黑色或深灰色眼线笔或眼线液。眼线应紧贴睫毛画，画上眼线时，从内眼角向外眼角画；画下眼线时，从外眼角向内眼角画，并在距内眼角约1/3处收笔；描绘眼内角处的眼线要画淡，瞳孔的中部至眼尾要稍粗稍深一些	眼线颜色适宜，上、下眼线均于眼尾处自然衔接，描画对称、规整
画眼影	眼影粉、眼影刷	用眼影刷蘸上眼影粉，注意由浅入深，施出眼影的层次感	眼影颜色适宜，涂抹描画对称、规整
涂睫毛膏	睫毛夹、睫毛膏	先用睫毛夹将睫毛卷曲，再用睫毛膏。一般选用黑色睫毛膏，注意上、下睫毛都要刷到。刷完后，可用睫毛梳轻轻梳理睫毛，使之更加自然	睫毛膏膏体颜色适宜，涂抹对称、规整
画眉	眉笔	一般眉色以黑棕色或黑灰色为宜。根据面部轮廓选择合适眉形后再画眉，使眉毛加深、眉形清晰	眉色符合整体妆面和发色的要求，涂抹描画对称、规整
涂腮红	腮红	标准腮红的位置：在颧弓上，即笑时面颊隆起的部位。一般情况下，腮红向上不可高于外眼角的水平线，向下不得低于嘴角的水平线，向内不超过眼睛的1/2垂直线。根据眼影的色彩选择腮红的颜色	腮红定位准确，外形和颜色与面部轮廓和整体色调和谐一致
涂唇膏	唇膏	根据眼影和腮红的颜色选择唇膏颜色，且要与服装主题颜色协调一致	唇膏颜色适宜且涂抹对称、规整

（3）妆面检查　完成化妆后，要仔细全面检查妆面的整体效果，如发现问题应及时修补。妆面检查的主要内容如下：①妆面是否整齐干净，有无缺漏的地方；②眉毛、眼线、眼影、唇膏等的涂抹描画是否对称、规整；③颜色搭配是否协调；④腮红的外形和颜色是否与面部轮廓和整体色调和谐一致。

（4）化妆的禁忌

1）勿当众化妆　参加正式活动，应提前定妆，不宜当众化妆；在工作岗位上化妆，往往会给人留下三心二意、用心不专的印象；在国际交往中化妆，则会被他人误会；在异性面前化妆容易使自己的形象失色，有失稳重。如有特殊情况，可在化妆间或洗手间化妆。

2）日常生活、工作中不宜化浓妆　日常生活、工作中应化淡妆，体现优雅、端庄的气质，不宜浓妆艳抹。

3）勿妨碍他人　有人将自己的妆化得过浓、过重，气味令人窒息。因此，化妆要注意与地点、场合相协调，不要过浓，使用化妆品的气味要淡雅。

4）适时补妆，不要使妆面残缺　由于出汗、流泪等因素使妆容出现残缺时，应及时补妆，保持妆容完美。补妆应在洗手间进行，避免当众补妆。

5）化妆品专用　化妆品应专人专用，不应借用他人的化妆品，否则既不卫生又失礼貌。

6）勿评论他人的妆容　由于个人文化修养、皮肤及种族差异，每个人对化妆的要求及审美标准都是不同的，所以对他人的妆容不应妄加评论，以体现对他人的尊重。

（三）表情礼仪

表情是指人的面部神态，可以反映出人的思想、情感，是一种无声的语言。

1.眼神　又称目光、眼语，是在日常生活中借助眼睛传递信息。眼睛在人的感觉器官中最为敏感，要与他人更好地交流沟通，就要了解眼神的含义，正确使用眼神。眼神主要由注视的时间、部位、角度、方式和变化构成。

（1）注视的时间　指在人际交往中注视对方时间的长短。在人际交往中，不要因为害羞、胆怯而不敢注视对方。但如果注视对方的时间太长，会让对方感到尴尬。恰到好处地控制好注视时间，有助于交往的成功。

1）表示友好　注视对方的时间约占全部相处时间的1/3。

2）表示重视　注视对方的时间约占全部相处时间的2/3。

3）表示轻视　注视对方的时间不到全部相处时间的1/3。

4）表示敌意或兴趣　注视对方的时间超过全部相处时间的2/3。

（2）注视的部位　指在人际交往中注视目光所及之处。注视的位置不同，说明沟通态度和交往双方的关系不同。

1）关注型注视　注视部位为对方双眼，表示聚精会神地倾听对方的谈话，但注视的时间不宜太长，以免双方尴尬，在交流中应注意眼神的转换。

2）公务型注视　注视部位为额部至双眼之间的区域，表示严肃、认真、公事公办，常用于正规的公务活动。

3）社交型注视　注视部位为双眼至唇部之间的区域，表示友好、亲切、信赖，常用于各种社交场合。

4）亲密型注视　注视部位为双眼至胸部之间的区域，表示亲密、友善，适用于关系密切的亲人、恋人间的交往。

5）远亲密型注视　注视部位为全身，表示亲近、友善，常用于双方相距较远的熟人。

（3）注视的角度　指在人际交往中注视对方时目光发散出去的方向。

1）平视　两眼平着向前看，即注视他人时视线呈水平状态，表示双方地位的平等，也表示互相的尊重。

2）仰视　抬起头向上看，即注视他人时需要抬头向上注视对方，表示尊重、敬仰、期待，一般适用于晚辈对尊长的交流。

3）俯视　从高处往下看，即注视他人时需要低头向下俯瞰对方，一般适用于身居高处之时，它可对晚辈表示宽容、怜爱，也可表示轻蔑、歧视，在一般交际场合应避免使用俯视。

（4）注视的方式　指在人际交往中注视他人的方法，主要有直视、凝视、盯视、扫视、环视等。

1）直视　目不旁视，一直向前看，即直接注视交往对象，适用于各种情况。

2）凝视　聚精会神地看。

3）盯视　目光集中地看，即目不转睛长时间凝视对方某一部位。

4）扫视　目光迅速地向周围看。

5）环视　向周围看，即有节奏地注视不同的人员或事物，适用于同时与多人交往。

（5）注视的变化　指在人际交往中眼神的动态变化，主要体现在眼睑的开闭、瞳孔的变化、眼球的转动等。一般在较为正式的场合，眼神的变化不要太大，否则会给人一种不稳重的感觉，要有"处变不惊"的沉稳感。

素质提升 ▶

多样的眼神礼仪

世界各族民众往往用特定眼神来表示一定的礼节或礼貌。

远视礼：南美洲的一些印第安人，当同亲友或贵客谈话时，目光总要向着远方，似东张西望。

眯目礼：在波兰的亚斯沃登等地区，当已婚女子同丈夫的兄长相谈时，女方总要始终眯着双眼，以示谦恭之礼。

眨眼礼：安哥拉的基母崩杜人在贵宾光临时，总要不断地眨着左眼，以示欢迎之礼；来宾则要眨着右眼，以表答礼。

2.微笑礼仪　人体最有魅力的表情语言就是微笑，它是礼貌待人的基本要求，是心理健康的标志，是各国通用的礼节。微笑是一种极具感染力的交际语言，不但能很快缩短你和他人的距离，并且还能传情达意。护士在工作中应善于控制自己的不良情绪，保持良好的心态，微笑服务每一位患者，给患者留下美好、深刻的印象，建立和谐护患关系，提升护理质量，避免护患纠纷。

（1）微笑的作用

1）调节心境　微笑可使心情愉快、心态平和。

2）提升自信　微笑是最自然、最大方的礼节，在社交中面带微笑是对个人能力和学识有自信的表现。

考点提示

微笑的作用

3）真诚友善　微笑体现一个人的亲和力，流露出友好和善意。乐观包容的人会有真诚的笑容。

4）乐于敬业　在工作中面带微笑是职业的需要，也体现一个人爱岗敬业的精神。

（2）微笑的规范

1）一度微笑　嘴角微微翘起，做自然轻度微笑，表示友好情绪，适合社交场合初次见面。

2）二度微笑　嘴角明显上弯，肌肉较明显舒展，表示亲切、温馨。二度微笑适合社交场合与熟人亲友间友谊性微笑，会让人感觉到尊重、友好与热情。

3）三度微笑　嘴角大幅上扬，两颊肌肉明显向两侧推展，一般可露八颗牙。三度微笑适交流成功、祝贺、送客等。

（3）微笑的注意事项

1）自然真诚　真正的微笑应当渗透着自身一定的情感，体现着内心深处的真、善、美，是内心活动的自然流露。

2）表现和谐　笑是人们的眉、眼、鼻、口、齿以及面部肌肉和声音所进行的协调运动，要做到4个结合。①笑与口眼相结合：做到口到、眼到，笑眼传神。②笑与神情、气质相结合：做到情绪饱满，神采奕奕。③笑与语言相结合：做到声情并茂。④笑与仪表、举止相结合：做到仪表端庄、举止适度，形成完整、统一、和谐的仪容美。

3）把握适度　笑时要讲究适时有度，注意所处的场合、时间和对象。如在郑重场合笑，常被误认为不严肃；在别人呻吟、悲伤时笑，会被误认为幸灾乐祸；对办错事的人笑，可能被误认为嘲讽等。

四、任务实施

（一）基础任务

1.目的　能正确化职业淡妆；在生活及工作中正确运用表情礼仪。

2.实训内容

（1）根据个人脸型和发型特征，为自己化职业淡妆。

（2）进行眼神与微笑礼仪的训练。

3.实施方法

（1）发布内容，学生化职业淡妆并进行表情礼仪训练。

（2）学生展示，学生与教师共同评价。

（二）任务提升

1.目的　结合护理工作场景，进行表情礼仪的情景模拟训练。

2.实训内容

案例：小李是一名年轻护士，性格开朗，待人诚恳，工作认真负责，深受领导、同事及患者们的一致认可与好评。

任务：设置不同场景及人物，分别针对入院接待、出院健康指导及送别患者这三个场景进行表情礼仪的情景模拟训练。

案例解析

3.实施方法

（1）课前学生分组，做好角色分配。

（2）小组讨论、设计案例，进行情景模拟训练。

（3）分组展示入院接待、出院健康指导及送别患者的情景模拟。

（4）学生与教师共同评价。可将情景案例视频上传至智慧教学平台展示。

五、知识测评

1.下列关于护士职业淡妆的说法中，正确的是（　　）

　　A.与一般生活淡妆相同

　　B.也强调具体的细节

　　C.主要目的是调节面色和唇色

　　D.应体现自然美

　　E.应清新淡雅

2.护士在向患者交代重要事项或询问患者时，为表示对患者的重视和关注，注视患者的时间应占整个相处时间的（　　）

    A.1/3以上　　　　　　　B.2/3以上　　　　　　　C.1/3以下

    D.2/3以下　　　　　　　E.2/3左右

3.护士的妆容不要求（　　）

    A.大方　　　　　　　　B.自然　　　　　　　　C.美观

    D.新奇　　　　　　　　E.协调

六、检查评价

依据护理岗位所需职业能力、护理专业教学标准、护士职业资格考试大纲、1+X老年照护职业技能标准等评价依据，可由学生、同伴、小组、教师进行多元评价（表2-2）。

表2-2　护士仪容修饰应用能力考核评估表

班级	学号	姓名				总分			
考核项目及内容			评价	分值	个人评价	同伴评价	小组评价	教师评价
职业淡妆	妆前准备	检查化妆用物是否准备齐全		10				
		正确完成化妆前的发式梳理						
		保持皮肤干净清爽						
	自化淡妆	粉底色彩与质地选择得当，擦拭手法正确		30				
		眉毛线条清晰、整齐、流畅						
		眉形与年龄、性别、脸型相符，眉头、眉峰、眉尾的位置准确						
		眼影色彩与整体面部妆色、肤色协调统一						
		能够根据自己的脸型正确选择涂腮红的部位						
		口红颜色选择正确						
	妆面检查	眼、眉、面颊的化妆应左右一致，牙齿上无口红，妆面干净，浓淡适中，整体协调，局部无缺漏或变形		10				
表情礼仪	眼神	能够借助眼神较准确地传递信息		5				
	微笑	眼中含笑，表情轻松愉快，自然大方，真诚自信		15				
综合评价		小组完整展示情景模拟内容		30				
		具有团队合作精神，态度认真敬业						
		积极参与情景设计						
		姿态大方，举止规范正确						
		表情自然，沟通时有目光交流						
		语言礼貌，表述准确、流畅，语气热情、语调轻柔、语速适中						
		能结合实际尽量满足服务对象的需求；接待过程中热情、亲切，自然大方、得体；展示良好的个人修养和职业风貌						
合计				100				

续表

考核项目及内容		评价	分值	个人评价	同伴评价	小组评价	教师评价
总结	1.任务完成情况描述						
	2.存在问题描述						
	3.心得体会						

任务二　护士仪表的修饰

PPT

一、任务描述

通过学习护士仪表的有关内容，能将其正确应用到日常生活及工作中，塑造良好的个人及职业形象。

二、任务分析及准备

（一）任务分析

护士工作时端庄的仪表、整洁的服饰，将给患者带来温暖、安慰与希望，增强患者战胜疾病的信心和勇气。护士服属于职业服装的一种，与工作性质相符，具有显示职业身份、便于护理工作的风格特点。

护士仪表的修饰包括着装礼仪、护士的仪表（护士服装的功能、护士着装的原则、护士工作中着装的具体要求、护士配饰礼仪），内容知识点较多。应在掌握相关知识的情况下，根据工作及生活中的场景灵活正确应用。

1.重点　掌握护士仪表修饰的知识，在日常生活和工作中能够正确进行着装与搭配。

2.难点　在日常生活和工作中能够正确灵活运用护士着装与配饰礼仪。

微课

（二）任务准备

1.护士准备　服装整洁、得体。

2.用物准备　护士燕帽（圆帽）、护士服、护士鞋、发网、发卡。

3.环境准备　宽敞、明亮、配有大镜子的阶梯教室和形体房。

三、知识学习

（一）着装礼仪

1.着装的基本原则

（1）TPO原则　是目前国际公认并通用的着装最基本的原则，TPO是英文Time、Place、Object三个词缩写，其中T代表时代、季节、时间，P代表地点、场合、环境，O代表目的、对象。TPO原则就是指一个人着装时应与具体的时间、所处的地点和要达到的目的协调一致。

考点提示

着装的基本原则

1）Time原则　着装要符合时间要求。①富有时代特色：着装应顺应时代的发展变化，要了解当代服装流行的趋势和发展方向，使自己的着装风格富有时代气息。②合乎季节时令：着装要符合一年四季的更替，根据季节的不同选择不同的服装。寒冷的冬天要穿保暖、御寒的冬装，炎热的夏天应穿透气、凉爽的夏装。③符合时间变化：一天之中早晚不同时间段，温度不同，人们从事的活动不同，着装的款式、类型也应因此而有所变化。

2）Place原则　着装应与地点、环境、场合相适宜。在日常生活中，所处场合不同，人们着装也应不同。常见场合有三种。①公务场合：着装应庄重、保守、传统，适宜的服装有制服、工作服、套装、套裙等。②社交场合：着装应典雅、时尚、个性，适宜的服装有时装、礼服、民族服装等。③休闲场合：着装应舒适、方便、自然，适用的服装有家居装、牛仔装、运动装、沙滩装等。因此，应注意区分自己所处的具体场合，按照礼仪规范和惯例，在不同的场合选择不同款式的服装，做到"随境着装"。

3）Object原则　着装应与要达成的目的相一致。因此，在社会交往中应根据不同的交往目的、具体的交往对象选择服饰。如去应聘求职，应穿着庄重大方的服装，既显示自己的成熟稳重，又表明郑重其事、希望成功；参加宴会，穿着时尚礼服是为了展示自己独特的魅力与风采；而穿运动装、牛仔装去登山踏青，则是为了更加轻松与方便。

（2）适宜性原则　着装应与自身条件相适宜，因人而异。要综合考虑自己的年龄、身份、体型、肤色、性格、职业等因素，根据自身的特点，量体裁衣、扬长避短、协调搭配、和谐统一，以显现独特的个性魅力和最佳风貌。

1）与年龄相适宜　不同年龄段的人，其着装有不同的要求，服装的穿着要适合自己的年龄。儿童天真可爱，可选择鲜艳、活泼的童装；年轻人着装应清新活泼、朴素自然，以显示朝气蓬勃的青春之美；中老年人的着装应庄重典雅、简约舒适，体现出成熟、稳重、有品位。

2）与体型相适宜　人的体型千差万别，各有不同。服装的款式、色彩及面料对体型具有修饰和美化的作用，因此应该根据自己的身材体型来选择服装，做到扬长避短、隐丑显美。比如，脖子粗短的人宜穿深色"U"领或者"V"领的服装，不适合穿浅色高领衫；体型较胖的人穿深颜色、竖纹的衣服可以较好地掩饰身材；体瘦的人则比较适合穿着色彩鲜艳、明亮些的浅色服装，会使人显得丰满一些。

3）与肤色相适宜　人的肤色在视觉上会随着所穿衣服的色彩而发生变化。每个人的肤色都不尽相同，在选择服装时还应注意服装的颜色与个人肤色的协调。比如肤色较白的人，服装色彩明暗、深浅都适合；肤色偏黑的人则应避免穿颜色深暗的衣服，适合选择浅色调的服装，以增强肤色的明亮感；肤色发黄的人可选择蓝色或淡蓝色服装，可使肤色显得白皙。

4）与职业相适宜　不同的职业有不同的着装规范和要求，因此着装应考虑自己的职业角色和身份，体现出自己的职业特点。例如，教师的服装应庄重、雅致，给人以为人师表的良好印象；医务人员的着装应力求稳重、成熟，衣着不宜过于时髦；国家公务员着装要力求干练、稳重。

（3）个性化原则　现代人的服饰呈现出越来越强的个性化趋势。着装的个性化主要指依据个人的性格、年龄、身材、爱好、职业等要素着装，力求反映一个人的个性特征，彰显独特的个性魅力。个体要善于发现自身优势，体现自身特点，在服装的选择和搭配上有独到见解，应创造并保持自己独有的风格，穿出与众不同的品位。

（4）整体性原则　一个人内在与外在各方面因素综合形成了系统的整体形象，正确的着装是服装与身体的各个部分相互辉映。整体性原则的重点，一是恪守服装本身约定俗成的搭配，如穿西装配衬衣、皮鞋，不能穿拖鞋、运动鞋等；二是着装时各个部分相互呼应，局部应服从于整体，力求展现着装的整体美、全局美，如穿西装时，男士的皮鞋与皮包同色、女士的帽与挎包同色等，以取得呼应的效果。

（5）适度性原则　无论是服装还是配饰，都应自然、适度。①适度的色彩：全身色彩的搭配应和谐，使人在视觉上感到舒适，总共不宜超过三种颜色，尤其是鲜艳或明亮的颜色。②适当的款式：应根据着装目的、场合及环境，选择适合自身年龄、身份、地位的服装款式。③适度的装饰：着装的装饰应把握分寸，意在点缀，无论是修饰程度还是饰品数量都应简繁得当，不能画蛇添足。

（6）技巧性原则　不同的服装有不同的搭配和约定俗成的穿法，无论采用何种搭配技巧，都应遵守一些技巧性原则。男士穿西装时，上、下装颜色要一致，衬衣、领带与西装不能是同一色，应穿纯棉、纯毛的深色裤子，可采用相近的协调色或对比色，但不宜太强烈。有图案的领带应避免与花衬衣配在一起。女士着套裙时最好化淡妆，上装与裙子的色调应统一，而且要成套穿着，并配以连裤袜或长筒丝袜，穿中跟或高跟皮鞋。外套与衬衣、袜子、鞋子、饰物甚至皮包的颜色搭配都应协调。

（7）整洁文明原则　着装应清洁、整齐、挺括，不能有绽线、破洞，扣子等配件要齐全。衣服、裤子应烫平整，并要勤洗勤换，衣领和袖口尤其要干净整洁，皮鞋要上油擦亮。在正式场合，服装要扣好衣扣、裤扣，长裤不能卷起。女士袜口不能露在裤、裙之外。社会交往中还应做到文明着装，避免着装过露、过透、过短、过紧和过于肥大等。

2.服装与色彩　服装色彩的搭配是一门学问，没有不美的色彩，只有不美的搭配。下面介绍常见配色方式。

（1）粉红色配黑色、紫红色、灰色、墨绿色、白色、米色、褐色、海军蓝色。

（2）红色配黑色、白色、蓝灰色、米色、灰色。

（3）橘红色配白色、黑色、蓝色。

（4）咖啡色配米色、鹅黄色、砖红色、蓝绿色、黑色。

（5）黄色配紫色、蓝色、白色、咖啡色、黑色。

（6）绿色配米色、黑色、白色、暗紫色、灰褐色、灰棕色。

（7）墨绿色配粉红色、浅紫色、杏黄色、暗紫红色、蓝绿色。

（8）蓝色配白色、粉蓝色、酱红色、金色、银色、橄榄绿色、橙色、黄色。

（9）浅蓝色配白色、酱红色、浅灰色、浅紫色、蓝灰色、粉红色。

（10）紫红色配蓝色、粉红色、白色、黑色、紫色、墨绿色。

（11）紫色配浅粉色、黄绿色、蓝灰色、白色、紫红色、银灰色、黑色。

3.气质与首饰的相配原则和方法　首饰的选择往往反映人的个性和气质，也使得外在的装饰与内在的气质相吻合，给人以愉悦的感觉。首饰可塑造自己的迷人魅力和个性，使人与之相得益彰、交相辉映，起到画龙点睛的作用。

（1）首饰佩戴原则　在较为正规的场合使用恰当的首饰不但起到美化外在形象的作用，同时还能向他人展示一个人的内涵和修养，在佩戴首饰时应遵循以下规则。

1）数量　以少为佳。没必要佩戴的情况下，可以一件也不佩戴。若有意同时佩戴多种首饰，也不应该超过三件，多戴难免会产生浅薄庸俗之感。除耳饰、手镯外，同类首饰不超过一件。唯新娘可以例外。

2）色彩　以同色为佳。若同时佩戴两件或两件以上首饰，应使其色彩一致。戴镶嵌首饰时，尽可能与主色调保持一致，忌色彩斑斓。

3）质地　以同质为好。假如同时佩戴两件或两件以上首饰，应使其质地相同。戴镶嵌首饰时，应使被镶嵌物质地一致，托架也尽可能协调一致。另外还须注意，高档首饰，尤其是珠宝首饰，多适用于隆重的社交场合，在工作、休闲时佩戴是不合适的。

4）季节　佩戴首饰应与季节相吻合。一般而言，季节不同，所戴首饰也应不同。金色、深色饰品适于冷季佩戴；银色、艳色则适合暖季佩戴。

5）身份　首饰的佩戴，要与自己的身份、性别、年龄、职业、工作环境相适宜，不能相差太远，也不能只顾自身的爱好。

6）体型　戴首饰时，要根据自己的体型扬长避短。

（2）常用首饰的搭配方法　首饰可分为头饰、手饰（臂饰）、胸饰、脚饰、佩戴饰五部分，如戒指、耳饰、胸针、手镯、手链等，佩戴时要尽力使其与气质、服装、场合协调，并努力使之在搭配、风格上相互协调。

1）戒指　戒指的佩戴有一定的讲究。在很多地区，戒指戴在左手示指（通称食指）上被认为代表求爱；在中指则表示订婚；环指上的戒指被认为是结婚戒指；在小指表示无恋爱或终身单身；拇指通常不戴戒指。在不少国家，未婚女子的戒指戴在右手而不是左手。在古罗马，戒指作为印章，是权力的象征。

2）项链　项链是首饰中常用的一种，在各个场合都可以佩戴，项链的恰当佩戴能够起到扬长避短的修饰作用。在佩戴项链时需注重搭配技巧，应与年龄、身份、服装、肤色相协调；同时，项链应搭配同色、同质地的耳饰或手镯，这样可以达到最佳效果。

3）手镯和手链　佩戴手镯时可只戴一只，也可以同时戴两只。戴一只时，通常应戴于左手；戴两只时，左右各一，也可以都戴在左手上；同时戴三只手镯的情况比较罕见。男性一般不戴手镯。手链与手镯不同的是，男女均可佩戴手链。一般情况下，手链与手镯不同时佩戴，只戴一条时戴于左手。手镯或手链都不与手表戴于同一只手上。

4）耳饰　耳饰可分为耳环、耳链、耳钉、耳坠等。佩戴耳饰时，应兼顾脸型、气质和肤色。一般情况下，耳饰仅为女性所有，并讲究成对使用，即每只耳朵上均佩戴一只，不宜一只耳朵上同时戴多只耳环。在国外，男子也有戴耳饰的，习惯做法是左耳上戴一只，右耳不戴。

（二）护士的仪表

1. 护士服装的功能　护士服属于职业服装，由于医疗卫生行业的特殊性，护士服装要充分体现护士职业的特点，做到庄重、挺括、美观、大方、合体。其功能在于以下几点。

（1）实用性　是服装最基本的功能。服装最初是为御寒和遮羞而产生的。因此，其具有御寒、遮羞、保护的作用。护士服在临床工作中能够起到保护护理人员免受感染的作用。

（2）装饰性　服装的款式、色彩及面料具有修饰和美化的作用，可通过对服装款式、色彩、工艺、饰物的搭配选择，达到美化人体、强化美感和掩饰不足的美学效果。我国的护士服多为白色连衣裙式，给人以纯洁、轻盈、清丽、素雅的美感。

（3）标识性　在一定场合和一定历史条件下，服装的颜色、款式、质地、饰物等已成为人们职业、身份、地位的标志之一。一些特殊行业和职业，通常以特殊标记的服装以及服装配套的各种徽、章、标记等表明着装人的社会角色，如军服、警服、飞行服等各类工作制服。护士服则是护士职业的服饰标志。

（4）表达性 服装的颜色、款式、质地等在社会交往中常以静态无声的形式表现出着装人的思想观念、文化修养、社会地位、经济状况以及审美情趣。在护理工作中，护士的服饰体现了护士的职业特征，展示了护士特有的精神风貌。

2.护士着装的原则

（1）在工作岗位上应穿护士服 护士服是护士职业的象征。护士工作期间必须穿工作服，即护士服，这是护理职业的基本要求。护士工作中身着洁白的护士服，圣洁高雅，展示了护士美好的职业形象和精神风貌，体现了护士的尊严和职业的自豪感。

（2）着装整齐清洁 护士工作着装应规范整齐，包括护士服、燕帽、工作牌、护士鞋等，应搭配完整、和谐统一。工作装干净整洁是护士工作着装的基本要求。整洁的护士着装既显示了护理职业的特殊品质，又体现了护理人员高度的责任心和严谨的工作作风。

（3）服饰简约端庄 护士服饰应简约朴素、端庄大方，避免过分的修饰。

3.护士工作中着装的具体要求

（1）护士服 总的要求是整齐、清洁、挺括、大方。护士服款式主要有长裙式和分体式，颜色则以白色为主。目前根据不同科室的特点，医院选用护士服的款式和颜色也变得多样化，如手术室、急诊室护士服通常是绿色，传染科的护士服多为橄榄绿或淡蓝色，而产科、儿科的护士服多为粉红色。

> **考点提示**
> 护士工作中着装的具体要求

护士穿护士服时，要求尺寸合身，衣长刚好过膝，袖长至腕为宜。腰带应平整、宽松适度，领扣扣齐，保证自己的衣扣、袖扣全部扣整齐，缺扣子禁用胶布别针代替。护士服分为冬装和夏装，冬季着长袖护士服，应配白色长裤；夏季穿短袖护士服着裙装时，裙摆下端不应超过护士服，并应穿浅色、肉色长筒丝袜。

（2）护士帽 有燕帽和圆帽两种。

1）燕帽 是护士的工作帽，也是护士职业的象征，它洁白、坚挺，两翼如飞燕状，因而又称燕尾帽。燕帽适用于普通工作区，如普通病房和门诊的护士。戴燕帽前，应将头发按护士职业发型梳理整齐。燕帽应保持洁白平整、无皱无折，佩戴时戴正戴稳，前后高低适中，帽子前沿一般距离发际线4~5cm，燕帽两边微翘，宜选用与头发或帽子相同颜色的发夹固定于帽后。

2）圆帽 适用于手术室、隔离病区等，男护士工作中一般佩戴圆帽。戴圆帽时，头发应全部纳入帽内，前不露刘海，后不露发髻，两侧不掩耳，帽的边缝置于脑后，边缘整齐。

（3）护士口罩 护士的工作性质要求在无菌操作与防护传染病时必须佩戴口罩。佩戴口罩要求完全遮盖口鼻，位置高低、松紧要适宜，应戴至鼻翼上一寸（3.33cm），四周无空隙，以达到有效防护之目的。操作完毕，应先洗手，然后取下口罩，不宜挂在胸前。一次性口罩用后应及时按照规定进行处理。一般情况下，与人讲话要注意摘下口罩，长时间戴着口罩与人讲话会让人觉得不礼貌。

（4）护士鞋与袜 护士鞋应为软底、坡跟或平跟，具有防滑功能，鞋的颜色要与护士服装相协调，以白色、乳白色等浅色调为主。袜子的颜色以近肤色为常用，忌选用深色袜子，袜口不能露于裙摆或裤腿外面，不穿破损的袜子。

4.护士佩饰礼仪
佩饰是指人们着装时所佩戴的具有装饰、美化作用的物品。日常生活中，护士正确地佩戴饰物对于表现其个性特点、增添个人魅力发挥着重要作用。佩饰的种类很多，可按其用途分类：一类是具有装饰性的首饰，如项链、耳环、戒指、胸针、手镯、手链等；另一类是实用性的饰物，如帽子、围巾、眼镜、腰带、手表、提包、鞋子、袜子等。护理人员在佩戴饰品的过程中，应遵循相关的原则和规范。

（1）佩戴饰物的基本原则

1）数量原则　以少为佳，必要时也可以不戴佩饰。社交场合若同时佩戴多种饰物，总量上不应超过三件。

2）质地原则　力求同质。如果同时佩戴两件或两件以上首饰，应使其质地相符。

3）色彩原则　力求同色。如果同时佩戴两件或两件以上首饰，应使其色彩一致。

4）适宜原则　应与自己的年龄、身份、职业及所处的环境、场合相适宜。不同的场合对于饰物质地、款式的要求不同，因此应采取相应的合理佩戴方式。

5）搭配原则　佩饰应视为服饰整体的一部分，佩戴时要与穿着服装的质地、色彩、款式相互搭配，以显示服饰的整体风格。佩饰还要与自己的体型相配，做到扬长补短，以突出自己的个性风格。

6）习俗原则　不同国家、不同民族的地域文化和风俗习惯不同，佩戴首饰的习惯多有不同，因此佩戴时要尊重和符合传统习俗。

（2）护士工作中的佩饰礼仪

1）护士工作中应佩戴胸卡　护士上岗要在左胸前佩戴胸卡。胸卡是向人表明自己身份的标志，便于接受监督，要求正面向外，别在胸前，胸卡表面要保持干净，避免被药液水迹沾染。

2）护士工作中应戴护士表　很多护理操作需要准确计时，因此护士工作中应佩戴指针式手表或挂表。挂表最好佩戴在左胸前，表上配有短链，用胸针或胸卡别好，由于表盘倒置，护士低头或用手托起时即可查看、计时，既卫生又便于工作，也可对护士服起到装饰作用。

3）护士工作中不应佩戴的饰品　由于无菌技术和洗手消毒等护理操作的需要，护士上岗时不宜佩戴戒指、手镯、手链和耳环、耳坠等饰品；若佩戴项链，不宜外露，以免影响护士的整体美和增加交叉感染的风险。

四、任务实施

（一）基础任务

1.目的　正确进行护士服的穿搭。

2.实训内容

案例： 圆圆是一名刚毕业的护士，马上要进入医院工作。她对此非常重视，为了展现良好的职业形象，她提前准备了头花、白色发卡、白色袜子、白色护士鞋。穿上合体、崭新的护士服，圆圆以其良好的职业形象得到了大家的肯定，她对未来的护理工作充满了信心。

任务： 按照护士服饰礼仪操作步骤，完成护士服的穿搭。

3.实施方法

（1）发布内容，学生训练。

（2）学生展示，学生与教师共同评价。

（二）任务提升

1.目的　进一步掌握着装与配饰礼仪的知识，并将其应用于实际生活及工作场景中。

2.实训内容

案例： 小李是一名刚入职不久的年轻护士，性格开朗，待人诚恳，工作认真负责，深受领导、同事及患者们的一致认可与好评。

任务：

（1）科室要举办一场患者交流大会，小李作为主持人，进行正确着装与搭配。

（2）医院要举办一场全员运动会，小李作为选手，进行正确着装与搭配。

3.实施方法

（1）小组讨论、设计案例，进行不同场合服装与搭配选择的模拟训练。

（2）学生与教师共同评价。可将穿搭视频上传至智慧教学平台展示。

五、知识测评

1.服饰礼仪的原则不包括（   ）

  A.整体性原则   B.TPO原则

  C.适应性原则   D.系统化原则

  E.适度性原则

2.关于佩戴护士帽的方法，叙述正确的是（   ）

  A.帽子前沿距前额发际4~5cm   B.用白色发卡于帽前固定

  C.长发要盘起，用发网套好   D.头发前不过眉、后不及肩

  E.两侧的刘海自然下垂，不要遮挡眼睛

3.关于护士佩戴饰物的要求，说法正确的是（   ）

  A.护士工作时不能佩戴任何饰物   B.护士工作时不能佩戴手链、戒指

  C.护士工作时不能涂染指甲   D.护士工作时不能涂抹浓香水

  E.护士工作时不能佩戴有框近视眼镜

六、检查评价

依据护理岗位所需职业能力、护理专业教学标准、护士职业资格考试大纲、1+X老年照护职业技能标准等评价依据，可由学生、同伴、小组、教师进行多元评价（表2-3）。

表2-3　护士仪表修饰应用能力考核评估表

班级	学号		姓名		总分		
考核项目及内容		评价	分值	个人评价	同伴评价	小组评价	教师评价
燕帽	短发直接佩戴，长发需用发网盘起。帽子前沿距发际4~5cm，轻巧地扣在头顶，两边微翘，前后适宜。戴帽后用白色发卡别住，以低头或仰头时不脱落为宜		10				
圆帽	整理发型，头发全部放在圆筒帽内。短发直接佩戴圆筒帽，长发需用发网盘起再佩戴，前不露刘海，后不露发际		10				
口罩	戴的位置高低、松紧适宜。佩戴口罩应完全遮盖口鼻，戴至鼻翼上一寸（3.33cm），四周无空隙		10				
护士服	干净、平整无皱，庄重大方、合体；衣扣扣齐，长短合适（以刚过膝为宜），袖至腕部，腰部宽松，腰带平整，内衣的领边、袖边均不外露；胸牌和胸表端正地佩戴在左胸上方		50				
护士鞋	白色平跟或坡跟软底鞋，保持洁白干净。袜子均以白色、肉色为宜，与护士鞋保持协调一致		10				
职业态度	考核过程中严谨认真		10				
合计			100				

续表

考核项目及内容		评价	分值	个人评价	同伴评价	小组评价	教师评价
总结	1.任务完成情况描述						
	2.存在问题描述						
	3.心得体会						

知识复盘

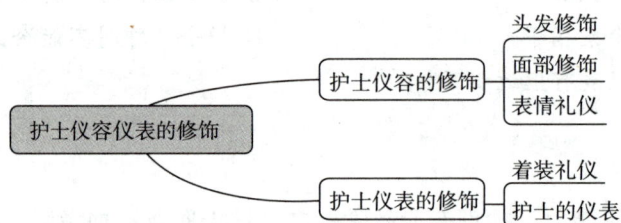

护士仪容仪表的修饰
- 护士仪容的修饰
  - 头发修饰
  - 面部修饰
  - 表情礼仪
- 护士仪表的修饰
  - 着装礼仪
  - 护士的仪表

项目评价

（一）任务完成度考核表

表 2-4　任务完成度考核表

项目	内容	要求	权重	分值（100分）
专业知识	护士仪容的修饰	能正确选择发型并进行恰当修饰	50%	
		能化职业淡妆		
		能正确运用眼神和微笑进行交流		
	护士仪表的修饰	能正确穿搭护士服	30%	
		能根据不同场合正确进行穿戴服饰和配饰		
综合素养	成果展示	态度认真，团结协作，积极参与讨论	20%	
		尊重交往对象，展示良好的个人修养和职业风貌		
总分				
备注	专业知识（70%）+综合素养（30%）			

（二）考核评价表

本项目全面考核专业能力和关键能力，结合遵守纪律情况、工作态度、岗位技能、团队合作、成果展示、拓展能力和创新意识等，综合评定学生成绩（表2-5）。

表2-5 学生考核评价

姓名			日期			
项目	内容		权重	方式	自评	评价
遵守纪律	按时出勤，无旷工、早退现象		10%	以100分为基础，按照六项的权重给分		
	遵守纪律，听从安排					
工作态度	态度热情，认真敬业，语言礼貌		15%			
	待人有礼，与人为善，尊重交往对象					
岗位技能	掌握护士仪容及仪表修饰的相关基础知识；能在工作中展现良好的护士职业形象		15%			
团队合作	积极参与讨论，团结协作		10%			
成果展示	具体详见"任务完成度考核表"		40%			
拓展能力	能够积极主动学习护士仪容及仪表修饰的相关知识，并能够将其应用到实际工作及生活中		10%			
创新意识（附加分）	能够根据实际情况灵活应用，充分考虑可能出现的各种情况		加分项	以10分为上限		
总评						
备注	总分=遵守纪律（10%）+工作态度（15%）+岗位技能（15%）+团队合作（10%）+成果展示（40%）+拓展能力（10%）+创新意识					

学习报告

表2-6 学习报告

学习主题		日期	
学习内容			
反思小结			
教师签字		日期	

（赵彩杰）

项目三　护士仪态礼仪的应用

仪态是指人们在日常活动或交往过程中的动作姿态及其表现出来的内在素养，也称举止、体态。一个人的仪态是人的体与形、静与动的结合物，是个人形象的具体展示。仪态的高雅得体与否直接反映人的内在素养，影响他人对自己的印象和评价。英国的哲学家培根说："相貌的美高于色泽的美，而秀雅合适的动作美又高于相貌美。"有些人尽管相貌一般，甚至有些生理缺陷，但仪态端庄文雅、举止落落大方，也能给人以良好的印象，获得他人的好感。

▶▶ 项目描述 ◀◀

本项目包括护士基本仪态礼仪的应用、护理工作中仪态礼仪的应用两部分，要求护士掌握不同护理工作中的姿势、动作等的规范和要求并将其应用于日常生活与护理实践中。护士若具有良好的站姿、端庄的坐姿、典雅的蹲姿、熟练而有序的操作等良好的仪态语言，可给患者以温文尔雅、彬彬有礼的美感，使患者感到心情舒畅、情绪稳定，利于康复。

▶▶ 项目目标 ◀◀

1. **知识目标**　能说出护士仪态礼仪的基本要求和规范。
2. **能力目标**　掌握护士基本仪态礼仪和工作中的仪态礼仪，并能将仪态礼仪正确应用到护理工作和日常生活中。
3. **素质目标**　提升形象与气质，塑造良好的个人及职业形象；具有服务意识；具有正确的审美观与职业荣誉感。

任务一　护士基本仪态礼仪的应用

PPT

一、任务描述

学习正确的站姿、坐姿、行姿、蹲姿、手姿等护士基本仪态礼仪知识，在护理工作和日常生活中正确应用护士基本仪态礼仪。

二、任务分析及准备

（一）任务分析

仪态礼仪在人际交往中起着重要的作用。仪态是否得体直接反映人的内在素养，也影响着他人对自己的印象和评价。因此，在护理工作中应该有意识地规范自己的仪态。

护士基本仪态礼仪的内容包括站姿、坐姿、行姿、蹲姿、手姿等，内容知识点及操作细节较多。应在掌握相关知识的情况下，根据生活及工作中的场景灵活正确应用。

1. **重点**　掌握护士基本仪态礼仪。

微课

2.难点　能将仪态礼仪正确应用到护理工作和日常生活中。

（二）任务准备

1.护士准备　护士仪容、服饰符合礼仪规范。

2.用物准备　场景道具、桌椅。

3.环境准备　教室、模拟病房。

三、知识学习

我国古人用"站如松、坐如钟、行如风"来规定站、坐、行的姿态。护士的行为举止应展现出文雅、健康、朝气、稳重的"白衣天使"形象。护士的常用基本仪态包括站姿、坐姿、行姿、蹲姿、手姿等。

（一）站姿

站姿，又称立姿，是护士站立时所呈现的姿态，是人的最基本姿势，同时也是其他一切姿势的基础。良好的站姿能衬托出美好的气质与风度。人站立时应注意保持挺拔向上，自然稳重，体现出礼貌又充满自信。

1.基本站姿

（1）基本要求　头端，肩平，身要正；胸挺，收腹，眼平视；腿直，手垂，重心稳；面带谦和，精神饱满。

> 💡 **考点提示**
>
> 站姿的基本要求与要领

标准的基本站姿：从正面看，全身笔直，精神饱满，双眼正视，两臂自然下垂置于身体两侧或者双手交叉搭放于腹前，双膝、双脚并拢，身体重心落于两腿正中。从侧面看，头正颈直，下颌微收，挺胸收腹，腰背挺直，身体重心置于双足的后部，整个身体庄重挺拔（图3-1）。

（2）要领　优美的站立姿势要力求做到"站如松"，即做到：挺、直、高、稳。

1）挺　要端正，双目平视，颈直背挺，给人一种挺拔俊秀之感。

2）直　脊柱要尽量与地面保持垂直，挺胸、收腹、立腰、提臀，并腿，给人笔直优美的印象。

3）高　身体重心要尽量提高，从整体上给人一种积极向上的感觉。

4）稳　身体要平稳，身体的重心要落在两脚之间。

2.常见站姿

（1）女士站姿　要求轻盈典雅、端庄大方，在基本站姿的基础上，手和脚的动作可在礼仪范围内适当调整。

1）手的放置　有以下几种。①双手置于体侧：双臂放松垂于身体两侧，手指自然弯曲，虎口向前。②双手相握于中腹部：双臂略弯曲，双手四指轻握或相扣，置于中腹部。③双手垂握于下腹部：双臂基本垂直，一手叠于另一手上，并轻握另一手四指指尖，被握之手的指尖不能超出上手的外侧缘。

2）脚的位置　可以有以下几种形式。①"V"形：双脚的跟部并拢，两脚尖张开45°~60°，身体重心穿过脊柱，落在两腿正中。②"T"形：又称"丁"字形，在"V"字形脚的基础上，移动右脚（或左脚）跟至另一侧脚内侧中点凹部，站的时候看上去像字母"T"。③平行式：即双脚平行地站在地上。

常见的女士站姿有以下几种。

标准站姿：手为叠握式，手臂自然下垂，双手手指并拢，双手几乎平展，一手叠于另一手之上并轻握，被握之手的指尖不超过上面手指的外侧缘，两手叠放于小腹前；脚位为"V"字形（图3-2）。

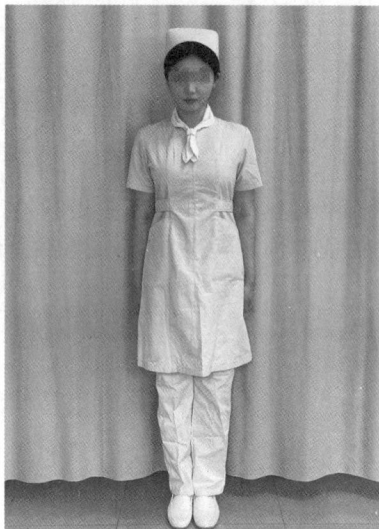

图 3-1 基本站姿　　　　　图 3-2 标准站姿

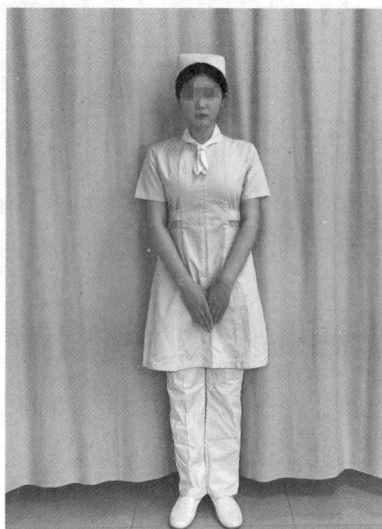

沟通站姿：手为相握式，双手相握于中腹部，双臂略弯曲，双手四指相握或相扣，双脚呈"T"字形，双脚可交替变化，身体重心可在前脚和后脚之间更换（图3-3）。

分放站姿：手为分放式，一手臂自然垂放于体侧，另一手臂自然放松屈曲置于体侧，手指轻握成半拳，置于侧腹，前不过身体正中线，双侧可交替变化。双脚呈"T"字形，双脚可交替变化（图3-4）。

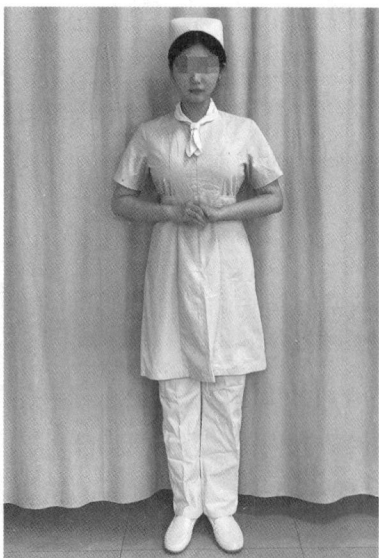

图 3-3 沟通站姿　　　　　图 3-4 分放站姿

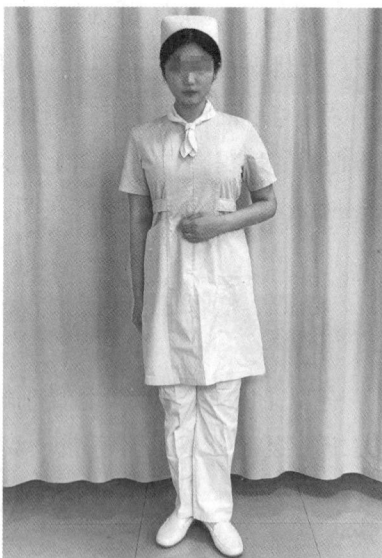

（2）男士站姿　要求表现出刚毅和稳健。站立时，头正颈直，双眼平视，双肩稍向后展并放松，双臂自然下垂伸直，双手贴放于大腿两侧；也可将右手握住左手腕部上方，自然贴于腹部或背在身后。一般应两腿平行，双脚微分开，与肩同宽（图3-5）。

如果站立过久，可以双脚轮流后退一步，身体的重心轮流落在一只脚上，但上身仍需挺直。膝部伸直，脚不可伸得太远，双腿不可叉开过大，变换不要过于频繁。

3.站姿的禁忌

（1）全身不够端正　古人用"站如松"来概括对人站立姿势的要求，强调的是站立时身体要端正，切忌头歪、肩斜、含胸、挺腹、弓背、曲臂、撅臀、屈膝、双手插在口袋里或交叉于胸前。

（2）手脚随意乱动　站立时，双手下意识地做些小动作，如摆弄衣角、笔，咬指甲，玩弄医疗器械（听诊器）等；脚尖乱划、乱点；用脚勾东西、蹭痒痒；脱下鞋子等。

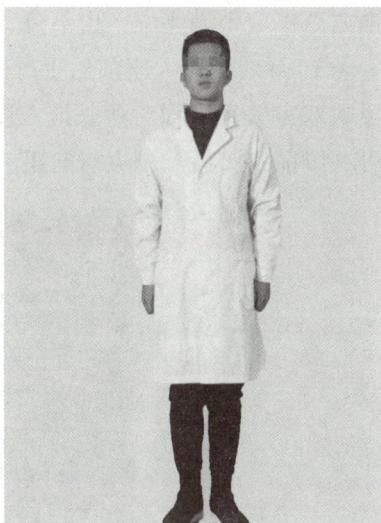

图3-5　男士站姿

（3）表现自由散漫　全身松散，随意扶、拉、倚、靠、趴、踩、蹬、跨，显得无精打采、自由散漫。

（4）手脚位不当　站立时，手脚位配合不当，如双手抱在脑后、胸前，双手叉腰，将手插在衣服或裤子的口袋里；双脚"内八字"或双腿叉开过大等。

4.站姿训练

（1）靠墙法　背部贴墙站立，使后脑、双肩、臀、小腿、脚跟紧贴墙面，全身肌肉收紧，每次保持5~10分钟。

（2）背靠背法　身高相似的两个人背靠背站立，要求双方的后脑、双肩、臀、小腿、脚跟相贴，可在各个接触点夹纸板训练，以不下落为标准。此法可训练平衡感与挺拔感。

（3）顶书法　颈部自然挺直，下颌微收，目光平视，把一本较厚较宽的书放在头顶中央，头、躯干保持平衡。此法可纠正低头、仰脸、歪头、晃头等不良姿势。

（4）照镜法　通过镜子审视自己的站姿和整体形象，发现问题及时纠正。此法使自己站姿挺拔、自然。

（二）坐姿

坐姿，即人在就座之后所呈现出的姿势，它是一种静态的姿势，也是在社交应酬中采用最多的姿势。正确的坐姿要求是"坐如钟"，即坐姿要像钟一样端正。正确而优雅的坐姿是一种文明的行为，也是展现自我良好气质的重要形式。坐姿如果不正确，除了看起来不美观之外，还容易腰酸背痛，甚至影响脊椎、压迫神经，最终影响身体健康。

1.基本坐姿

（1）基本要求　坐定后的姿势一般要兼顾角度、深浅、舒展等三个方面。

💡 考点提示

坐姿的基本要求以及入座、离座

1）角度　即坐定后上身与大腿、大腿与小腿所形成的角度。正确的角度应该是上身挺直，头部端正、目视前方或面对交谈对象，双腿正放，上身与大腿、大腿与小腿均呈90°。双手掌心向下叠放于大腿之上，或放于身前的桌面上。侧坐时，双手相握搭放于身体侧向的腿上最为适宜。

2）深浅　即坐下时臀部与座位所接触面积的多少，坐有深坐、浅坐之别。在较为正式的场合，坐下之后不应坐满座位，也不可背靠座位的背部，应只坐椅子的1/2～2/3。

3）舒展　即入座前后手、腿、脚的舒张、活动程度。坐姿舒展与否往往与交往对象相关，可间接反映双方关系。面对尊长应双膝并拢，男士两膝间可分开一拳左右的距离，双脚可以并拢、平行，也可一脚前一脚后。脚尖对向正前方或侧前方（图3-6）。

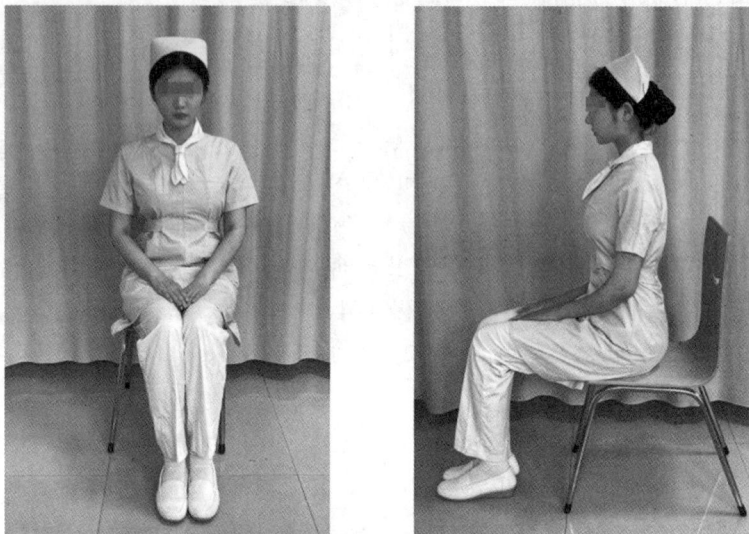

图3-6　基本坐姿

（2）入座与离座

1）注意顺序，礼让尊者　若与他人一起入座，则落座时一定要讲究先后顺序，礼让尊长，请尊长首先入座。平辈人与亲友同事之间，可同时入座。离座时，让尊者先行离座；如果是平辈之间，可以同时离座。无论如何，抢先就座和离座都是失态的表现。

2）入座得体，落座无声　入座时轻、稳、缓，从椅子的左边走到座位前，应转身背对座位，如距其较远，可以右脚后移半步，待腿部接触座位边缘后，再轻轻坐下。女士若穿裙装，通常应先用双手拢平裙摆，随后坐下，不能坐下后再拉拽衣裙。入座时切勿争抢，无论是移动座位还是调整坐姿，都要不慌不忙、悄无声息，体现良好的素质教养。

3）讲究方位，左进左出　正式场合一定要遵循"左进左出"的原则，即不论是从正面、侧面还是背面走向座位，通常都讲究从左侧走向并从左侧离开自己的座位。

4）示意他人，谨慎离座　当有其他人在座时，离开座位前应该先用语言或动作向他人示意，随后方可起身离座，不可随便起身以免惊扰他人。起身离座时动作要轻缓，避免出现因动作过快过猛而发出声音或将物品弄掉落。离座时，可将右脚向后收半步，先恢复基本站姿，站立稳定后再轻稳地离开。

2.常见坐姿

（1）正襟危坐式　是最基本的坐姿，适用于正式的社交场合。要求上身与大腿、大腿与小腿、小腿与地面均构成直角，双膝、双脚完全并拢，同基本坐姿。

（2）双脚丁字步　非常端庄。要求上身与大腿、大腿与小腿成直角，脚步姿态同站立时的"T"字形脚，注意两膝盖一定要并拢（图3-7）。

（3）大腿叠放式　多适用于非正式场合。要求两条腿的大腿部分叠放在一起，位于下方的腿垂直于地面，脚掌着地；位于上方的腿，小腿内收，脚尖向下（图3-8）。

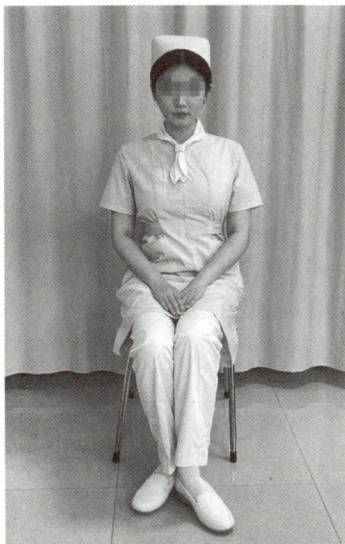

图 3-7　双脚丁字步

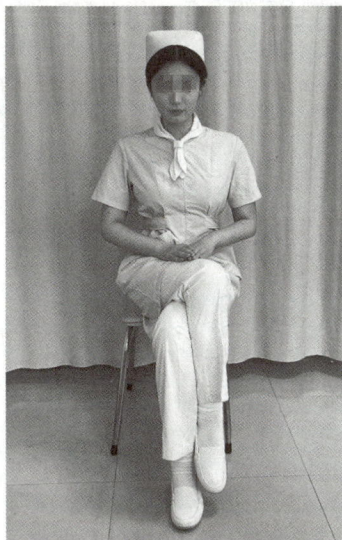

图 3-8　大腿叠放式

（4）双腿叠放式　适合穿短裙的女士采用，造型极为优雅，给人一种大方高贵之感。要求将双腿完全一上一下交叉重叠在一起，交叠后的两腿之间没有任何缝隙，犹如一条直线，双腿斜放于一侧，斜放后的腿部与地面成45°，叠放在上的脚尖绷直向下，切忌脚尖朝天、鞋底向前（图3-9）。

（5）双腿斜放式　适合穿裙子的女士在较低处就座时采用。要求双膝并拢，双脚向左或右斜放，力求使斜放的腿部与地面成45°（图3-10）。

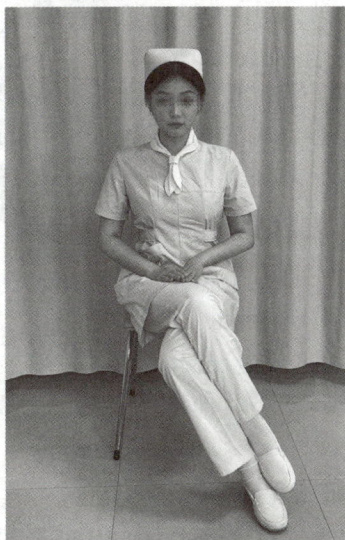

图 3-9　双腿叠放式

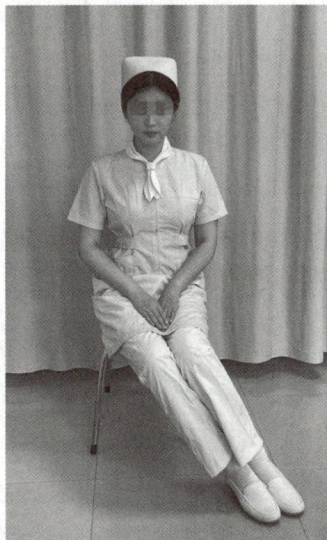

图 3-10　双腿斜放式

（6）前伸后屈式　是适用于女性的一种优美姿势。要求双腿并紧，一脚向前伸出，另一脚向后屈，两脚脚掌着地，双脚前后要保持在同一直线上（图3-11）。

（7）双脚交叉式　适用于各种场合，男女都适用。要求双膝并拢，双脚在踝部交叉，交叉后的双脚可以内收，也可以斜放，但不宜向前伸出过远（图3-12）。

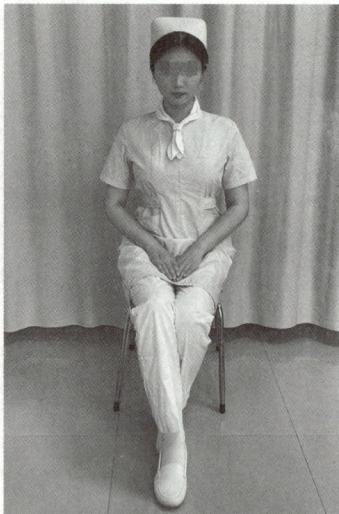

图 3-11　前伸后屈式

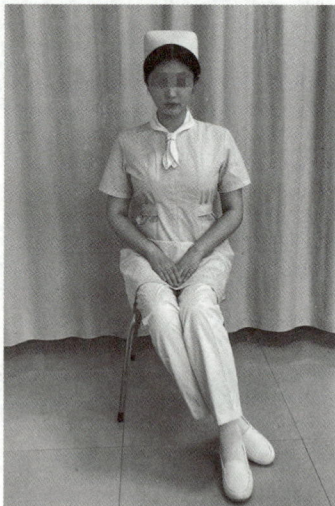

图 3-12　双脚交叉式

（8）垂腿开膝式　较为正规，一般适用于男士。要求上身与大腿、大腿与小腿都成直角，小腿垂直于地面，双膝分开，但不能超过肩宽（图3-13）。

3.禁忌坐姿

（1）头部　落座后，不能仰头靠在座位背上，也不能低头注视地面、左顾右盼、闭目养神、摇头晃脑。

（2）躯干部　落座后，上身不应过于前倾后仰、歪向一侧，也不能趴向前方、两侧或半躺半坐。

（3）手部　落座后，不应以双手端臂、抱于脑后或抱住膝盖，也不能到处乱摸、敲敲打打。将肘部撑于桌面、双手夹在大腿中间也是不雅的。

（4）腿部　落座后，女士双膝尽量不要分开，男士双腿切勿分开过大。不要在尊长面前高翘"二郎腿"，不要两腿伸直、伸开或把腿架在高处，不宜骑在座位上、单腿或双腿盘坐，更不宜腿部抖动不止。

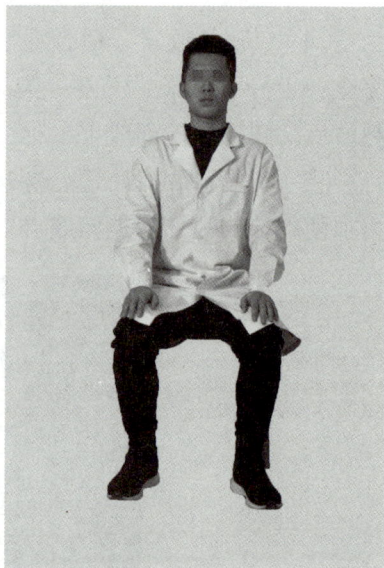

图 3-13　垂腿开膝式

（5）脚部　坐定后，切勿将脚抬得过高，以脚尖指向他人，也不能使对方看到鞋底。坐下后不要脱鞋子、袜子。不要以脚踩踏其他物体，双脚不要摆成外八字，更不要两脚脚跟着地、脚尖朝上，摇动不止。

（6）腰部　无论是落座、坐定后还是站起时，腰部肌肉均应保持紧张状态。

4.坐姿训练　按照坐姿的基本要领，着重脚、腿、腹、胸、头、手的训练，可配合舒缓、优美的音乐，以减轻疲劳。坐姿练习应在形体训练室进行，面对训练镜检查自己的坐姿，也可同学之间互相指导纠正，日常生活中也要时时注意，每天坚持。训练的重点是背部挺直和腿部健美。

（1）入座训练　站在座位左侧，先将左腿向前迈出一步，右脚向右侧迈出一步到座位正前方，左腿靠上右腿，然后右腿后退半步，轻稳入座；入座后，右腿并左腿呈端坐，双手虎口处交叉，右手在上，轻放于一侧的大腿上。着裙装的女士入座时，应用手从身后向下抚平裙摆后再坐下。

（2）坐姿训练　就座后，先进行基本坐姿训练，上身保持正直，并腿坐在椅子的前1/2～2/3位置，双脚平放在地面，双手虎口交叉，右手在上，轻放于腿上。然后按照坐姿的规范，进行常见坐姿腿部造型变换练习。男士先进行基本坐姿训练，然后进行男士常见坐姿变换练习。练习中注意面部表情的配合。

（3）离座训练　离座起立时，右脚向后收半步，上身保持直立缓慢站起，收右腿，从椅子的左侧离开。

（三）行姿

行姿即走姿，指人在行走的过程中所形成的姿态。与其他姿势所不同的是，它始终处于动态之中，体现人的动态美和精神风貌。古人云"行如风"是指人行走时如风行水上，轻盈自如，给人一种干练愉悦的感觉，有一种自然轻快之美。护士在工作期间，大部分时间都在病房巡回查视，良好的行姿尤为重要。行姿的总体要求是：协调、稳健、优美、轻盈、敏捷、富有节奏感。

1.基本行姿　行走时，应以正确的站姿为基础，并且兼顾以下几个方面。

（1）头正肩平，两臂摆动　行走时要头部端正，双眼平视，下颌微收，面向前方，表情自然平和。行进时，双肩平稳，避免上下前后摇摆。双臂前后自然摆动，摆动幅度以30°～40°为宜，不能横摆或同向摆动。掌心向内，手部自然弯曲，随两臂自然有节奏地摆动，摆动中离开双腿不超过一拳的距离。

（2）挺胸收腹，重心前倾　上身挺直，收腹立腰，避免弯曲，使全身看上去像一条直线。起步行走时，身体稍向前倾，重心落在反复交替移动的脚掌之上。当前脚落地、后脚离地时，膝盖一定要伸直，踏下脚时再稍微松弛，并即刻使重心前移，使步态更加优美。

（3）脚尖向前，步幅适中　行进时，向前伸出的脚应始终保持脚尖向前，不能向内或向外（即内八字或外八字）。行走中步幅适中，前脚脚跟与后脚脚尖的距离为一脚长。

（4）直线前进，自始至终　在行进中，双脚两侧行走的轨迹大体应呈一直线，克服身体在行进中的左右摇摆。

（5）全身协调，匀速前进　行走时，全身各部位的举止要相互协调、配合，表现得轻松自然。行走时步速均匀，男士步速以每分钟100～110步为宜，女士步速以每分钟110～120步为佳，步伐要有节奏感（图3-14）。

2.不同场合常用行走礼仪

（1）休闲漫步　是一种以休闲为目的的随意行走，通常不受时间、地点、速度等方面的限制，可根据个人需要随意安排调整，但应注意避免在人多拥挤或狭窄的道路上漫步，以免妨碍他人。

（2）工作场合　步幅不宜太大，频率稍快，以体现效率和精神风貌。紧急情况下应加快步伐和步幅，切忌以跑代走。

（3）陪同引导　给人做向导引路时，应走在对方的左前方约1m的位置；本人的行进速度须与对方的行进速度相协调，不能走得太快或太慢；行进中经过拐角、楼梯等，要有及时的关照提醒。

（4）上下楼梯　坚持"右上右下"的原则，靠右行走，互相礼让。接待客人上楼时，请客人先行，接待人员走在后面；下楼时请客人后行，接待人员走在前面。

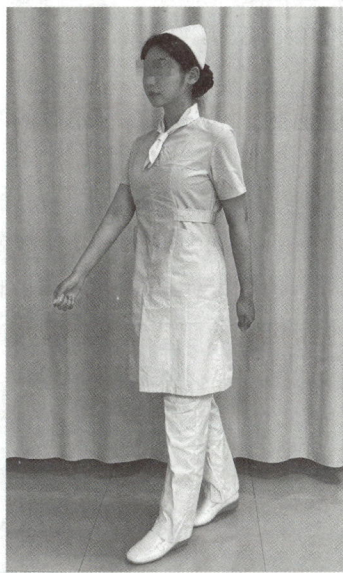

图3-14　基本行姿

（5）通过走廊　在走廊中行走，应尽量单人通过靠右行，以方便他人行走。

3.禁忌行姿

（1）方向不定　不可忽左忽右、反复变换方向，会显得胆战心惊、心神不定。

（2）瞻前顾后　不能左顾右盼，更不能反复回头注视身后。

（3）声响过大　步态应轻、稳，不可穿响底鞋或用力过猛，也不可声响过大影响他人，否则会给人粗鲁、无教养的感觉。

（4）八字步态　避免脚尖向内或向外构成内八字或外八字的不雅姿态。

（5）体不正直　应避免颈部前伸、歪头斜肩、耸肩夹背、甩动手腕、含胸挺腹、扭腰摇臀、弯膝盘腿。

4.行姿训练 许多人走路都有不良习惯，要使步态符合规范，就必须加强训练。训练可按以下步骤进行。

（1）双臂摆动训练 身体直立，双臂以肩关节为轴，按摆动要求前后自然摆动，手臂前摆约35°，后摆约15°。

（2）步位、步幅训练 在地上画一条直线，行走时，双脚内侧落在直线上，保持每一步距离为自己一脚的长度。

（3）稳定性训练 将一本厚书放到头顶，保持行走时头正、颈直、目不斜视，先缓步行走，待协调后再加快脚步；也可两臂平举，两手各放一本书，行走时使书本不掉下来。

（4）步态综合训练 训练行走时各部位动作协调一致，配合节奏感较强的音乐，掌握行走时的节奏速度，行走时保持身体平衡，双臂摆动对称，步态自然、协调。

（四）蹲姿

蹲姿是指人下蹲时的姿势，常用于捡拾物品、帮助或照顾别人等情况。蹲姿也是护理人员常用的一种姿态，如整理柜子下层的物品、为患者整理床单位或床头柜等，都可运用蹲姿。

1.基本蹲姿

（1）下蹲姿势 在站姿的基础上，下蹲时左脚在前、右脚稍后，两腿靠拢并下蹲，左脚全脚着地，左腿小腿基本与地面垂直，右脚脚跟提起，脚掌着地，形成左高右低的姿态，臀部朝下，主要用右腿支撑身体。着裙装的女士蹲下时，双手从身后抚平衣裙。双手掌心向下叠放在左侧的大腿上。脊背保持挺直，臀部向下，避免弯腰翘臀。男士两腿间可留适当的缝隙，女士则要两腿并紧。下蹲时应自然、得体、大方，两腿合力支撑身体，以防滑倒。

（2）起身姿势 起身时上身直立，重心放在双下肢，双腿发力直立站起，避免双臂用力和上身过度前倾，双手和右脚还原成基本站姿。

2.常用蹲姿

（1）高低式蹲姿 下蹲时左脚在前、右脚稍后。下蹲后，左膝高于右膝，右膝内侧可靠左小腿的内侧。臀部向下，用右腿支撑身体。此种蹲姿男女均可采用（图3-15）。

护理工作中需要下蹲拾物时，先走到东西的左侧，右脚后退半步，左手扶住工作服下摆，头略低，上身挺直前倾，双脚靠紧，屈膝，臀部向下，右手拾物。

（2）交叉式蹲姿 适用于穿短裙的女士，特点是造型典雅优美，特征是蹲下后双腿交叉在一起。上身略向前倾，臀部朝下（图3-16）。

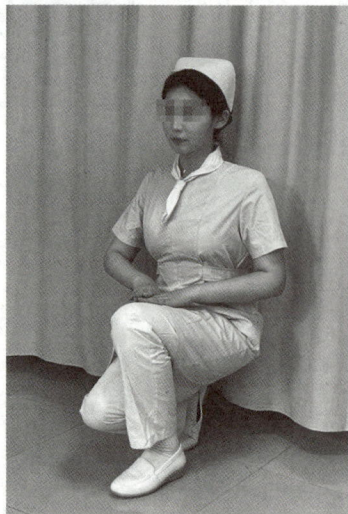

图3-15 高低式蹲姿　　　　图3-16 交叉式蹲姿

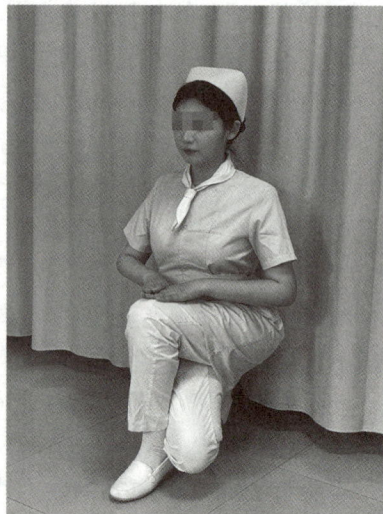

（3）单膝点地式蹲姿 多用在下蹲时间较长时，双腿一蹲一跪。下蹲后，改为一腿单膝点地，臀部坐在脚后跟上，以脚尖着地，另一条腿全脚着地，小腿垂立于地面，双腿尽力靠拢（图3-17）。

3.禁忌蹲姿

（1）方位失当 在他人身边下蹲时，最好与他人侧身相向。面对他人下蹲和背对他人下蹲都是不礼貌的。

（2）离人太近 下蹲时应与身边的人保持一定距离。与他人同时下蹲时，更不能忽略双方的距离，以防迎头相撞。

（3）下蹲时双腿平行叉开 下蹲时应防止大腿叉开，尤其是穿裙装的女士，一定要避免毫无遮掩的情况出现。

（4）其他 下蹲时低头、弯腰或翘臀等都应该避免，公共场合一定不能蹲在椅子或凳子上。

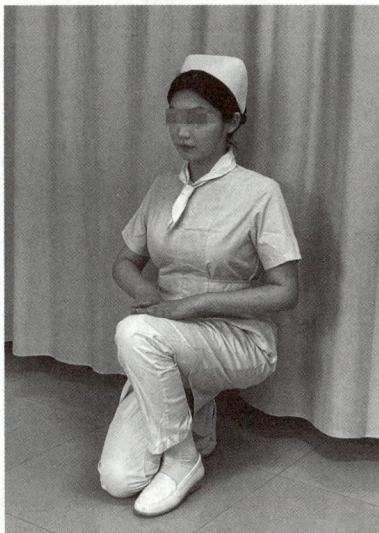

图3-17 单膝点地式蹲姿

4.蹲姿训练
在站姿的基础上，两脚前后分开约半步，身体向下蹲，双腿一高一低互为倚靠，也可单膝点地，使重心更稳。穿护士服下蹲要用手掎平裙摆，两腿膝盖靠紧。练习捡拾物品时，手尽量贴近腰身，视线落于物体上，可将一本书或一支笔放到地上来练习。

（五）手姿

手姿，又称手势，是指人的手及手臂所做的动作，其中手的动作是手姿的核心。手姿可以是静态的，也可以是动态的。手是人体最灵活自如的一个部位，运用最频繁，所以，手姿是体语中最丰富、最有表现力的举止。在人类的各种仪态语言中，手姿的地位可以说与人类的面部表情是并驾齐驱的。手姿由速度、活动范围和空间轨迹三个部分所构成。在人际关系中，应恰当地运用手势语，发挥其表示形象、传达感情两个方面的作用。

手势语尽管千变万化、十分复杂，但仍可被分成四种类型：①形象手势，即用来模拟物状的手势；②象征手势，即用来表示抽象意念的手势；③情意手势，即用来传递情感的手势；④指示手势，即指示具体对象的手势。

1.基本手姿

（1）垂放 是最基本的手姿。其做法有二：①双手自然下垂，掌心向内，叠放或相握于腹前；②双手自然下垂，掌心向内，分别贴放于大腿两侧，多用于站立之时。

（2）自然搭放 是与他人交谈或进行一些服务时所采用的手势。站立时，两臂稍有弯曲，肘部朝向外侧，双手轻放在桌面或病床尾挡上。坐位时，双肘自然分开，双手叠放或相握放在桌面上。

（3）背手 多见于站立、行走时，男性多用，既可显示权威，又可镇定自己。其做法是双臂伸到身后，双手相握，同时昂首挺胸。

（4）持物 即用手拿东西。其做法多样，既可用一只手，也可用双手。但最关键的是，拿东西时应动作自然，五指并拢，用力均匀。不应翘起无名指与小指，否则显得故意作态。

（5）鼓掌 是用以表示欢迎、祝贺、支持的一种手势，多用于会议、演出、比赛或迎候嘉宾。其做法是右手掌心向下，有节奏地拍击掌心向上的左掌。必要时，应起身站立。但不允许"鼓倒掌"来表示反对、拒绝、讽刺、驱赶之意。

（6）夸奖 主要用以表扬他人。其做法是伸出右手，翘起拇指，指尖向上，指腹面向被称道者。但在交谈时，不应将右手拇指竖起来反向指向他人或自指鼻尖，因为这意味着自大或藐视。

（7）道别 是生活和工作中常用的手势。其做法是：身体站直，目视对方，右手举起不超过头顶，左右摆动，表示"再见"之意。

（8）指示　是用以引导来宾、指示方向的手姿。其做法是：右手或左手抬至一定高度，五指并拢，掌心向上，以其肘部为轴，朝向目标方向伸出手臂。掌心向上有表示诚恳、谦逊之意。给来宾或客人引导方向时，忌用一个手指、指指点点。

1）横摆式　表示"请""请进"之意。其做法是：右手五指并拢，手掌自然伸直，手心斜向上方，手与前臂成直线，手臂略弯曲，弯曲幅度以140°为宜，以肘为轴，上臂带动前臂，手从腹前抬起，轻缓地向一旁摆出，到腰部与身体正面成45°时停止。左手下垂或背在背后，头部和上身微向伸出手的一侧倾斜，表现出对宾客的欢迎、尊重（图3-18）。

2）双臂横摆式　当来宾较多时，可采用双臂横摆式表示欢迎。其做法是：两手从身体两侧向前上抬起，手心向上，两肘微屈，向一侧摆出，指向前进方向的一侧的手臂应抬高一些、伸直一些，另一手稍低一些、屈一些（图3-19）。

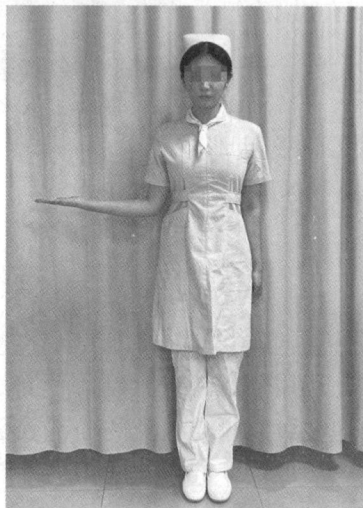

图 3-18　横摆式

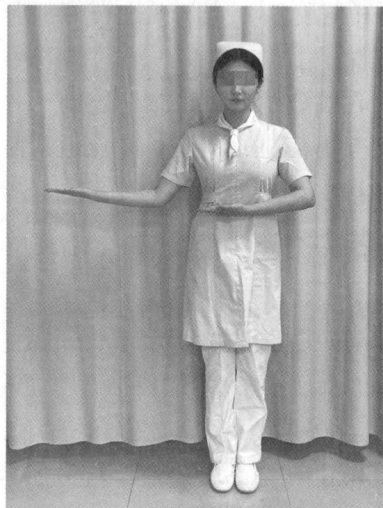

图 3-19　双臂横摆式

3）前摆式　在表示"请""请进"时采用。其做法是：五指并拢伸直，掌心向上，手臂由体侧向体前方自下而上抬起，当手臂抬至与身体成45°夹角时，以肘关节为轴，手臂由体侧向体前摆动，与身体相距20cm时停止（图3-20）。

4）斜摆式　请人就座时，手臂摆向座位所在地方。手先从身体的一侧抬起，到高于腰部后，再向下摆去，使上、下臂成一斜线（图3-21）。

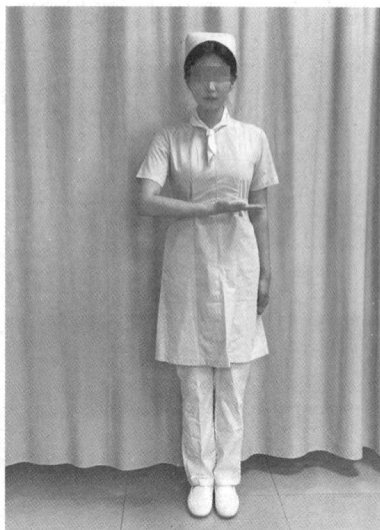

图 3-20　前摆式

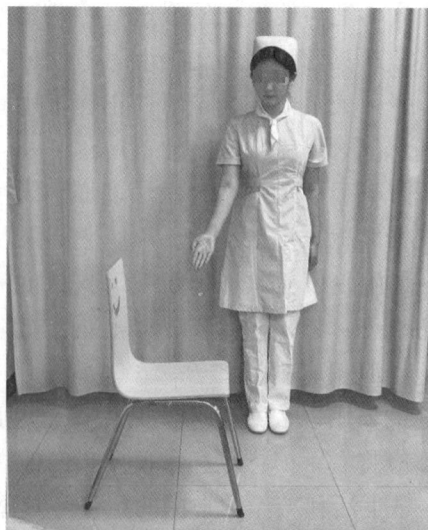

图 3-21　斜摆式

5）直臂式　需要给宾客指方向时采用。其做法是：手指并拢，手掌伸直，掌心向上，屈肘从身前抬起，向相应的方向摆去，手和前臂成一直线，肘关节基本伸直，摆到肩的高度时停止（图3-22）。

2.常见手势语

（1）握手　是一种最普遍的表示友好的礼仪，常用于见面致意、问候、祝愿等。握手应遵循尊者优先的原则，先尊后卑、先长后幼、先女后男。其做法是右手手指微向内屈，掌心稍呈凹陷，双方距离适中，相握力度适当，时间为3秒左右。握手时应注视对方，微笑致意，不能斜视他处或东张西望，切忌戴着手套握手。与异性握手时，男士应在女士伸出手时及时相握，但不可用力，轻轻一握即可。

（2）挥手　最适用于向较远的熟人打招呼时。手臂向前上方伸出，掌心向着对方，拇指叉开，其他四指并拢，轻轻向左右摆动。由于地区和习惯的差异，挥手的方式也有不同，如北美人无论打招呼还是告别，他们都举起手臂，张开手，左右摆动。欧洲人打招呼时习惯于举臂，手腕部上下摆动。意大利和希腊人打招呼时，将手举起，手心向内，手指向内勾动。

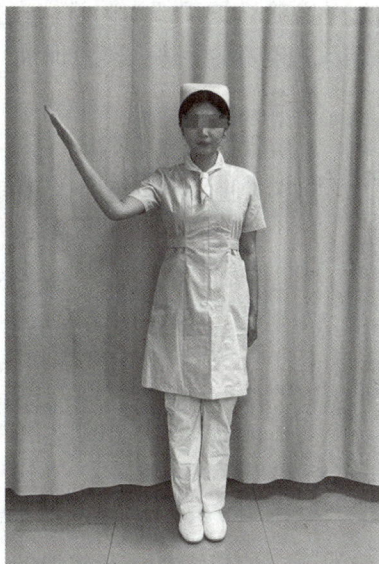

图 3-22　直臂式

（3）OK手姿　伸起右臂，右手掌心向前，拇指与示指合成圆圈，其余手指伸直。这一手姿在英美表示"了不起""顺利"，在日本表示钱，在拉美等地则表示下流，如果不了解就容易产生误会。

（4）"V"字形手势　示指和中指分开成"V"字形，这几乎在全球都可被理解为"胜利"或者"和平"。然而在英国、意大利和希腊，如果你伸出示指和中指成"V"字形，手掌和手指向着自己的脸，就是侮辱人的意思。

（5）召唤　在美国，要召唤别人时，最普通的手势是举手并竖起示指到头部的高度，或者更高一些。另外有一种召唤人的手势是伸出示指（手掌朝着自己的脸）向内屈伸，这个手势在澳大利亚和印度尼西亚等地只用来召唤动物而不用于人，如用来召唤人则是一种很不礼貌的手势。在欧洲各地，要表示"到这儿来"的手势是举臂，手掌向下，然后将手指做搔痒状。

（6）其他手姿　手呈杯状，做饮水动作，表示"我渴了"；把头倚在一侧手臂上，紧闭双眼，做入睡状，表示"我很疲倦"；用手拍拍胃部，表示"我吃饱了"；用手在胃部画圈，表示"我饿了"；两手相搓既可以表示"我很冷"，也可以表达迫切期望、精神振奋、跃跃欲试等含义。

3.禁忌手姿

（1）易于引起误解的手姿　易被他人误解的手姿有两种：一是个人习惯，但不通用，不为他人理解的手姿；二是因为文化背景不同，被赋予不同的含义的手姿。

（2）不卫生的手姿　在他人面前，搔头皮、掏耳朵、剜眼分泌物、抠鼻孔、剔牙齿、抓痒痒、摸脚丫等手姿均极不卫生，也非常不礼貌。

（3）不稳重、失敬于人的手姿　在他人面前，尤其是正式场合，应避免双手乱动、乱摸、乱扶、乱放，或是折衣角、咬指甲、抬胳膊、抱大腿等手姿。掌心向下挥动手臂，勾动示指或除拇指外的其他四指招呼别人，用手指指点他人，这些都是失敬于人的手姿。

四、任务实施

（一）基础任务

1.目的　掌握正确的护士基本仪态礼仪。

2.实训内容

案例： 第一天实习，同学们身穿整洁的护士服，头戴燕尾帽，画着淡淡的妆容来到医院。在正式上岗之前，护理部为同学们安排了护士基本仪态礼仪训练，要求同学们练习正确规范的站姿、坐姿、行姿、蹲姿和手势。经过训练，大家都通过了考核，顺利进入实习岗位。

任务：进行站姿、坐姿、行姿、蹲姿、手姿的护士基本仪态礼仪训练。

3.实训方法

（1）课前学生分组，做好角色分配。

（2）小组讨论、设计案例，进行情景模拟训练。

（3）分组展示护士基本仪态礼仪的运用。

（4）学生与教师共同评价。

（二）任务提升

1.目的　正确应用护士基本仪态礼仪的知识为患者服务。

2.实训内容

案例：护士长安排小雨在导诊台接待患者入院，小雨站在导诊台后，面带微笑等待患者。小雨接待的第一位患者是一名腹痛的老年人张爷爷，小雨协助张爷爷坐上轮椅，蹲下来询问张爷爷的基本情况，然后带领张爷爷及家属到消化内科就诊。

任务：进行导诊护士接待患者入院的情景模拟。

3.实训方法

（1）课前学生分组，做好角色分配。

（2）小组讨论、设计案例，进行情景模拟训练。

（3）分组展示护士基本仪态礼仪的运用。

（4）学生与教师共同评价。

五、知识测评

1.关于自然、得体、优雅的站姿，叙述不正确的是（　　）

　　A.挺胸、收腹，目视前方　　　　　　　　　B.双手自然垂放或插在口袋中

　　C.双手叠放或相握于腹部　　　　　　　　　D.双脚与双腿并拢或呈现"V""T"字形

　　E.站立时头、颈、腰成一直线

2.正式场合中，"正襟危坐式"坐姿要求大腿与小腿、小腿与地面成（　　）

　　A.钝角　　　　　　　　B.直角　　　　　　　　C.锐角

　　D.直线　　　　　　　　E.以上均不正确

3.就座的方位原则为（　　）

　　A.右进右出　　　　　　B.右进左出　　　　　　C.左进左出

　　D.左进右出　　　　　　E.任意方位

4.下列情况中，不应采用蹲姿的是（　　）

　　A.系鞋带　　　　　　　　　　　　　　　　　B.整理下方柜子中的物品

　　C.在患者正前方捡拾物品　　　　　　　　　　D.为患者整理床头柜

　　E.在患者侧方捡拾物品

5.护士在捡拾物品时，为了节力、美观，应采取的姿势不包括（　　）

　　A.屈膝蹲位　　　　　　　　　　　　　　　　B.上半身弯腰下去捡拾物品

　　C.双脚前后分开　　　　　　　　　　　　　　D.护士服下缘不触地

　　E.臀部背向别人

6.关于护士在工作岗位上的行姿，下列形容词中最贴切的是（　　）

  A.稳健有力　　　　　B.端庄优雅　　　　　C.轻盈敏捷

  D.风姿绰约　　　　　E.不紧不慢

7."OK"手姿在中国表示的含义是（　　）

  A."赞扬"或"允许"　　B."没有"或"毫无意义"　　C."0"或者"3"

  D.现金　　　　　　　E.下流

六、检查评价

依据护理岗位所需职业能力、护理专业教学标准、护士职业资格考试大纲、1+X老年照护职业技能标准等评价依据，可由学生、同伴、小组、教师进行多元评价（表3-1）。

表3-1　护士基本仪态礼仪应用能力考核评估表

班级		学号		姓名		总分			
考核项目及内容			评价	分值	个人评价	同伴评价	小组评价	教师评价
实施前准备	仪容仪表符合职业形象			20				
	情景设计合理，内容完整、充实、客观，实施过程条理清楚、合理。具有创意和创新性							
	物品齐全，准备充分							
护士基本仪态礼仪训练	站姿：头正颈直，双目平视，面容自然平和；肩平、放松略外展；挺胸、收腹提臀、立腰、挺拔；站姿优雅、稳定			10				
	坐姿：坐椅面的1/2~2/3，手部摆放姿势正确，双脚摆放姿势正确。坐姿自然、背部挺直，入座和离座动作轻稳、方向正确			10				
	行姿：双眼平视，头部端正；胸部挺起，背部、腰部、腿部成一条直线；起步前倾，重心在前；双肩平稳，两臂摆动，全身协调，直线匀速行进			10				
	蹲姿：先后移右脚半步，右手整理衣服，两腿靠拢并下蹲，主要用右腿支撑身体。着裙装的女性蹲下时，双手从身后抚平衣裙。双手掌心向下叠放在左侧的大腿上。脊背保持挺直，臀部向下，避免弯腰翘臀。男士两腿间可留适当的缝隙，女士则要两腿并紧。下蹲时应自然、得体、大方			10				
	手势：手势运用正确、姿势规范、得体、大方			10				
护士基本仪态礼仪在工作中的应用	在导诊护理工作中，能正确应用护士基本仪态礼仪为患者服务			20				
综合评价	小组完整展示情景模拟内容			10				
	具有团队合作精神，态度认真敬业							
	积极参与情景设计							
	姿态大方，举止规范正确							
	表情自然，沟通时有目光交流							
	语言礼貌，表述准确、流畅，语气热情、语调轻柔、语速适中							
	能结合实际，尽量满足服务对象的需求；接待过程中热情、亲切、自然大方、得体；展示良好的个人修养和职业风貌							
合计				100				

续表

考核项目及内容		评价	分值	个人评价	同伴评价	小组评价	教师评价
总结	1.任务完成情况描述						
	2.存在问题描述						
	3.心得体会						

任务二　护理工作中仪态礼仪的应用

PPT

一、任务描述

学习护理工作中仪态礼仪的知识，正确应用护理工作中的仪态礼仪为患者服务。

二、任务分析及准备

（一）任务分析

护理工作中的仪态礼仪是指以服务对象（即患者）为中心的行为要求和规范，其实质是规范护理人员在工作岗位上向患者提供服务时的具体做法，重点强调工作中的行为姿态。护士庄重、优雅、大方的行为举止也是仁爱、温和、善良、热情的"白衣天使"形象的真实写照，更是护士职业道德的反映和工作环境的需要。护士在护理工作中应注意保持优雅和规范的仪态，尊重自我，展现良好的自我形象及职业形象。优美的护士形象能给患者以美的享受，在疾病的恢复中起到重要作用。

1.重点　掌握护士工作中的仪态礼仪。

2.难点　能将仪态礼仪正确应用到护理工作中。

（二）任务准备

1.护士准备　护士仪容、服饰符合礼仪规范。

微课

2.用物准备　体温计、血压计、桌椅。

3.环境准备　教室、模拟病房。

三、知识学习

在日常的护理工作中，护士常见的体态有：端治疗盘、持病历夹、推车（治疗车、平车、轮椅）、陪同引导、上下楼梯、进出房门等。

（一）端治疗盘

治疗盘是护士在日常护理工作中最常用的物品，正确优美的端盘姿势要求做到节力、平稳、姿态优美。

1.正确方法　护士双手托住治疗盘中部，拇指和示指紧贴于治疗盘边沿，其他指分开，紧贴于治疗盘底部，护士双上臂紧贴躯干，肘关节约呈90°，托起的治疗盘边沿距离前胸5～10cm。进入病房时，用肘部或肩部轻轻将门推开，端起或放下治疗盘时动作宜轻、稳（图3-23）。

2.注意事项　端治疗盘行走遇人时，应向右侧礼让，盘不可倾斜，双手拇指不能伸进盘的内面，防止污染盘内的无菌器械和用品，盘缘不可触及护士服。端盘进入室内时，应该用肩或肘部将门轻轻推开。

3.禁忌姿势　禁忌将手臂从治疗盘的上方环持于身体正中或一侧，或将治疗盘紧紧贴近胸部，或用手指抠住治疗盘的内面，甚至让治疗盘左右或前后晃动。这些姿势不但会污染治疗盘内用物，使盘内液体倾倒而出，而且有失护士的庄重和典雅。

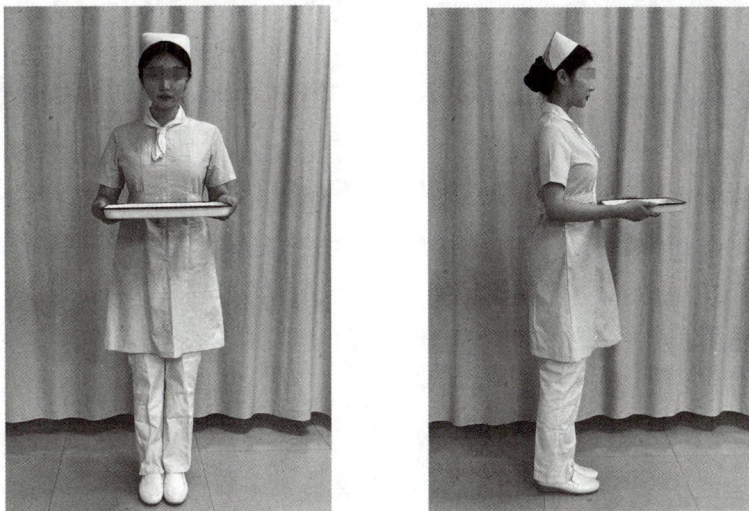

图 3-23　端治疗盘

（二）持病历夹

病历是重要的医疗文件，病历夹是护士常用的工具。在工作中，护士常持病历夹行走，规范的持病历夹姿势不仅能体现护士严谨的工作作风，也是护士职业礼仪的重要组成部分。

1.正确方法　护士左手从病历夹背侧环持病历夹，握住病历夹一侧上1/3处，屈肘将病历夹下缘轻轻靠在左侧腰部，与腰部成60°左右，按基本站姿要求站立后，开步行走；也可以左手环持于病历夹的中部，使病历夹固定于手臂和身体之间，与身体成45°，另一手臂自然摆动，行走至目的地后，双手持病历夹闭合端，将病历夹递交他人或存放于病历架内。书写或阅读时，护士左手持病历夹一侧前1/3处，将病历夹放于前臂上，手臂稍外展，持夹上臂靠近躯体，右手可翻阅或书写（图3-24）。

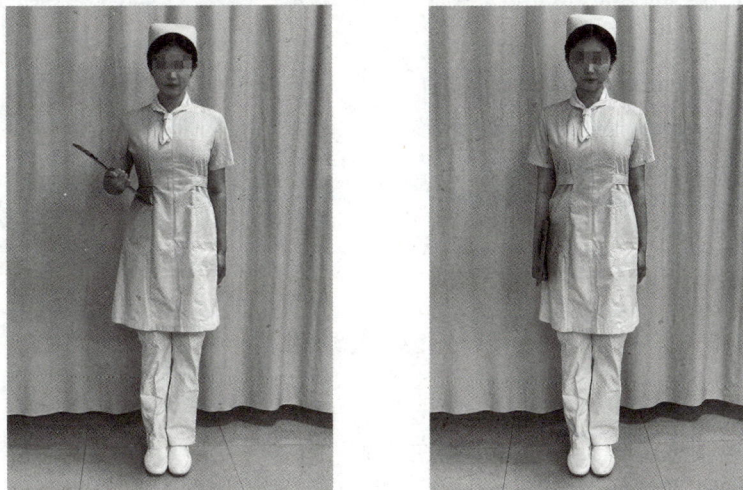

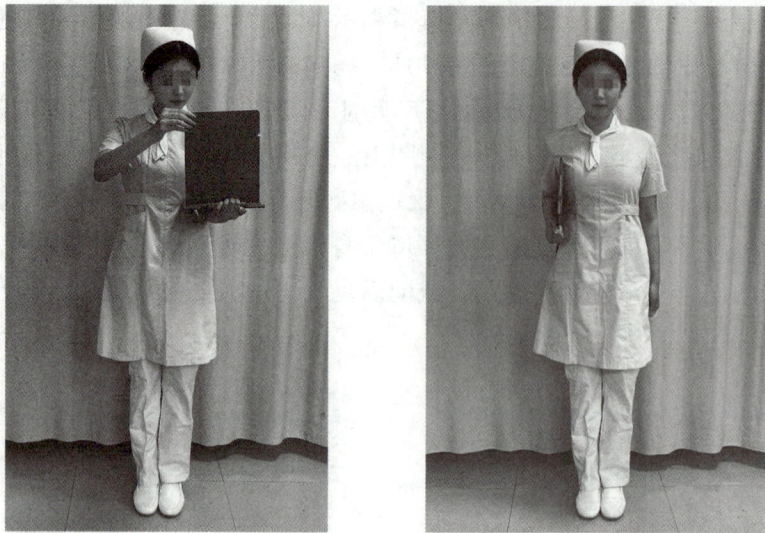

图 3-24　持病历夹

　　2.注意事项　不可随意拎着病历夹走来走去，持病历夹时不可做与治疗无关的事，在患者面前不要随便乱放病历夹。

　　3.禁忌姿势　禁忌用几根手指随便夹持病历夹并前后晃动，也不能用双手紧紧将病历夹贴在胸口，否则会显得机械而呆板。

　　（三）推车

　　1.治疗车　是护理工作中最常用的物品。护士经常会推治疗车到患者床前进行一些护理操作，如口腔护理、中心静脉导管换药、气管插管或气管切开处换药等。推治疗车要保持优美的站姿和行姿，车速要适中，运行要平稳、安全。

　　（1）正确方法　护士位于治疗车无护栏的一侧，躯干略前倾，双手扶于车缘两侧，双臂要均匀用力，这样重心可集中到前臂；行进时要步伐均匀、保持匀速，抬头、挺胸、直背；停放时要平稳（图3-25）。

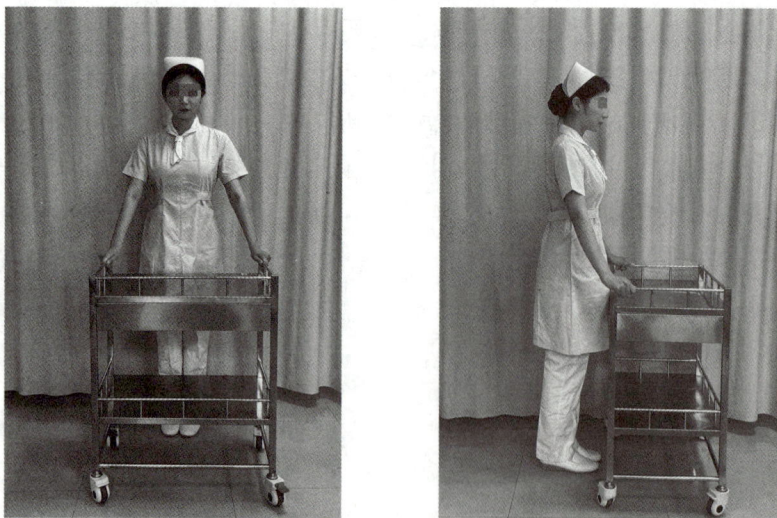

图 3-25　推治疗车

　　（2）注意事项

　　1）推车在走廊上遇到患者时，应先将车停在一侧，请患者先行。

　　2）推车进入病室时，应先将车停平稳，用手轻轻推开门，再推车入室，关上门，再推车至患者床旁。

3）推治疗车时身体与车保持一定距离，自然前倾，不可触及治疗车边缘。

4）定期检查治疗车的性能，经常给治疗车车轮润滑，避免在使用中发出噪声。

5）抢救患者时，要快中求稳，要步幅小、频率快，也要避免用手拽车走。

2.平车 通常用于运送急需抢救、手术前后、需要转科或外出检查的患者。推平车时要匀速、平稳。推平车运送患者时，患者头部应位于大车轮一端，以减少患者头部震动，同时便于护士随时观察患者呼吸、意识等状态。对躁动的患者应妥善进行保护性约束。

3.轮椅 用于运送年老体弱、行走不便的患者。使用轮椅推送患者时，护士应站在患者身后，手扶车把固定轮椅，患者安全落座后，放下脚踏板，将患者的脚放好。护士推动轮椅时双手用力均匀，重心前移，步幅适中，步态平直稳妥。护士帮助患者下轮椅时，先将车轮固定，站在轮椅左侧用左手示意下轮椅、然后双手搀扶患者。

（四）陪同引导

陪同是指陪伴服务对象一同行进。引导是指在行进中带领着服务对象。在陪同引导患者行进时应该注意以下问题。

1.所处的位置 若双方平行前进，引导者应该位于被引导者的左侧。若双方单行前进，引导者应位于左前方约1m的位置。当被引导者不熟悉前方环境时，一般不应让其先行或在外侧行走。

2.行进的速度 在引导患者前行时，速度应该保持与被引导者同步，特别是在引导老年患者和虚弱患者时更应注意。切勿时快时慢，以免患者产生不安全感和不被尊重的感觉。

3.注意关照和提醒 陪同行进过程中要注意以被陪伴者为中心，在照明欠佳、转弯、上下楼梯等情况下，应该随时提醒并给予适当的照顾，以防患者跌倒受伤。

4.正确的体位 在陪伴引导患者时，应根据不同的情景采取不同的姿势和体位。在行进中与对方交谈，应将头部和上身转向患者回答问题。

（五）上下楼梯

在陪同被引导患者的行进中，可能会遇到楼梯，为了预防患者跌倒或意外的发生，在上下楼梯时要注意以下问题。

1.走专门指定的楼梯 在医院环境中为了方便患者行进，有专门指定患者上下的楼梯，物品的运送也应该有专门指定的楼梯，避免货物与患者发生碰撞。

2.减少在楼梯处的停留 楼梯是人群流动量比较大的区域，在行进中尽量避免在楼梯上停止行走、休息或站在楼梯处与人交谈，以免引起楼梯通道的阻塞。

3.坚持"右下右上"原则 上下楼梯时不准并排行走，应当自右侧而上，自右侧而下，以保持楼梯的通畅。

4.礼让服务对象 上下楼梯时，护士应当礼让，让对方先行，不要抢行。在陪同引导患者上下楼梯时，自己应行走在前。并且在上下楼梯过程中，不管有多紧急的事情，都不可推挤他人或在人多的楼梯上快速奔跑。

（六）进出房门

护士在出入病房时，要尊重患者，礼貌出入，应注意以下问题。

1.进入患者房门前，护士应先轻轻叩门，通报一下，以免贸然进入惊扰患者。

2.开关房门时，应用手轻开、轻关，避免用脚踢门、膝部顶门。离开病房时，应面向患者关严房门，微笑或点头示意后离开，以示礼貌。

3.护士在进出病房时要礼让患者，后入后出。

四、任务实施

（一）基础任务

1.目的 正确应用护士工作仪态礼仪为患者服务。

2.实训内容

案例：实习生小雨，第一天实习，工作很积极，看到带教老师要去为患者输液，她赶紧拉起治疗车跑着去追老师，治疗车被拉得哗啦啦响，连车上的止血带掉在地上，小雨都没有发现。

任务：

（1）讨论：小雨同学的举止出现了什么问题？怎样做才能符合礼仪要求呢？

（2）进行推治疗车仪态礼仪训练。

案例解析

3.实训方法

（1）发布内容，学生讨论，写出讨论结果。

（2）学生训练，学生与教师共同评价。

（二）任务提升

1.目的 进行岗课赛证融通，结合不同的工作岗位及场景，正确灵活应用护士仪态礼仪。

2.实训内容

案例1：护理人员小张，在某医养机构工作。

任务：情景模拟：小张推着治疗车轻声敲门，来到病房为老年人进行体温、脉搏、呼吸的测量，测量完成后，打开病历夹记录结果。

案例2：对于老年患者以及孕妇、外伤等急症患者或不方便行走的患者，护士应注意哪些礼仪规范？

3.实训方法

（1）课前学生分组，做好角色分配。

（2）小组讨论、设计案例，进行情景模拟训练。

（3）分组展示为患者测量生命体征以及接待孕妇、老年人、外伤患者入院礼仪的情景模拟。

（4）学生与教师共同评价。

五、知识测评

1.患者王某因大叶性肺炎需要输液治疗，护士在端治疗盘时不正确的做法是（　　）

　　A.身体站直、挺胸收腹　　　　　　　　B.肘关节约成90°

　　C.取放平稳　　　　　　　　　　　　　D.治疗盘边沿距离前胸5～10cm

　　E.手指抠住治疗盘的内面

2.在上下楼梯时，应坚持的原则是（　　）

　　A.左上左下　　　　　　　B.右上右下　　　　　　　C.左上右下

　　D.右上左下　　　　　　　E.任何方向

3.推治疗车时，重心应落于（　　）

　　A.前臂　　　　　　　　　B.下肢　　　　　　　　　C.脚部

　　D.上身　　　　　　　　　E.手部

六、检查评价

依据护理岗位所需职业能力、护理专业教学标准、护士职业资格考试大纲、1+X老年照护职业技能标准等评价依据，可由学生、同伴、小组、教师进行多元评价（表3-2）。

表 3-2 护理工作中仪态礼仪应用能力考核评估表

班级　　　　　　　　学号　　　　　　　　姓名　　　　　　　　　　　　总分

考核项目及内容	评价	分值	个人评价	同伴评价	小组评价	教师评价
实施前准备	仪容仪表符合职业形象	20				
	情景设计合理，内容完整、充实、客观，实施过程条理清楚、合理。具有创意和创新性					
	物品齐全，准备充分					
护理工作中仪态礼仪训练	端治疗盘：在站姿或走姿的基础上，双手托盘底两侧边缘的中部，四指在下自然分开，拇指在侧，上臂贴近躯干，前臂与上臂成90°，盘缘距躯干5～10cm，盘缘不可触及护士服，取放、行进平稳	10				
	持病历夹：在站姿或走姿的基础上，肩部自然放松，上臂贴近躯干，病历夹正面向内，左手从病历夹背侧环持病历夹，握住病历夹一侧上1/3处，屈肘将病历夹下缘轻轻靠在左侧腰部，与腰部成60°左右，行走时，右手以肩关节为轴，前后自然摆动。书写或阅读时，护士左手持病历夹一侧前1/3处，将病历夹放于前臂上，手臂稍外展，持夹上臂靠近躯体，右手可翻阅或书写	10				
	推治疗车：护士位于车后，两手置扶手处，身体距治疗车约30cm，推车行走时，上身略向前倾，将重心集中于前臂，两臂用力均匀，保持上身平直，把稳方向，速度均匀	10				
	陪同引导：若双方平行前进，引导者应位于被引导者的左侧；若双方单行前进，引导者应位于左前方约1m处	10				
	上下楼梯：不准并排行走，应当自右侧而上，自右侧而下，以保持楼梯的通畅	10				
护理工作中仪态礼仪的应用	能正确应用护理工作中的仪态礼仪为患者服务	20				
综合评价	小组完整展示情景模拟内容	10				
	具有团队合作精神，态度认真敬业					
	积极参与情景设计					
	姿态大方，举止规范正确					
	表情自然，沟通时有目光交流					
	语言礼貌，表述准确、流畅，语气热情、语调轻柔、语速适中					
	能结合实际，尽量满足服务对象的需求；接待过程中热情、亲切、自然大方、得体；展示良好的个人修养和职业风貌					
合计		100				

总结	1.任务完成情况描述
	2.存在问题描述
	3.心得体会

知识复盘

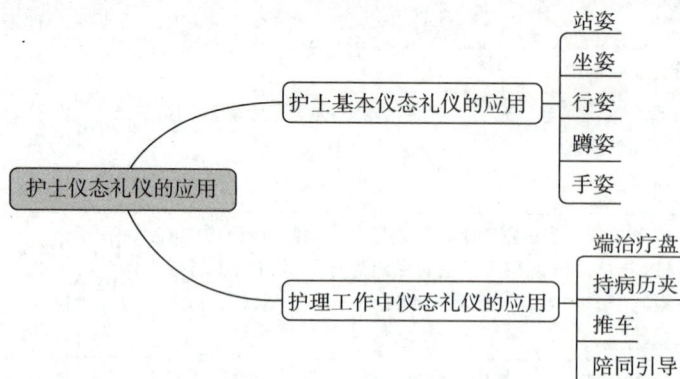

项目评价

（一）任务完成度考核表

表 3-3　任务完成度考核表

项目	内容	要求	权重	分值（100分）
专业知识	护士基本仪态礼仪的应用	能说出护士仪态礼仪基本要求和规范	35%	
		能在日常生活与工作中正确应用基本体态礼仪，塑造良好职业形象		
	护理工作中仪态礼仪的应用	能说出护理工作中的仪态礼仪基本要求和规范	35%	
		能正确应用护理工作中的仪态礼仪，为患者提供高质量的护理服务		
综合素养	成果展示	具有团队合作精神，态度认真敬业	30%	
		情景设计合理，内容完整、充实、客观。实施过程条理清楚、合理		
		正确运用语言与非语言沟通技巧		
		服务过程热情周到、亲切自然；恰当应用微笑服务；礼待患者，能结合实际尽量满足患者的需求		
		展示良好的个人修养和职业风貌。有安全服务意识，耐心、细心，体现护士的爱心和责任感		
总分				
备注	专业知识（70%）+综合素养（30%）			

（二）考核评价表

本项目全面考核专业能力和关键能力，结合遵守纪律情况、工作态度、岗位技能、团队合作、成果展示、拓展能力和创新意识等，综合评定学生成绩（表3-4）。

表 3-4　学生考核评价

姓名			日期			
项目	内容		方式	权重	自评	评价
遵守纪律	按时出勤，无旷工、早退现象		10%	以100分为基础，按照六项的权重给分		
	遵守纪律，听从安排					
工作态度	态度热情，认真敬业，语言礼貌		15%			
	待人有礼，与人为善，尊重交往对象					
岗位技能	掌握护士基本仪态礼仪与护理工作中仪态礼仪的基础知识并能正确应用		15%			
团队合作	积极参与情景案例设计		10%			
	具有团队合作精神，积极有效配合					
	能够虚心听取成员意见					
成果展示	具体详见"任务完成度考核表"		40%			
拓展能力	能够积极主动学习护士沟通礼仪相关知识，并能够将其应用到实际工作中		10%			
创新意识（附加分）	情景设计具有创意和创新性，并勇于尝试		加分项	以10分为上限		
	能够根据实际情况灵活调整，充分考虑可能出现的各种情况					
总评						
备注	总分=遵守纪律（10%）+工作态度（15%）+岗位技能（15%）+团队合作（10%）+成果展示（40%）+拓展能力（10%）+创新意识					

学习报告

表 3-5　学习报告

学习主题		日期	
学习内容			
反思小结			
教师签字		日期	

（罗　珊）

项目四　护士交往礼仪的应用

交往礼仪是人们在生活及工作中应当遵守的行为规范与准则。护士应掌握一定的日常交往礼仪知识并恰当应用到生活及工作中，从而增进情感、提高交往能力，建立良好的人际关系，塑造良好的个人及职业形象；利于在健康服务中建立良好而和谐的护患关系，从而很好地开展工作。

▶ 项目描述 ◀

本项目包括会面礼仪的应用、通信礼仪的应用、接待拜访礼仪的应用三部分，主要讲述称谓礼仪、介绍礼仪、行礼的应用，电话、手机、电子邮件、网络礼仪的应用以及接待拜访和饮宴礼仪的应用。通过学习，应能在生活和工作中正确运用这些礼仪。

小周是一名工作能力突出的护士，经常参加各种学术会议。最近，医院将主办一次学术会议，小周和她的同事作为工作人员参加筹备工作，并负责邀请和接待与会的同行，具体涉及以下几方面：①会面礼仪，包括自我介绍、为他人介绍、行礼、握手和问候；②电话礼仪，即在工作中如何正确使用电话；③拜会礼仪，展示居家拜会及办公室拜会的礼仪；④接待过程，包括迎客、引导、乘车、座次安排、敬茶和送客的礼仪；⑤便宴宴请，进行具体的桌次和席次排列。

▶ 项目目标 ◀

1.知识目标　说出称谓方式、自我介绍常用的形式、为他人介绍的顺序；说出手机、网络礼仪的注意事项；说出接待的规格；阐述接待、拜访、饮宴礼仪的相关知识。

2.能力目标　在生活及工作中能正确运用会面礼仪、通信礼仪、接待拜访礼仪。

3.素质目标　提升内在素养，塑造良好的个人及职业形象；具有服务意识；待人有礼，尊重他人，建立融洽的护患关系。

任务一　会面礼仪的应用

PPT

一、任务描述

掌握会面礼仪的知识并将其正确应用到人际交往中。

二、任务分析及准备

（一）任务分析

会面礼仪是人际交往的开始，是交往对象彼此留下良好第一印象的关键。恰当的称呼、得体的语言、大方的握手，都可以给人留下深刻而美好的印象。会见他人时，既要对对方热情、友好，又要讲究基本的见面礼仪，对以后的交往产生积极的影响。

会面礼仪的知识包括称谓礼仪、介绍礼仪（自我介绍、为他人介绍、集体介绍）、行礼（致意礼仪、握手礼仪及问候礼仪），内容知识点及操作细节较多。应在掌握相关知识的情况下，根据生活及工作中的场景灵活正确应用。

1.重点　掌握会面礼仪的知识，正确运用会面礼仪。

2.难点　正确灵活运用称谓礼仪、介绍礼仪。

微课1　　微课2

（二）任务准备

1.护士准备　服装整洁、得体。

2.用物准备　所需道具、桌椅。

3.环境准备　训练室内整洁明亮、环境安静，按照模拟场景布置房间。

三、知识学习

（一）称谓礼仪的应用

称谓是指人们在日常交往中彼此之间所采用的称呼。选择正确、适当的称呼，可反映自身的教养，体现对他人的重视。同时，称谓可表明被称呼者与当事人之间的关系。

1.常用称谓方式

（1）泛尊称　是社会各界人士在较为广泛的一般社交中使用的称谓。通常称成年男士为"先生"，称已婚女士"夫人""太太"或"女士"，称未婚女子"小姐"，对不了解婚姻状况的女子泛称为"小姐"或"女士"。

（2）行政职务称谓　用所担任的职务作称呼，在较为正式的官方活动中使用。如张校长、王院长、李科长等。这种称谓既有区分的作用，又能表示对对方的尊敬和礼貌。

（3）专业技术职称称谓　用专业技术职称作称呼，通常在工作中使用。如于教授、赵工程师等。

（4）职业称谓　用从事的职业工作作称谓。如周老师、李医生、张护士、吴会计等。

（5）姓氏称谓　关系较熟悉时，用对方的姓氏称呼对方。可在姓前加"老""大""小"，如"老李""大张""小杨"。也可在姓后加"老"，如"赵老"。一般用于德高望重且比自己年长者。

（6）亲属称谓　在与非亲属人士交往时，对对方用亲属称谓称之，给人以亲切、热情、敬重之感。如"大哥""叔叔""阿姨""奶奶"等。尤其是在非正式场合的民间交往中，使用亲属称谓能使人倍感亲切，缩短人与人之间的心理距离。

2.称谓的意义　①缩短交际距离：恰当的称谓能取悦对方，使交谈双方感情融洽，拉近彼此的心理距离，有利于深入交流。②彰显个人修养：正确得体的称谓是对他人的尊重，同时体现自身的修养水平。③澄清关系：称谓可以澄清彼此之间的关系，减少不必要的误会。

3.称谓的原则　①礼貌原则：称谓是良好沟通的开始，体现对他人的尊重，也是个人礼貌礼节、修养风度的展现。②尊敬原则：在我国几千年的传统文化中，人们自古就有为大、为老、为高的心态。称谓比实际年龄、地位或辈分高一些，显示对对方的尊敬和礼貌；但对于女性来说，称谓比实际年龄小一些，会令对方开心。③适度原则：称谓要符合对方的年龄、身份和地位，做到恰如其分。

4.选择称谓时的注意事项

（1）称谓时必须确认读音，禁忌误读　如"查"应读作zhā，仇当作姓氏时念qiú。

（2）禁忌无称谓　没有任何称谓，直接与对方交谈是不礼貌的行为。如"哎""喂""到哪儿去"等。

（3）用替代性称呼　在医院里，护士用床位编号替代患者称呼是对患者不尊重、不礼貌的行为。

（4）称谓要完整　公务场合不能使用简称。如对"张总经理"不能称"张总"，对"王处长"不能

> 💡 **考点提示**
>
> 称谓的注意事项

称"王处"，对"李校长"不能称"李校"。

（5）禁用不恰当、不敬的称谓 对某些方面有残疾的人，不能称"瞎子""聋子"等。公共场所禁用绰号、乳名。绰号往往是根据人的某个特征或者名字的谐音另起的名字，给别人起绰号本身就是对别人的不尊重，所以社交场合更不能称呼绰号。乳名是家人称呼孩子用的，在公众场合不适合称呼乳名，如"胖子""大个子"。

（二）介绍礼仪的应用

介绍就是说明情况，使交往对象之间彼此认识，是人与人之间初次认识、交流、沟通，建立友谊最常用的一种方式。

1.自我介绍 将自己介绍给他人。它指的是由本人担任介绍人，把自己的情况向交往对象说明，以使对方了解自己。通过自我介绍可以结识他人，结交新朋友，扩大社交范围。

（1）自我介绍的时机 自我介绍应选择把握时机，适时进行。选择对方有兴趣、有空闲、情绪好、干扰少时进行。

（2）自我介绍的礼仪要求 在进行自我介绍时，应不卑不亢，态度端庄、表情自然。介绍前先向对方行礼问候，引起对方注意后再介绍自己，手（掌心向内）可以放在自己的左胸上，介绍时要与对方有眼神的交流，敢于正视对方的双眼；介绍时语速正常、语音清晰，落落大方，时间以半分钟左右为佳，最好不要超过1分钟；内容真实可信，实事求是。不要过分谦虚，贬低自己，也不可夸大其词。

（3）自我介绍的形式 根据自我介绍时表述内容的不同，自我介绍可以分为以下五种具体形式。

1）应酬式 适用于公共场合和一般性的社交场合。如旅行途中、宴会上、舞场上、通电话时。介绍内容最为简洁，只介绍姓名而不涉及其他个人信息。如："您好！我叫××。"

2）工作式 适用于工作场合，以工作为中心做自我介绍。介绍时需要说明具体的工作身份。内容包括三要素，即姓名、就职的单位及部门、担负的职务或从事的具体工作三项。例如："您好！我是××，是××市人民医院呼吸内科的护士长。"

3）交流式 适用于社交活动中，是希望与交往对象进一步交流与沟通，希望对方认识了解自己、与自己建立联系的自我介绍。交流式介绍比较随意，可以介绍自己的姓名、工作、学历、籍贯、家乡、兴趣、爱好等，或与对方的某些熟人关系，激发对方与你沟通的兴趣。如："您好！我叫××，现在××市××医院工作，我是××医学院校毕业的，我想咱们是校友，对吗？"

4）礼仪式 适用于一些正规而隆重的场合，如讲座、报告、演出、庆典、仪式等。礼仪式的自我介绍是一种表示对交往对象友好、敬意的自我介绍。介绍内容包括姓名、单位、职务等，同时还可酌情加入一些适宜的谦辞、敬语，以示自己礼待交往对象。如："各位来宾，大家好！我叫××，是××公司的经理，我代表本公司热烈欢迎大家光临我们的展览会，希望大家……，谢谢大家的支持！"

5）问答式 适用于应试、应聘和公务交往。介绍内容通常是问什么答什么，有问必答。例如：①甲问："这位先生，您好，不知道应该怎么称呼您？"乙答："您好！我叫××。"②主考官问："请介绍一下你的基本情况。"应聘者答："各位考官好！我叫××，现年22岁，汉族，共产党员。2020年毕业于××大学护理系。"

2.为他人做介绍 是将彼此不相识的甲、乙双方引见介绍的一种方式。

（1）介绍时的顺序 为他人做介绍时，先要确定双方地位的尊卑，遵守两条原则：①位尊者有优先了解情况的权利；②个人或少数人优先被介绍给多数人。介绍的顺序为：先将年轻者介绍给年长者；先将职务低者介绍给职务高者；先将男士介绍给女士；先将客人介绍给主人；先将个人介绍给集体；先将晚到者介绍给早到者。

> 💡 **考点提示**
>
> 为他人介绍的顺序

（2）介绍他人的礼仪要求

1）征询双方意愿 正式为他人介绍之前，最好先了解双方是否有结识的愿望，切不可贸然引见。

2）介绍姿势 介绍者应站立于被介绍者的旁侧，身体上部略倾向于被介绍者，伸出靠近被介绍者一侧的手臂，胳膊向外微伸，大臂与小臂成弧形平举，摊开手掌，掌心向上，拇指与四指略分，四指自然合拢，指向被介绍这一方，并面带微笑，两眼平视介绍者（图4-1）。

3）语言简洁 介绍时语言要简洁，介绍内容可以是姓名、单位、爱好等。具体应根据交往的场合、情景和交往目的不同而有所侧重。

4）被介绍者的应对 被介绍者应起身站立，大大方方地目视介绍者或者对方，点头致意。如果站立确实不方便可不必起立，可采用点头致意或欠身微笑致意即可。介绍者介绍完毕，被介绍者双方应依照合乎礼仪的顺序进行握手，并且彼此使用"您好""很高兴认识您""久仰大名""幸会"等语句问候对方。

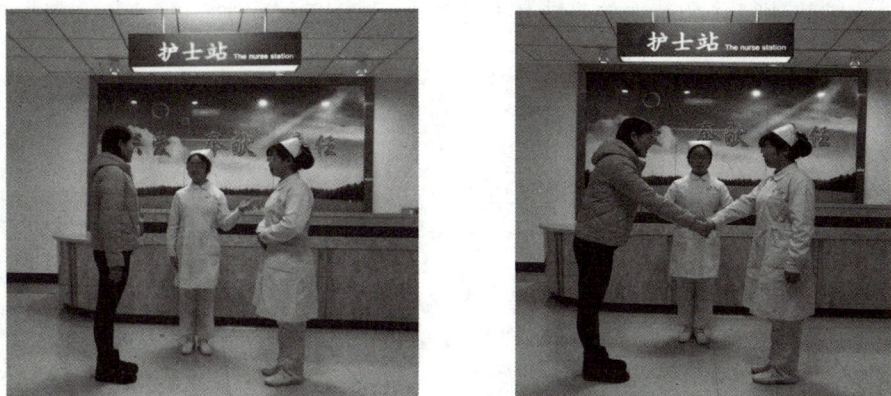

图4-1 介绍礼仪

素质提升 ▶

职场介绍礼仪基本点

首先，要弄清职场礼仪与社交礼仪的差别。职场礼仪没有性别之分，如为女士开门这样的"绅士风度"在工作场合是不必要的。其次，将体谅和尊重别人当作自己的指导原则。进行介绍时，是将级别低的人介绍给级别高的人。如果你的首席执行官是琼斯女士，而你要将一位叫作简·史密斯的行政助理介绍给她，正确的方法是"琼斯女士，我想介绍您认识简·史密斯。"如果你在进行介绍时忘记了别人的名字，不要惊慌失措。你可以这样继续进行介绍，"对不起，我一下想不起您的名字了。"与进行弥补性的介绍相比，不进行介绍是更大的失礼。

（3）介绍的形式

1）标准式 适用于正式场合，内容以双方的姓名、单位、职务等为主。如："我来给两位介绍一下，这位是××医院护理部××主任，这位是××大学××院长。"

2）简介式 用于一般的社交场合，内容往往只有双方姓名。如："我来介绍一下，这位是××，这位是××。"

3）强调式 适用于各种社交场合，其内容除了姓名以外，往往会强调被介绍者与介绍者之间的特殊关系，以便引起另一位被介绍者的重视。如："××老师，这位是××，是护理系大三学生，学习非常优秀。"

4）引见式 适用于普通的社交场合。介绍者将被介绍者双方引导在一起，不必介绍实质性的内容。如："两位认识一下吧，大家其实都在一个公司共事，只是不是一个部门。你们自己说说吧。"

5）推荐式 适用于比较正规的场合。介绍者经过精心准备，再将某人举荐给某人。介绍者通常会对前者的优点加以重点介绍。内容在标准式介绍的基础上，着重强调优点。如："这位是张原先生，这位是××公司的李历董事长。张原先生是经济博士，管理学专家。李董事长，我想您一定有兴趣和他聊聊吧。"

6）礼仪式 是一种最为正规的他人介绍形式，适用于正式场合。其内容与标准式介绍相同，但语气、表达、称呼上更为规范和谦恭。如："李小姐，您好！请允许我把××的执行总裁赵涛先生介绍给您。赵先生，这是××公司人力资源经理李丽小姐。"

3.集体介绍 指介绍者在为他人介绍时，被介绍者其中一方或者双方不止一人，甚至是许多人。集体介绍有两种形式：①为一人和多人做介绍；②为多人和多人做介绍。为一人和多人做介绍时，应将个人或少数人优先介绍给多人。为多人做介绍时，一般是由左向右或由右向左依次序介绍，这样显得一视同仁，避免厚此薄彼。如有地位高或年长者在场，为表示对他们的尊重，应先将大家逐一介绍给他们。

4.名片介绍 名片是一种经过设计，能表示自己身份，便于交往、联系和执行任务的卡片，是个人身份的介绍。恰到好处地使用名片，可以更快地帮助自己进入角色。

1）递送名片礼仪 递送名片时，应起身、双手持名片，目光正视对方，身体上身略前倾，并附"请多关照""请多指教"等寒暄语。名片正面向上，如有外文应将对方认识的一面呈与对方。名片位于肩下腰上，不可高于胸部。名片的递送应在介绍之后，在尚未弄清对方身份时不应急于递送名片（图4-2）。

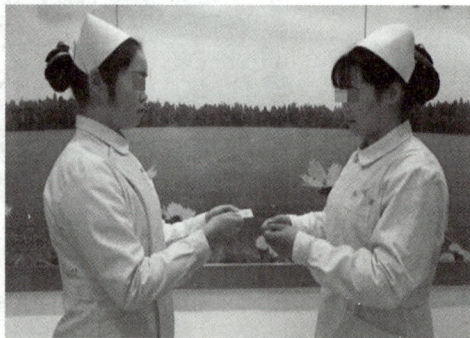

图4-2 递送名片

递送名片的顺序如下。①向一人递送名片时，由职位低、年轻的先递送给职位高的、年长的；男士可先向女士递送。②向多人递送时，按由尊而卑、由近及远、由左向右或由右向左的方法进行。圆桌上，递送一般按顺时针方向进行。

2）接受名片礼仪 当对方表示要递名片或交换名片时，应立即停止手中的事情，起身微笑站立，态度谦恭、目视对方，双手恭敬地接过，同时口头致谢，可以说"非常高兴认识您，以后请多指教"。接过名片，一定要认真看一遍以了解对方的身份，同时也表示对对方的尊重。最好能将名片上的内容诵读一遍，如有疑问，当面请教，然后郑重地放入名片夹或西服左胸的内衣袋。不可随意摆弄或扔在桌子上、塞在包里。若回赠名片，应收好对方名片后再递自己的名片。

3）索取名片礼仪 尽量不要强行索取他人名片，可采用询问及相互交换名片的方式。如："我们可以交换一下名片吗""以后怎样与你联系，方便留张名片吗""今后如何向你请教，可以留张名片吗"等。当他人索取名片而自己又不想给对方时，应委婉拒绝，如"真对不起，我的名片用完了"等。

（三）行礼的应用

人们在社会交往中，见面时要相互行礼，以表示自己对对方的尊重、友好、关心和敬意。

1.致意礼仪 致意是见面时常用的一种礼节，它表示问候尊重之意。基本规则是：职位低者先向职位高者致意；晚辈先向长辈致意；学生先向老师致意；男士先向女士致意；年轻者先向年长者致意。在实际交往中，不应拘泥于以上的顺序原则，长者、上司为了展示自己平易、随和，可主动向晚辈、下级致意。当遇到别人向自己致意时，应马上用对方的致意方式回敬对方，不可置之不理。致意的方式时可根据时间、地点、场合、双方的关系，及想要表达的友善和恭敬的程度而定，常用的致意礼有以下几种。

（1）鞠躬礼　是人们用来表示对对方恭敬、答谢或致歉而采用的一种礼节，主要用于向他人表示感谢、致歉。如：领奖或讲演之后，演员谢幕，举行婚礼或参加追悼活动等。

女士行鞠躬礼时，面对受礼对象，行礼者站立、双脚并拢，女士左右手虎口交叉，放在体前相握于中腹部（也可放于下腹部），以腰为轴，头、颈、躯干呈一条直线向前倾斜15°~90°，鞠躬后恢复站立姿势。男士行鞠躬礼时，两脚分开、与肩部同宽，双手贴放于身体两侧中线裤线处。行鞠躬礼时，手随身体前倾向下自然滑行，目光平和由对方脸上落至自己的脚前。身体的前倾幅度视行礼者对受礼者尊敬的程度而定。越是尊敬对方，行礼时身体前倾的幅度就越大。根据鞠躬时身体前倾幅度的不同分为以下几种。

1）15°鞠躬　表示问候。面带微笑，身体前倾15°，目光约落在体前1.5m处，再慢慢抬起，注视对方。

2）30°鞠躬　商务场合普遍用于问候及表达敬意、谢意。身体前倾30°，目光约落在体前1m处，再慢慢抬起，注视对方。

3）45°鞠躬　表达歉意、谢意、敬意。身体前倾45°，目光约落在体前0.5m处，再慢慢抬起，注视对方。

4）90°鞠躬　表示向对方深度的敬意、敬仰、歉意或感谢。身体前倾90°，再慢慢抬起，注视对方。

（2）点头礼　又称颔首礼，适用的场合有：会场、舞厅、剧院等不宜与人交谈之处；路遇熟人；在同一场合遇见已多次见面者；遇上多人而又无法一一问候时。行点头礼时，注视对方的面部及眼睛，面带微笑，上身以腰部为轴前倾5°，下颌微微上抬，头微微向下轻轻一点，不必幅度太大，并轻声说"您好"。

（3）注目礼　即注视受礼者并用目迎、目送表达敬意的一种礼节，适用于升国旗、游行检阅、剪彩揭幕等场合。行礼时身体立正，抬头挺胸，双手自然下垂或贴于身体两侧，面容庄重严肃，双目正视被行礼对象。行礼时应着装端庄、举止文雅，不可大声喧哗，嬉笑打闹。

（4）合十礼　又称"合掌礼"，原是古印度的文化礼仪之一，后为各国佛教徒沿用为日常普通礼节。行礼时面对受礼者，双掌合拢并齐，手指向上，指尖与鼻尖基本持平，手掌稍向外侧倾斜，双腿并拢立正，上身微欠低头。一般来说，行此礼时合十的双手举得越高，越体现出对对方的尊重，但原则上不可高于额头。在泰国、缅甸、老挝、柬埔寨、尼泊尔等佛教国家，合十礼最为通用。

（5）拱手礼　已经有两三千年的历史，从西周起就开始在同辈人见面、交往时采用。行拱手礼时，双腿站直，上身直立或微俯，左手在前、右手握拳在后，两手合抱于胸前，有节奏地晃动两三下，并微笑着说出自己的问候。

（6）拥抱礼　是流行于欧美的一种见面礼节。在人们表示慰问、祝贺时，拥抱礼十分常用。行拥抱礼时，两人正面对立，各自举起右臂，将右手搭在对方的左臂后面；左臂下垂，左手扶住对方的右后腰。首先向左侧拥抱，然后向右侧拥抱，最后再次向左侧拥抱，一共拥抱3次。拥抱时，还可以用右手掌拍打对方左臂的后侧，以示亲热。

（7）亲吻礼　是西方国家常用的一种会面礼。行此礼时，往往与一定程度的拥抱相结合。不同身份的人，相互亲吻的部位也有所不同。一般而言，夫妻、恋人之间，宜吻唇；长辈与晚辈之间，宜吻脸或额；平辈之间，宜贴面。在公开场合，关系亲密的女子之间可吻脸，男女之间可贴面，晚辈对尊长可吻额，男子对尊贵的女子可吻其手指或手背。

（8）吻手礼　主要流行于欧洲国家。行礼时，男士行至已婚女士面前，首先垂首立正致意，然后以右手或双手捧起女士的右手，俯首用自己微闭的嘴唇去象征性地轻吻一下其指背。男子同上层社会贵族妇女相见时，如果女方先伸出手作下垂式，男方则可将指尖轻轻提起吻之；但如果女方不伸手，则表示不吻。行吻手礼时，若女方身份地位较高，要支屈一膝作半跪式后，再握手吻之。吻手礼的受礼者只能是妇女，而且应是已婚妇女。手腕及手腕以上部位是行礼的禁区。

2. 握手礼仪　握手是人们见面时相互致意的一种最常见的礼节，是祝贺、感谢、鼓励、慰问、道别的一种表示，通常在初次见面、久别重逢、告别或送行时采用。握手作为一种社交礼仪，虽然动作简单，实则蕴涵着复杂的礼节与细节。

（1）握手的基本规则　握手意味着进一步交往的开始，要遵循"尊者决定"的基本原则。即尊者先行，由尊者先伸出手来"发起"握手，位卑者响应。礼仪的核心是律己敬人，当位卑者先伸手时，应给予回应，立即伸手相握。不让对方处于进退两难、当众出丑的状况，这也是有礼的表现。具体情况为：①上级与下级握手，上级先伸手；②长辈与晚辈握手，长辈先伸手；③男士与女士握手，女士先伸手；④先到者先伸手；⑤接待客人时，主人先伸手，表示欢迎；⑥客人告辞时，客人先伸手，表示对主人热情款待的感谢和再会之意。

> 💡 **考点提示**
>
> 握手的原则

（2）握手的方式　行握手礼时，握手双方之间的最佳距离为1m。一般均应起身站立，迎向对方，上身微前倾。伸出右手，手掌垂直于地面，四指并拢，拇指张开，两人掌心不约而同地向着对方。肘关节微屈抬至腰部，握住对方的右手掌，适当地上下摆动，持续时间一般以1~3秒为宜，力度适中。握手时应热情友好、自然、面带微笑、注视对方，同时致以简单的问候（图4-3）。根据双方之间的情感关系，可采用以下几种手位。

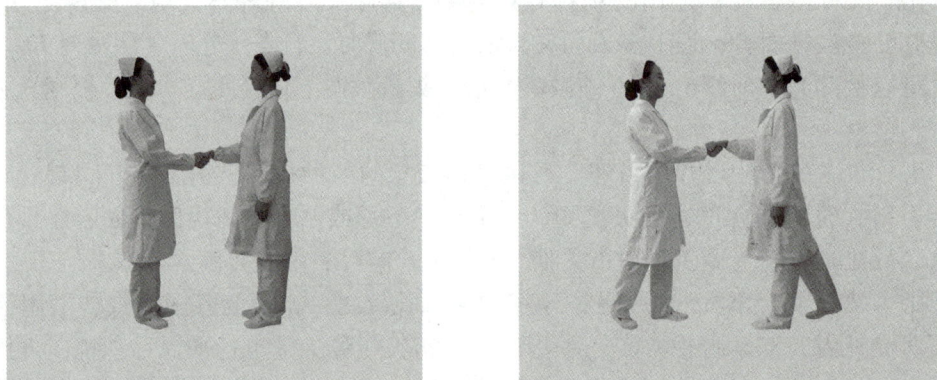

图4-3　握手姿势

1）平等式握手（单手相握）　是最常用的握手方式，即施礼者双方各伸出右手相握（图4-4），同时致以问候，向对方传递诚挚友好的情意，如"您好""很高兴见到您"等。

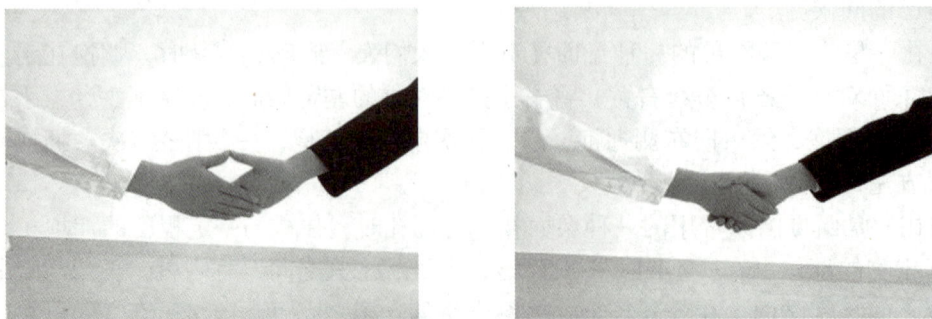

图4-4　平等式握手

2）扣握式握手（双手相握）　在公务活动中经常采用，右手握住对方右手，再用左手握住对方右手的手背。这种握手方式是施礼者向受礼者传递热情真挚的情感和尊重（图4-5）。

3）双握式握手　握手者的右手与对方的右手相握，左手移向并握住对方的右臂（图4-6）。主动握手者的左手进入对方的亲密区域，给对方增加了额外的温暖。只有在情投意合和感情极为密切的人之间才可以采用这种握手方式。如果对方是长辈、领导、异性，则不宜采用。

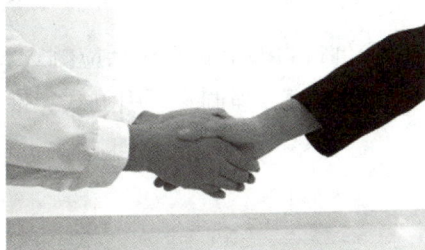

图 4-5　扣握式握手　　　　　　　图 4-6　双握式握手

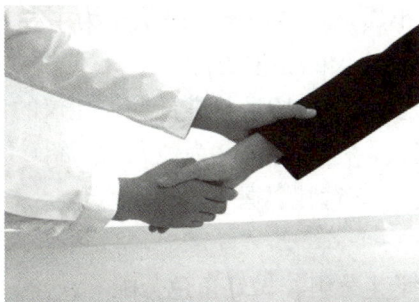

（3）握手的时间　一般以1~3秒为宜。时间过短，显得仓促、没有诚意；如果握得太久，显得过于热情。尤其是男士握着女士的手，握得太久容易产生误会。

（4）握手的力度　要适宜，过轻过重都不合适。尤其是女士，要大大方方地握手。

（5）握手的顺序　一个人需要与多人握手时，应遵照由尊而卑的顺序握手。在公务场合，握手的顺序应当是按照行政职务由高到低排列，依次握手，先上级后下级；在社交、休闲场合，则取决于年纪、性别、婚否。如：先长辈后晚辈，先老师后学生，先女士后男士，先已婚者后未婚者。在无法区分地位高低的场合，遵照由近到远或按顺时针方向顺序握手。

（6）握手的注意事项　握手时避免掌心向下，掌心向下握住对方的手显示一个人有强烈的支配欲，应尽量避免傲慢无礼的握手方式。握手时一般应站立，特殊情况应说明（如年事较高或身体不适可以坐着），坐着与人握手是不礼貌的。不要用左手与他人握手，尤其是和阿拉伯人、印度人打交道时要牢记，在他们看来左手是不洁的。禁忌握手时戴手套或墨镜，只有女士在社交场合戴着薄纱手套握手才是被允许的。禁忌交叉握手，尤其在和基督教信徒交往时，要避免两人握手时与另外两人相握的手形成交叉状，这种形状类似十字架，在他们眼里这是很不吉利的。禁忌拒绝与他人握手，若有手疾或汗湿、弄脏了，也要和对方说一下"对不起，我的手现在不方便"，以免造成不必要的误会。

3.问候礼仪　问候，亦称问好、打招呼。问候他人时应积极主动、热情友好、自然大方、专注，面带微笑注视对方的眼睛，以示口到、眼到、意到。

（1）常见的问候语　"您好""早安""晚安""好久不见，您近来好吗""认识您，很高兴"等。

（2）问候的次序　①问候另外一人：是一个人与另外一个人之间的问候。在正式场合要讲究次序，"位低者先问候"，即身份较低者或年轻者向身份较高者或年长者问候。②一人问候多人：可以笼统地问候，也可以逐个问候。当一个人逐一问候许多人时，一般由"尊"而"卑"、由长而幼地问候，也可以由近至远、按顺时针方向依次进行问候。

（3）问候的方式　①直接式：以直接问好为问候的内容，如"您好""早安"，适用于正式的人际交往。②间接式：以当时条件下可以引起的话题来问好，如"忙什么呢""您去哪里"，适用于非正式交往，尤其是经常见面的熟人之间。

四、任务实施

（一）基础任务

1.目的　在工作中正确运用会面礼仪。

2.实训内容

案例1：李卫强，男，40岁，现在是一所医学院的院长，也是一名临床医学课程的老师，曾担任另一所医院医教科的处长。

任务：设置不同的场合，分别使用李院长、李卫强院长、李老师、李处长、李哥等称呼。

案例2：小周是一名护士，医院作为主办方将举行一次学术会议，小周及她的同事作为工作人员负责接待来参加会议的各位同行。

任务：设置不同的场景并进行各类礼仪的情景模拟：①进行自我介绍（包括应酬式、工作式、交流式、礼仪式）；②为他人做介绍（包括标准式、简介式、强调式、引见式、推荐式、礼仪式）；③行礼、握手、问候。

案例解析

3.实施方法

（1）课前学生分组，做好角色分配。

（2）小组讨论、设计案例，进行情景模拟训练。

（3）分组展示。

（4）学生与教师共同评价。

（二）任务提升

1.目的　在生活中正确运用会面礼仪。

2.实训内容

案例：小周是一名护士，工作之余经常组织同学、朋友及家人聚会。

任务：进行情景设计，设置不同场景及人物，进行会面礼仪（包括称谓礼仪、介绍礼仪、名片介绍、握手礼仪、问候礼仪）情景模拟。

3.实施方法

（1）课前学生分组，做好角色分配。

（2）小组讨论、设计案例，进行情景模拟训练。

（3）分组展示。

（4）学生与教师共同评价。

五、知识测评

1.在职员对上司的称呼上，应该注意（　　）

　　A.称其头衔以示尊重，即使上司表示可用名字、昵称相称呼，也只能局限于公司内部非正式场合

　　B.如果上司表示可以用姓名、昵称相称呼，就可以这样做，以显得亲切

　　C.随便称呼什么都可以

　　D.称呼"同志"

　　E.直呼其名

2.护士语言得体文明能优化护患关系。下列情况中，护士小陈没有做到语言得体文明的是（　　）

　　A.用床号称呼患者　　　　　　　　　　B.护理时使用商量的口吻

　　C.对不配合的患者耐心引导　　　　　　D.所有患者一视同仁

　　E.见到患者说"您好"

3.下列情况中，符合介绍礼仪的是（　　）

　　A.首先将职位高的人介绍给职位低的人

　　B.首先将女性介绍给男性

C.首先将年轻者介绍给年长者

D.首先将上级介绍给下级

E.首先将主人介绍给客人

4.介绍的形式不包括(　　)

A.标准式　　　　　　B.简介式　　　　　C.隆重式

D.推荐式　　　　　　E.礼仪式

5.下列关于握手礼仪的描述中，最重要的是(　　)

A.握手通常在初次见面、久别重逢、告别或送行时采用

B.是人们见面时相互致意的常见礼节

C.表示祝贺、感谢、鼓励、慰问、道别

D.握手虽然动作简单，实则蕴涵着复杂的礼节与细节

E.握手遵循"尊者决定"的基本原则

6.下列关于握手的描述中，正确的是(　　)

A.接待客人时，主人先伸手，表示欢迎

B.客人告辞时，客人先伸手，表示感谢和再会

C.上级与下级握手，上级先伸手

D.长辈与晚辈握手，晚辈先伸手

E.男士与女士握手，女士先伸手

7.下列关于握手方式的描述中，正确的是(　　)

A.行握手礼时，握手双方之间的最佳距离为1m

B.持续时间一般以1~3秒为宜

C.十分用力

D.握手时应热情友好、自然、面带微笑、注视对方

E.握手时应致以简单的问候

六、检查评价

依据护理岗位所需职业能力、护理专业教学标准、护士职业资格考试大纲、1+X老年照护职业技能标准等评价依据，可由学生、同伴、小组、教师进行多元评价(表4-1)。

表4-1　会面礼仪应用能力考核评估表

班级　　　　　学号　　　　　姓名　　　　　总分

考核项目及内容		评价 分值	个人评价	同伴评价	小组评价	教师评价
实施前准备	仪容仪表符合职业形象	20				
	情景设计合理，内容完整、充实、客观，实施过程条理清楚、合理。具有创意和创新性					
	物品齐全，准备充分					
称谓礼仪	称谓正确，得体，恰当	10				
介绍礼仪	自我介绍正确，姿态大方，表情自然	5				
	他人介绍正确，内容符合场景	5				
握手礼仪	握手礼仪应用正确，面带微笑、注视对方	10				
问候礼仪	问候礼仪应用正确，注视对方，热情友好，内容符合场景	10				

续表

考核项目及内容		评价	分值	个人评价	同伴评价	小组评价	教师评价
名片介绍	名片递接及递送名片的顺序正确		10				
综合评价	小组完整展示情景模拟内容		30				
	具有团队合作精神，态度认真敬业						
	积极参与情景设计						
	姿态大方，举止规范正确						
	表情自然，沟通时有目光交流						
	语言礼貌，表述准确、流畅，语气热情、语调轻柔、语速适中						
	能结合实际，尽量满足服务对象的需求；接待过程中热情、亲切、自然大方、得体；展示良好的个人修养和职业风貌						
合计			100				
总结	1.任务完成情况描述						
	2.存在问题描述						
	3.心得体会						

任务二　通信礼仪的应用

PPT

一、任务描述

掌握通信礼仪的知识并将其正确应用于人际交往。

二、任务分析及准备

（一）任务分析

通信礼仪主要指电话、手机、电子邮件及网络的基本礼仪。电话、手机、电子邮件及网络等作为现代通信工具，具有传递迅速、使用方便和效率高的优点，已成为现代人际交往中的重要方式。当我们在使用电话、手机、电子邮件及网络进行交往时，要记住我们是在与人打交道，应该给对方留下好印象。护士应根据生活及工作场景正确应用通信礼仪，在工作中规范使用电话礼仪尤为重要。

1.**重点**　掌握通信礼仪的知识，能正确运用通信礼仪。

2.**难点**　正确灵活运用电话礼仪。

微课

（二）任务准备

1.护士准备　服装整洁、得体。

2.用物准备　电话道具、桌椅、纸、笔。

3.环境准备　训练室内整洁明亮、环境安静，按照模拟场景布置房间。

三、知识学习

（一）电话礼仪的应用

1.拨打电话礼仪　使用电话时，发起一方称为发话人，居于主动、支配的地位。

考点提示

电话礼仪

（1）选择适宜的时间　通话最佳时间应是双方已约定好的时间或是对方方便的时间，工作电话应选择工作时间拨打，例如周一至周五9：00—20：00，避开用餐及午休时间，避免节假日因工作问题打扰对方；若为紧急事宜非打不可时，在通话之初应表示歉意并说明情况。如果打国际长途，需考虑时差。

（2）控制通话时长　通话时长应遵循国际惯例"通话三分钟原则"，若无特殊事情，应长话短说，自觉将通话时间控制在三分钟以内。

（3）通话内容精练　在电话接通时，应首先主动问好，然后自报家门，并简明扼要说明打电话所为何事，在挂电话之前要有道别语。

（4）拨打电话时要礼貌　要使用礼貌用语，注意通话时的语气态度。声音应清晰柔和，吐字准确，句子简短，语速适中，语气亲切、和谐、自然。避免在打电话时被自己的情绪左右，情绪高亢或低沉都是不合适的。

（5）电话中断要回拨　若在通话期间电话意外掉线了，拨打者应立刻主动回拨，表示抱歉并说明情况。

2.接听电话礼仪

（1）接听电话要迅速及时　在电话铃响两三声时接听是最为恰当的，若未接到电话，应主动回拨并表示歉意。

（2）确认对方身份　接工作电话时，应首先问候并报上单位名称和部门名称；接私人电话时，应首先问候并确认对方身份。

（3）必要时做好记录　对于通话的重要内容，为了避免遗忘，通常需要仔细确认信息并做好记录，确保信息无误、无遗漏。

（4）位高者先挂机　通话结束时，一般是地位较高者先挂机；若通话双方地位平等，则接听电话方先挂机。

（5）接听电话出现以下特殊情况时，应灵活处理。

1）接听者如果有事情正忙、不便详谈，可向对方说明情况表示歉意，并另约通话时间。

2）如接到拨错的电话，不要粗暴地挂上电话，应礼貌温和地告诉对方"您打错了"。若对方说"对不起"，可以回答"没关系，再见"。

3）代接电话：代接电话时，受话人应立即自报家门，如"我是张护士，您要找的李主任现在在手术室，无法接听电话，请您稍后再来电话好吗"或"如有事需要我代为转达，可以留言，我会尽快转达"。转达信息时，应认真做好笔录，确认留言信息的完整性与准确性，同时记录发话人的姓名、单位、来电时间等基本信息。代接后尽快找到本人，保证信息的准确及时传达，以免误事。

（二）手机礼仪的应用

使用手机时，不仅要遵守固定电话礼仪，还应注意以下几点。

1.遵守公共秩序，讲究社会公德 使用手机时应避免影响和妨碍他人。在需要保持安静的场合，如会议室、图书馆、电影院等，应关闭手机或将手机调至震动状态。如确有必要使用手机通话，要低头小声接听，用最简单的语言回答。如在开会，最好在30秒钟内完成所有动作，然后继续开会。

2.注意声音及铃声的控制 在公共场合不要大声通话，不要将手机铃声调得过大及使用怪异的手机铃声。这些行为会影响或妨碍他人。

3.保证畅通 使用手机的主要目的是保证自己与外界的联络畅通无阻，如准备充足的备用电池、及时查看手机信息等。

4.注意安全 在使用手机时，一定要遵守与手机有关的安全事项。在禁用手机的场合切不可执意使用，以免威胁到自己和他人的安全。如在飞机上、医院等限制使用手机的场合，一定要按照规定关闭手机，以确保飞机飞行安全和医院医疗设备正常使用。

（三）电子邮件礼仪的应用

使用电子邮件进行联络时，应注意以下几点。①主体明确：一般一封邮件只有一个主题，在主题栏中就要注明。主体描述要明确，让人一目了然。②电子邮件内容力求简洁：用最简洁的语言表述出完整的内容。③使用文明用语。④收到重要邮件，要及时回复。⑤避免滥用电子邮件：不要向他人乱发电子邮件，更不要发送"垃圾邮件"。

（四）网络礼仪的应用

网络礼仪是指在互联网上（如微信、QQ、微博等）进行交流活动应遵循的礼节和规则。在使用互联网通信工具时，应自觉遵守网络礼仪规范，树立自己健康、积极向上的正面网络形象。除遵守生活中的礼仪外，还要注意以下几点。

1.言谈有礼，在网上给别人留下好印象 我们在面对电脑屏幕时，常会忘了我们是在与人打交道。在网络空间里，每个人在网络上的行为及语言，他人都能看得见。所以，要记住别人的存在，在网络上不要乱说话及发表不当言论。聊天、发帖以前要仔细检查语法和用词，不要故意挑衅和使用不文明用语。

2.遵纪守法 网上网下行为要一致，要遵纪守法。网络空间里的道德和法律与现实生活中是一样的，不要误认为是在虚拟空间，只是与电脑系统对话，就降低自己的行为道德标准。

3.入乡随俗 同一或不同网站上，有不同的论坛及不同的规则。如在一个论坛可以做的事情，在另一个论坛可能不宜做。所以最好先观察，了解论坛的气氛和可以接受的行为后，再发言。

4.尊重他人的隐私 电子邮件或私人聊天的记录是隐私的一部分，不要随意公开。如果不小心看到别人的电子邮件或秘密，不应该到处传播。当他人用笔名上网时，未经当事人同意，不能将其真名公开。

四、任务实施

（一）基础任务

1.目的 正确应用电话礼仪。

2.实训内容

案例：小周是心血管科的护士，医院派她去参加心血管疾病护理方面的学术会议，这次会议使小周收获满满，同时她也结识了自己崇敬的业内前辈。

任务：讨论：会议结束后，护士小周要打电话向前辈请教学术问题，需要注意哪些电话礼仪？

3.实施方法

（1）发布内容，学生讨论，写出讨论结果。

（2）学生与教师共同评价。

（二）任务提升

1.目的　在工作中正确运用电话礼仪。

2.实训内容

案例：张某，女，60岁，因腹痛由家人陪同到医院急诊科就诊，医生检查后初步诊断为阑尾炎，要求患者张某住院治疗。

任务：情景模拟：①急诊科护士小周打电话通知病房护士接待新患者入院；②值班护士代接电话。

3.实施方法

（1）课前学生分组，做好角色分配。

（2）小组讨论、设计案例，进行情景模拟训练。

（3）分组展示。

（4）学生与教师共同评价。

五、知识测评

1.下列关于电话形象的说法中，不正确的是（　　）

　A.语言文明　　　　　　　　B.态度文明　　　　　　　　C.举止文明

　D.声音文明　　　　　　　　E.打电话是自己的事情，与他人无关

2.在交往中，有时需要用电话联系。如果在通话中突然出现了电话断线的情况，那么应该（　　）

　A.等接电话的那一方打回来　　B.打电话的那一方重拨　　　C.谁先拨打都可以

　D.顺其自然　　　　　　　　　E.以上都对

3.下列关于接听电话的说法中，不正确的是（　　）

　A.在电话铃响两三声时接听是最为恰当的

　B.确认对方身份

　C.若未接到电话，应主动回拨并表示歉意

　D.一般是地位较低者先挂机

　E.若通话双方地位平等，则接听电话方先挂机

4.接听电话遇到特殊情况时应灵活处理，以下处理中不正确的是（　　）

　A.接听者有事情正忙，可说明情况，另约通话时间

　B.接到拨错的电话应粗暴地挂上电话

　C.接到拨错的电话应礼貌地告诉对方"您打错了"

　D.代接电话时受话人应立即自报家门并尽快转达

　E.代接电话转达信息，应保证信息的完整性与准确性

5.关于手机的使用，叙述错误的是（　　）

　A.避免影响和妨碍他人

　B.在公共场合不要大声通话

　C.将手机铃声调得过大

D.不能使用怪异的手机铃声

E.在飞机上、医院内等限制使用手机的场合，一定要按照规定关闭手机

六、检查评价

依据护理岗位所需职业能力、护理专业教学标准、护士职业资格考试大纲、1+X老年照护职业技能标准等评价依据，可由学生、同伴、小组、教师进行多元评价（表4-2）。

表4-2　电话礼仪个人应用能力考核评估表

班级		学号	姓名		总分			
考核项目及内容			评价	分值	个人评价	同伴评价	小组评价	教师评价
实施前准备	仪容仪表符合职业形象			20				
	情景设计合理，内容完整、充实、客观，实施过程条理清楚、合理，具有创意和创新性							
	物品齐全，准备充分							
拨打电话礼仪	准备电话内容，接通电话，自报家门，说明来意，交谈，等待对方说完才见才挂机，轻放话筒			20				
接听电话礼仪	接听电话，自报家门，弄清对方的身份与目的，听对方的陈述并核实，等对方说再见再挂机，轻放话筒			20				
代接电话礼仪	告知对方不在，询问对方的单位、姓名、身份，详细记录传达内容并核实，表示尽快转达，等对方挂机后再挂断电话			20				
综合评价	具有团队合作精神，态度认真敬业			20				
	积极参与情景设计							
	拨打、接听电话时姿态规范正确							
	表情自然							
	语言礼貌，表述准确、流畅，语气热情、语调轻柔、语速适中							
	展示良好的个人修养和职业风貌							
合计				100				
总结	1.任务完成情况描述							
	2.存在问题描述							
	3.心得体会							

任务三　接待拜访礼仪的应用

PPT

一、任务描述

在人际交往中正确运用接待拜访礼仪。

二、任务分析及准备

（一）任务分析

在人际交往中，经常会用到接待、拜访礼仪。护士在工作及生活中会接待不同层次、不同身份的人。在接待时应考虑周全，首先要确定接待规格，做好接待准备、迎客、待客和送客四个环节。拜访时应了解拜访的目的、原因及拜访人的情况，才能运用好拜访礼仪。一般将拜访分为办公室拜会和居家拜会。

1.重点　掌握接待、拜访、饮宴礼仪的知识，正确灵活运用接待、拜访、饮宴礼仪。

2.难点　能够正确灵活地运用接待、拜访、饮宴礼仪。

（二）准备

1.护士准备　服装整洁、得体。

2.用物准备　道具、桌椅、纸、笔。

3.环境准备　训练室内整洁明亮、环境安静，按照模拟场景布置房间。

三、知识学习

（一）接待礼仪的应用

接待是指在公务活动中主办方对有关人员进行相关招待，以达到某种目的的社会交往活动。接待礼仪是接待来宾时应共同遵循的行为规范。护士在工作及生活中会接待不同层次、不同身份的人，在接待时应考虑周全。接待礼仪包括接待准备、迎客、待客和送客四个环节。

1.接待准备

（1）了解客人的基本情况　包括其姓名、性别、年龄、民族、单位、职位以及来访人数等；明确客人来访意图；了解客人到访日期、交通方式、到达时间；了解客人在住宿和日程上的要求和安排等，以便提前做好接待的各项准备工作。

（2）确定接待规格　①对等接待：主要陪同人员与来宾的职位同等的接待，是最常用的接待规格。②高格接待：主要陪同人员比来宾的职位要高的接待。③低格接待：主要陪同人员比来宾的职位要低的接待。

（3）预算接待经费　根据来访人数、接待规格等情况预算接待经费，尽可能节省开支。

（4）布置接待环境　接待来宾的房间应明亮、安静、整洁，室内应适当摆放绿植或花卉来增加雅致的气氛，可放置几份报纸杂志和有关本单位的宣传资料供客人翻阅。另外，根据具体情况可准备茶饮、茶点、水果等。

（5）安排迎宾日程　及时与相关部门联系，按时安排好迎宾车辆，为来宾准备好食宿。

2.迎客礼仪

（1）迎接礼仪的原则　平等对待来宾。在同一场所、同一时间、同一地点，需要接待来自不同地区、不同部门、不同职位的来宾时，应一视同仁，不可厚此薄彼。要充分考虑接待对象的习惯、信仰、种族等，讲究礼尚往来。

（2）热情相迎 掌握来宾到达的时间，保证提前等候在迎接地点。来宾到达时，迎宾人员应主动相迎。见到客人应热情大方招呼，伸手相握，以示欢迎，同时致以寒暄辞令"辛苦了""欢迎到我们医院""一路辛苦了"等。如果来宾是长者或身体不太好，应上前搀扶；如遇下雨，要主动撑伞迎接，以防来宾淋湿；根据来宾意愿，协助提拿来宾所带物品。

（3）规范引领，适时提醒 引领时要做到心到、手到、眼到、话到，以来宾的安全、舒适为主。提前熟悉接待路线及环境，正确引领，如遇拐弯、阶梯等应提醒其注意安全。

1）走廊 接待人员在客人侧前方大约1.5m进行引领；遇到灯光暗淡、拐弯之处，应及时提醒客人，例如"请右拐"；应通过指引手势明确地告诉来宾正确的方向；在进行交谈时，头部、上身应转向对方。

2）楼梯 上下楼梯时，接待人员应注意客人的安全。当引导客人上楼时，应该让客人走在前面，接待人员走在后面；下楼梯时，接待人员走在前面，客人在后；上下楼梯时，扶手一侧应让给客人行走。

3）电梯 有专人看守的电梯，客人先进先出；无人看守的电梯，接待人员则应先进后出。接待人员先进入电梯，等客人进入后关闭电梯门，到达时，接待人员一手按"开门"的按钮，另一手做出"请出"的动作，让客人先走出电梯。

4）房门引领 接待者先行一步，反手开关房门，站在门旁或门后，待来宾通过。

5）客厅 当客人走入客厅，接待人员用手指示，请客人坐下。看到客人坐下后，才能行点头礼后离开。如客人错坐下座，应请客人改坐上座（一般靠近门的一方为下座）。

> 💡 考点提示
> 迎送乘车时的座次安排

（4）乘车礼仪 在比较正规的场合，乘车座次安排一定要分清座次的"尊卑"。乘车既要讲究礼仪，也要灵活。如客人已坐定，就没有必要再挪位置。下面介绍乘坐车辆时的常用座次排列。

1）小轿车 即双排五座的小型轿车。①主人亲自驾驶时，则前排为上，后排为下，客人坐前排方便和主人交谈。座位顺序由尊至卑应依次为：副驾驶座、后排右座、后排左座、后排中座（图4-7A）。此座次安排一般适用于社交场合。②由专职司机驾驶时，则后排为上，前排为下；同一排位置，则以右为尊、以左为卑，客人坐后排比坐前排更舒服，坐右边比坐左边上下车更为方便。座位顺序由尊至卑应依次为：后排右座、后排左座、后排中座、副驾驶座（图4-7B）。此座次安排适用于一般的公务接待。③若由专职司机驾驶接待十分尊贵的客人，如高级领导、将领时，无论方向盘在左还是右，客人都应坐在司机后面的座位，因为此位置最为安全。

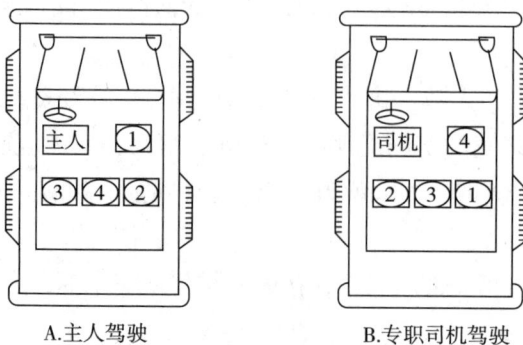

A.主人驾驶　　　　　　B.专职司机驾驶

图4-7 双排五座轿车

2）三排七座轿车　若由主人亲自驾驶，座位顺序由尊至卑应依次为：副驾驶座、后排右座、后排左座、后排中座、中排右座、中排左座（图4-8A）。若由专职司机驾驶，座位顺序由尊至卑应依次为：后排右座、后排左座、后排中座、中排右座、中排左座、副驾驶座（图4-8B）。

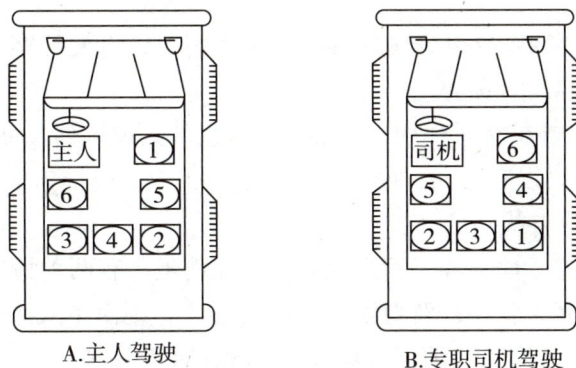

A.主人驾驶　　　　　　　　　B.专职司机驾驶

图4-8　三排七座轿车

3）多排座轿车　是指4排及4排以上座位的大中型轿车。不论由何人驾驶，均以前排为上、后排为下，以右为"尊"、以左为"卑"，并以距离前门的远近来排定具体座位的顺序，以6排17座轿车为例（图4-9）。

4）轻型越野车　大都为4座车。不管由谁驾驶，座位顺序由尊至卑应依次为：副驾驶座、后排右座、后排左座（图4-10）。

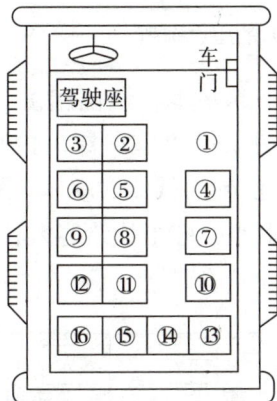

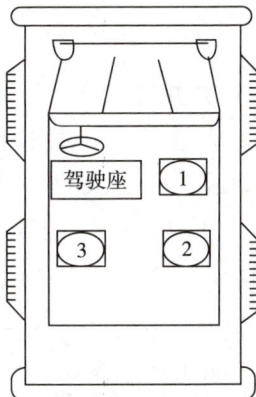

图4-9　多排座轿车　　　　　图4-10　轻型越野车

在接待来宾乘车时，为表示对来宾的尊敬，要考虑上下车的顺序及安全问题。应让来宾从右侧门先上后下，陪同人员从左侧门后上先下（车辆右侧门临近人行道，上下车相对安全）。无论来宾上车还是下车，陪同人员都应先在右侧为尊长或来宾开启车门（接待人员一手拉开车门，一手遮挡车门框上方，以免来宾头部触碰车门框），来宾上车后，再绕到左侧上车。

3.待客礼仪

（1）及时沟通，妥善安排食宿　热情迎接来宾之后，主动帮助来宾办理住宿手续，将活动或会议资料交给来宾。接待人员视来宾情况，进行自我介绍，留下联系方式，将相关安排的时间、地点告知来宾。

（2）热情款待，敬茶、果等　将来宾引领到会客厅或接待厅后，应该为客人送上茶水、咖啡、饮料或水果等，请客人品尝。敬茶时，注意尊卑顺序，茶水盛八分满，手不可触及杯口边缘（左手托着杯底，右手拿着茶杯的中部），并柔和地说"请用茶"。要把握好续水的时机，以不妨碍宾客交谈为佳,不能等到茶水见底后再续水。

（3）谈话　谈话可以促进感情交流和相互了解,是接待工作中的重要内容。谈话要紧扣主题,围绕会谈的目的进行;交谈中要注意自己的态度和语气,尊重他人;要认真听别人讲话,并适时以点头或微笑做出回应。

（4）陪访　在陪访时,接待者要事先做好准备,熟悉情况,以便给客人做详细的介绍。要遵守时间,安排好交通事宜。注意客人的安全。

（5）座次、位次的排列　在接待工作中,需要了解座次的具体排列及举行会议时位次的排列规则。

1）座次的排列　应遵循"以右为上,居中为上,远门为上,前排为上"的原则,必须讲究主随客便。下面介绍常用的座次安排方式。

①相对式排列:适用于公务性会客,宾主双方面对面而坐。有两种情况。第一,"面门为上":即面对正门之座为上座,应请客人就座;背对正门之座为下座,则由主人就座(图4-11A)。第二,"以右上":进门后,右侧之座为上座,应请客人就座;左侧之座为下座,则由主人就座(图4-11B)。当宾主双方不止一人时,情况也是如此(图4-11C)。

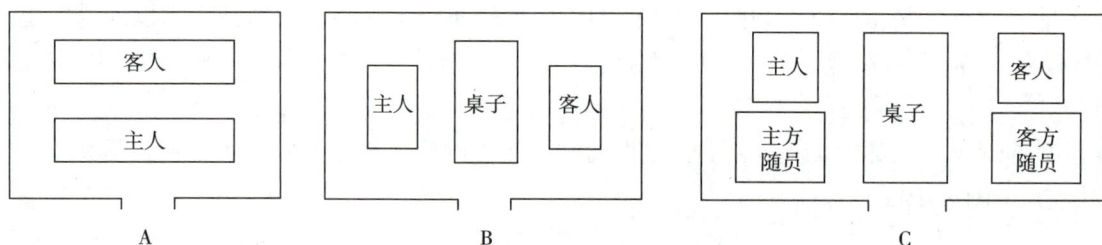

图4-11　相对式会客时的座次排列

②并列式排列:宾主双方并排就座,以暗示双方平起平坐、地位相仿、关系密切。第一,双方"面门而坐,以右为上":客人就座于面对房门的右侧之座,为上座(图4-12A)。若双方不止一人,双方的其他人员可各自分别在主人、客人的一侧按具体身份的高低依次就座(图4-12B)。第二,"以远为上":以距离房门的远近为依据,以距门较远之座为上座,应当让给客人;以距门较近之座为下座,应留给主人(图4-12C和D)。

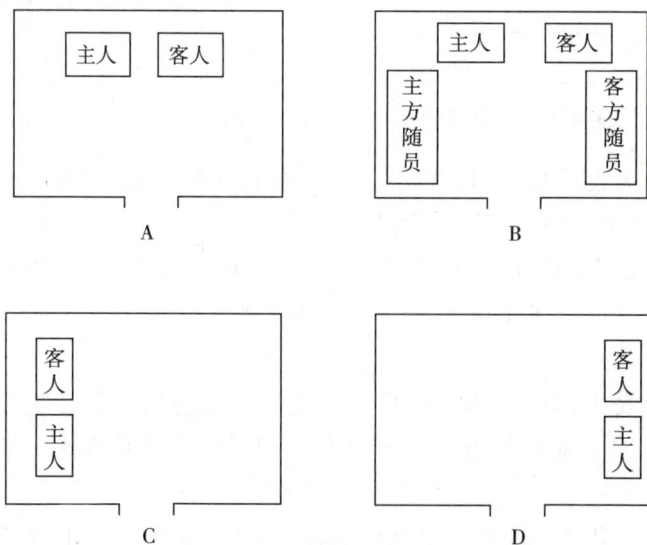

图4-12　并列式会客时的座次排列

③居中式排列:是并列式排列的一种特例。该方式是指多人并排就座时,讲究"居中为上",以

居于中央的位置为上座，请客人就座；以其两侧的位置为下座，由主方人员就座（图4-13）。

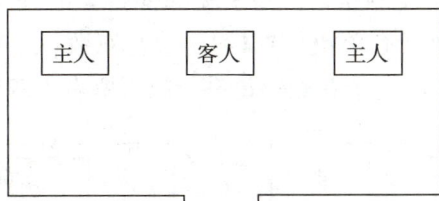

图4-13　居中式会客时的座次排列

④主席式排列：适用于两种情况：a.上级听取其下级的工作汇报；b.在正式场合，由主人一方同时会见两方或两方以上的客人。此时，一般应由主人面对正门而坐，其他各方来宾则应在其对面背门而坐。这种安排犹如主人正在主持会议，故称主席式（图4-14A）。有时，主人亦可坐在长桌或椭圆桌的尽头，而请其他各方客人在两侧就座（图4-14B）。

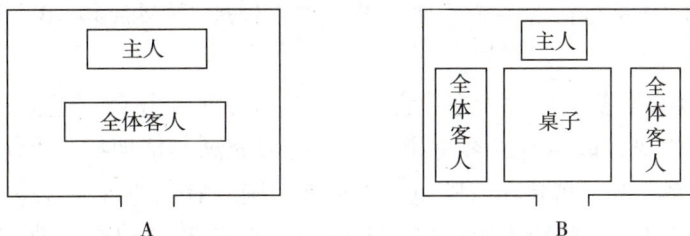

图4-14　主席式会客时的座次排列

⑤自由式：适用于非正式场合。各方均不分主次、不讲位次，而是一律自由择座。进行多方会面时，有时也会采用此种方式。

2）举行会议时位次的排列　应遵守会场排座的礼仪规范。越是重要的会议，其座次排定往往越受到社会各界的关注。下面介绍常用的两种位次排列。

💡 考点提示

会议的位次排列

①小型会议：是指参加者较少、规模不大的会议。它的主要特征是不设专用的主席台。小型会议的排座主要有以下三种具体形式。

A.自由择座：不排固定的具体座次，而由全体与会者完全自由地选择座位。

B.面门设座：以面对会议室正门之位为会议主席之座，其他的与会者则可在其两侧自左而右地就座（图4-15）。

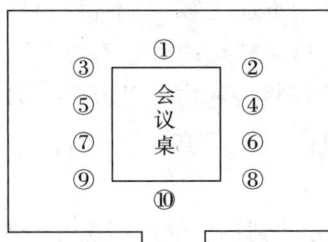

图4-15　小型会议的面门设座

C.依景设座：是指会议主席的具体位置不必面对会议室正门，而应当依会议室内的主要景致来确定，例如讲台、装饰墙、主要的字画等。

②大型会议：是指与会者众多、规模较大的会议。会场上应分设主席台与群众席。主席台应面对会场主入口。主席台前排必须认真排座，后排的座次则可排可不排。在主席台上就座的人与在群众席

上的就座之人呈面对面之势。每一名主席台上成员面前的桌上均应放置双面的桌签。

主席团是指在主席台上正式就座的全体人员。主席团排座的基本规则有：a.前排高于后排；b.中央高于两侧。主席团的每一行排座又有单数（图4-16A）与双数（图4-16B）的区分。每一行的就座者为单数时，讲究中央高于两侧、左侧高于右侧；每一行的就座者为双数时，则讲究右侧高于左侧。

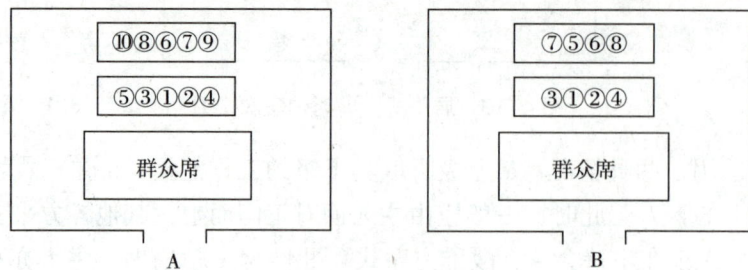

图4-16 主席团排座

4.送客礼仪 送客同样是接待的一个重要环节，如果处理不好将影响整个接待工作的效果。送客重在送出一份情谊。

（1）婉言相留 在客人准备告辞时，应婉言相留，这虽是客套辞令，但也必不可少。客人告辞时，应在客人起身后再起身相送，以免有逐客之嫌。分手时应充满热情地招呼客人"慢走""走好""再见""欢迎再来""常联系"等。若是在医院里送别患者，则应避免劝留等言辞。

（2）安排交通 送客时应按照接待的规格对等送别，不能虎头蛇尾。要做好交通方面的安排，如购买车票、船票、机票或者安排车辆等。如果客人临走时主人不管不问，那就意味着交往关系破裂，或者表示对客人不满。

（3）送客有道 客人告辞，应由专人引导客人离去，并将客人送到单位门口、大厅、车站、机场等地。与客人握手道别，祝客人"一路平安"，并在客人的身影完全消失后再返回。如果客人比较坚决地谢绝主人相送，则可遵客人之意，不必强行送客。若是在医院里送别患者，则应避免使用"欢迎下次光临"等忌讳语言。

（二）拜访礼仪的应用

拜访是指亲自或派人到朋友家或有业务往来的单位或相应的场所去拜见、访问某人或单位的活动。通过拜访，人们可以交流信息、统一意见、发展友情。

1.拜访前准备

（1）拜访预约 拜访要约定时间、地点，告知对方到访人员的姓名和身份。拜访方式有电话预约和信件预约，切忌搞"突然袭击"、做"不速之客"，不得已时应提前5分钟电话通知。私宅拜访应在晚上七点半至八点之间或节假日前夕，写字楼拜访最好不要在星期一或工作日的上下班时间。

（2）拜访准备 准备好拜访所需的资料及相应的礼品等。拜访时应仪表端庄、衣着整洁，显示出自己的郑重和对对方的尊重，仪表的修饰应与拜访对象的身份相符合。

2.拜访中的礼仪

（1）准时赴约 重要约会应提前5分钟到达，最好留出几分钟时间检查衣着、发型，如有可能，可进洗手间检查整理。如果因故不能赴约，应及时通知对方，无故失约或迟到是最不礼貌的行为。

（2）敲门、进门 办公室的门无论关着还是开着，进门前都要先敲门或按门铃，经允许后方可进入。也可以先询问，说明"我是××单位的××，约好了与×××见面。"待对方给予肯定的回答并请进时，再进门。如果办公室的门是关的，进来后应轻轻把门关上。

（3）问候、介绍 如果是初次拜访，进门后应问候"您好""各位好"或点头致意，然后自我介绍或向接待人员递名片，请求与要会见者见面。

（4）谢座、就座　向对方说明身份及来意后，对方让座，来访者应谢座，然后礼貌地坐下。座位由主人安排，尽量不要坐在办公人员的办公座位上，以免影响正常办公。坐姿要端正自然，既不要过于拘谨，也不要大大咧咧，不要随便起立、随意走动、东张西望，更不要乱翻办公室的东西。

（5）礼貌交谈　交谈时，应开门见山，不要高谈阔论、浪费时间；交谈中应精神饱满，面含微笑，言词有礼；与接待者的意见相左时，不要争论不休；对接待者提供的帮助要恰当表达谢意。

3.拜访结束的礼仪　商务拜访一般以半小时左右为宜。拜访结束，在拜访目的基本实现或到预定时间时，应先说一段有告别意义的话，之后再起身告辞。离开前，留下相关资料或名片。

（三）饮宴礼仪的应用

饮宴礼仪是指人们在餐饮活动中须遵守的行为规范。饮宴作为社交活动中的具体形式，可表现出对邀请对象的尊重、友好和诚意，又可展示宴请者的个人良好修养。

1.宴请礼仪　宴请是社交活动的常见形式，表示欢迎、庆贺、饯行、答谢，是联络增进感情、协调关系和交流信息的一种重要形式。

（1）宴请形式

1）宴会　是为宴请专人而精心安排的，正规的、讲究排场与气氛的大型聚餐活动，在比较高档的饭店或其他特定的地点举行。

2）便宴　是一种非正式宴会，形式比较简单，不重视规模和档次。

3）家宴　是在家里举行的宴请活动，也就是家常便饭。

4）工作餐　是在工作中遇饭点时的宴请方式，是现代生活中经常采用的一种非正式的宴请形式。

（2）宴请准备

1）确定宴请规格　一般根据宴请的目的来确定宴请规格。

2）选择宴请地点和时间　宴请用餐是拉近人与人之间距离很好的形式，应选择幽静、雅致、整洁、卫生的宴请地点，同时营造无压力的就餐氛围。在宴请日期及时间的选择上，注意避开客人有忌讳的日期。

3）发出邀请　邀请的方式有书面、电话和口头邀请三种。正式宴请多采用书面邀请，发请柬或邀请信。宴请客人时，必须要了解席位排列礼仪。

4）宴会的桌次排列原则

①以右为上：当餐桌分左右两个时，应以居右之桌为上。此时的左右，是在室内根据"面门为上"的规则而确定的（图4-17）。

②以远为上：当餐桌距离餐厅正门有远近之分时，通常以距门远者为上（图4-18）。

③居中为上：当多张餐桌并排排列时，一般居中央者为上（图4-19）。图中桌次排位由尊至卑按顺序进行排列。

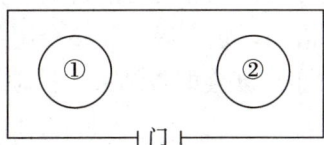

图4-17　以右为上的桌次排位

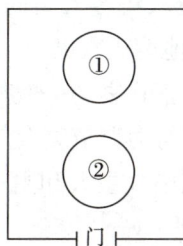

图4-18　以远为上的桌次排位

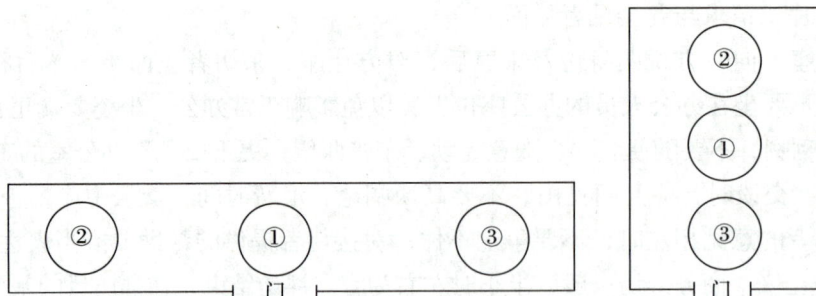

图 4-19　居中为上的桌次排位

5）宴会的席次排列原则　席次指同一张餐桌上席位的高低（图中席次排位由尊至卑按顺序进行排列）。

①面门为主：有一位主人时，主人之位应当面对餐厅正门（图4-20）。有两位主人时，双方可对面而坐，一人面门，一人背门（图4-21）。

②主宾居右：即主要外宾应在主人右侧之位就座。

③好事成双：根据传统习俗，凡吉庆宴会，每张餐桌上就座之人应为双数。

④各桌同向：通常，宴会上每张餐桌上的排位均大体相似。

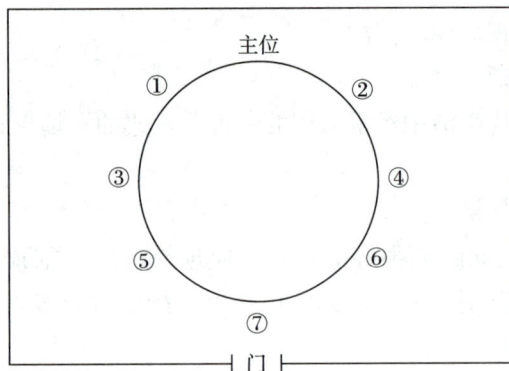

图 4-20　一位主人"面门为主"的席次排位

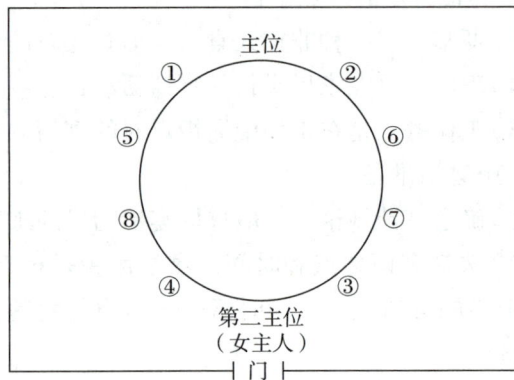

图 4-21　两位主人"面门为主"的席次排位

⑤席次排列的特殊原则：a.倘若主宾身份高于主人，为了表示尊重，可安排其在主人位次上就座，而主人则坐在主宾的位次。b.高档餐厅里，室内外往往有优美的景致供用餐者欣赏，以观赏角度最好的座位为上座。c.在某些中低档餐馆用餐时，通常以靠墙的位置为上座，靠过道的位置为下座。

（3）宴请程序礼仪　较正式的宴请活动按一定的程序进行。

1）迎宾　宴会开始前，主人应站在大厅门口迎接客人，客人到来后，主人应主动上前握手问好，表示对客人的欢迎。

2）引导入席　主人将客人引向休息厅或宴会厅。一般是主人陪同主宾进入休息厅或宴会厅的主桌，接待人员引导其他客人入席。

3）致辞、祝酒　正式宴会一般都有致辞、祝酒。我国习惯在开宴之前讲话、祝酒、致答谢词。

4）用餐　主人应努力调节宴会气氛，注意不时选择恰当话题交谈，使整个用餐过程愉快、有趣。

5）送别　用餐完毕，主人和主宾起身离席，互相致谢，宴会即告结束，按惯例，宴会结束是不用宣布的。

2.赴宴礼仪　参加宴会或聚餐时，应事先了解宴会的类型及目的，穿着得体的服装按时赴约。

（1）餐前礼规

1）赴宴前应了解参加的人员、接待的规格等情况。适当修饰，做到整洁、优雅、个性化。

2）准时赴宴，若有特殊原因需迟到或早退，务必先打招呼。

3）向主人、客人问候、致意。主动交流，举止文雅，联络老朋友，结识新朋友。

4）按主人指定的桌次、席次就座。若无桌次、席次，则应彼此礼让，不可坐他人的上位；一般以正对门的座位为上座，尊卑位次为右高左低，依次两边分开入座。入座方式是从左侧入座，左进左出。

（2）进餐时应注意的礼仪　进餐过程中应保持举止文明，不可因不雅的吃相而影响自己的形象。

1）宴会开始之初，当主人和主宾致祝酒词时，应注视并洗耳恭听。听到主人招呼，方可开始进餐。

2）上菜后，应礼让他人，如为他人夹菜应使用公筷；不要用筷子在公用食物盘中挑三拣四；就近夹菜，不可夹菜太多，也不可连续多次夹食一种菜；骨、刺、皮等物不可随意吐在餐桌上或地下，应放在自己面前的小碟中。

3）文明敬酒、饮酒。不酗酒，不强迫别人喝酒，应尊重个人的意愿。不能饮酒的客人应换上适合的饮料。敬酒时，依长幼尊卑的顺序，礼貌相敬，并使自己的杯子低于尊长的杯子，轻轻相碰，辅以简短的祝辞。

4）为活跃宴会的气氛，进餐时免不了相互交谈，要把握交谈的内容、方式和语调。交谈的内容要雅俗共赏，避免低级趣味。

5）举止文雅，避免出现一些失态的行为，如摇头晃脑、宽衣解带等。食物需慢慢咀嚼，吃完东西再说话。

6）宴会未结束，不能提前离席。如确实有事必须提前退席，须请求主人同意并向同桌的其他客人致以诚挚的歉意，如"对不起，失陪了"。餐毕离开时，轻拉座椅，起身向主人表示谢意和祝愿，并适时夸奖菜肴的丰盛美味，与其他客人一一握手道别，礼貌离开。

7）自助餐　应排队循序取菜，少取多次，切勿外带。注意文明用餐，不要狼吞虎咽。不要把餐桌上弄得杯盘狼藉，用过的餐具和吃剩的残渣应稍加整理，以便服务员收回。

四、任务实施

（一）基础任务

1.目的　在工作中正确运用接待拜访礼仪。

2.实训内容

案例：小周是一名护士，医院拟举办一次学术会议，参加对象为本市的专家及各大医院的医护人员，人数为50人，会期3天。

任务：

（1）进行情景设计，情景模拟接待过程，要求展示出迎客、引导、乘车、座次、敬茶、送客礼仪。

（2）拟定邀请相关单位及嘉宾，情景模拟拜会及邀请过程，要求展示居家拜会和办公室拜会。

（3）情景模拟便宴宴请，要求设置具体的桌次及席次排列。

3.实施方法

（1）课前学生分组，做好角色分配。

（2）小组讨论、设计案例，进行情景模拟训练。

（3）分组展示。

（4）学生与教师共同评价。

（二）任务提升

1.目的　在生活中正确运用接待、拜访、饮宴礼仪；结合护理工作，增加探望患者情景模拟训练。

2.实训内容

案例：小周是一名护士，爱好广泛，喜欢结交朋友。

任务：

（1）进行情景设计，设置不同生活场景及人物，进行接待拜访情景模拟。

（2）进行探望患者模拟训练。

3.实施方法

（1）课前学生分组，做好角色分配。

（2）小组讨论、设计案例，进行情景模拟训练。

（3）分组展示。

（4）学生与教师共同评价。

五、知识测评（多选题）

1.客人的基本情况包括（　　）

　A.姓名、性别、年龄、民族　　　　　　　B.单位、职位以及来访人数

　C.客人来访意图　　　　　　　　　　　　D.客人到访日期、时间、交通方式

　E.客人在住宿和日程上的要求和安排等

2.接待准备包括（　　）

　A.确定接待规格

　B.对等接待是最常用的接待规格

　C.根据来访人数、接待规格等情况预算接待经费

　D.接待来宾的房间应明亮、安静、整洁

　E.室内应适当摆放绿植或花卉来增加雅致的气氛

3.下列迎客礼仪中，正确的是（　　）

　A.平等对待来宾，一视同仁，不可厚此薄彼　　B.充分考虑接待对象的习惯、信仰、种族等

　C.出迎三步，身送七步　　　　　　　　　　　D.提前熟悉接待路线及环境

　E.规范引领，适时提醒

4.引领时要做到（　　）

　A.以来宾的安全、舒适为主，做到心到、手到、眼到、话到

　B.有专人看守的电梯，客人先进先出

　C.无人看守的电梯，接待人员应先进后出

　D.接待人员在客人侧前方大约1.5m进行引领

　E.引导客人上楼时，客人走在前面；下楼梯时，接待人员走在前面

5.关于宴请准备，叙述正确的是（　　）

　A.确定宴请规格　　　　　　　　　　　　B.宴请的形式有宴会、便宴、家宴、工作餐

　C.选择宴请地点和时间　　　　　　　　　D.邀请的方式有书面、电话和口头邀请三种

　E.宴请客人时随意安排，不需要了解席次排列礼仪

6.宴会的桌次排列原则是（　　）

　A.以右为上　　　　　　B.面门为上　　　　　　C.以远为上

　D.居中为上　　　　　　E.以左为上

7.席次指同一张餐桌上席位的高低，席次排列原则是（　　）

　A.面门为主　　　　　　　　　　　　　　B.主宾居右

　C.好事成双　　　　　　　　　　　　　　D.各桌同向

　E.倘若主宾身份高于主人，可安排其在主人位次上就座

六、检查评价

依据护理岗位所需职业能力、护理专业教学标准、护士职业资格考试大纲、1+X老年照护职业技能标准等评价依据，可由学生、同伴、小组、教师进行多元评价（表4-3）。

表4-3 接待、拜访礼仪应用能力考核评估表

班级		学号		姓名			总分		
考核项目及内容			评价	分值	个人评价	同伴评价	小组评价	教师评价	
实施前准备			仪容仪表符合职业形象，服装整洁得体	20					
			案例情景设计合理，内容完整、充实、客观，实施过程条理清楚、合理，具有创意和创新性						
			物品齐全，准备充分						
接待礼仪	迎客		热情相迎，正确、得体、恰当	5					
	引导		引领正确、及时提醒、并注意来宾的安全	10					
			走廊：接待人员在客人左前方引领，指引手势明确，交谈时头部、上身应转向对方						
			楼梯：引导客人上楼梯时，接待人员走在后面；下楼梯时，接待人员走在前面。扶手一侧让给客人行走						
			电梯：有专人看守的电梯，客人先进先出；无人看守的电梯，接待人员先进后出						
			房门引领：接待者先行一步，反手开关房门，站在门旁或门后，待来宾通过						
			客厅：客人走入客厅，接待人员用手指示，请客人坐下。看到客人坐下后，行点头礼后离开						
	乘车		合理安排来宾乘车的位次，并注意安全，右上右下	5					
	会议位次排列		安排位次正确	5					
	敬茶		运用正确。敬茶时，注意尊卑顺序，茶水盛八分满，左手托着杯底，右手拿着茶杯的中部，手不可触及杯口边缘，并柔和地说"请用茶"	5					
	送客		送客礼仪应用正确	5					
饮宴礼仪	饮宴桌次及席次排列		合理安排桌次及席次，排列正确	5					
拜访礼仪	办公室拜会		预约，准时到访，敲门，允许进入，问候，自我介绍，寒暄，让座，切入主题，礼貌告辞	5					
	居家拜会		预约，准时到访，楼下先行通报，敲门，施礼问候，应邀就座，为客有方，礼貌告辞	5					
	探望患者		选择时机，避开患者休息及医疗时间。注意言行举止得当，逗留时间宜短，告辞、祝早日康复	5					
综合评价			具有团队合作精神，态度认真敬业	25					
			积极参与情景设计						
			姿态大方，举止规范正确						
			表情自然，沟通时有目光交流						
			语言表述准确、流畅、语言礼貌、语气热情、语调轻柔、语速适中						
			接待、拜访过程中热情、亲切、自然大方、得体；展示良好的个人修养						
合计				100					

续表

考核项目及内容		评价	分值	个人评价	同伴评价	小组评价	教师评价
总结	1.任务完成情况描述						
	2.存在问题描述						
	3.心得体会						

▶▶ 知识复盘 ◀◀

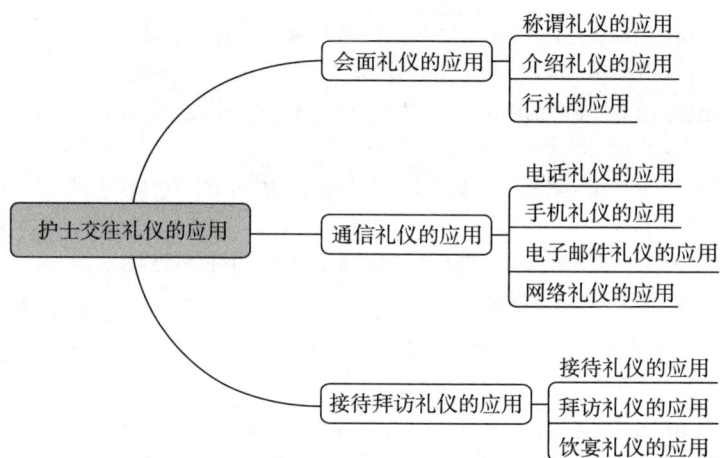

▶▶ 项目评价 ◀◀

（一）任务完成度考核表

表 4-4　任务完成度考核表

项目	内容	要求	权重	分值（100分）
专业知识	会面礼仪的应用	能正确运用称谓礼仪	30%	
		能正确应用介绍礼仪		
		能正确应用握手礼仪		
		能正确应用问候礼仪		
	通信礼仪的应用	能正确运用电话礼仪	10%	
	接待拜访礼仪的应用	能说出接待的规格	30%	
		能正确应用接待礼仪		
		能正确运用拜访礼仪		
		能正确进行饮宴桌次及席次排列		

续表

项目	内容	要求	权重	分值（100分）
综合素养	成果展示	积极参与情景设计，设计合理，内容完整、充实、客观，具有创意和创新性	30%	
		实施过程条理清楚、合理		
		姿态大方，举止规范正确		
		表情自然，沟通时有目光交流		
		语言表述准确、流畅，语言礼貌、语气热情、语调轻柔、语速适中		
		尊重交往对象，展示良好的个人修养和职业风貌		
		具有团队合作精神，态度认真敬业		
		仪容仪表符合职业形象，服装整洁得体		
总分				
备注	专业知识（70%）+综合素养（30%）			

（二）考核评价表

本项目全面考核专业能力和关键能力，结合遵守纪律情况、工作态度、岗位技能、团队合作、成果展示、拓展能力和创新意识等，综合评定学生成绩（表4-5）。

表4-5　学生考核评价

姓名			日期			
项目	内容		方式	权重	自评	评价
遵守纪律	按时出勤，无旷工、早退现象			10%		
	遵守纪律，听从安排					
工作态度	态度热情，认真敬业，语言礼貌			15%		
	待人有礼，与人为善，尊重交往对象					
岗位技能	掌握会面、电话、接待拜访礼仪的基础知识			15%		
	能够解决任务实施中的常规问题					
团队合作	积极参与情景案例设计			10%		
	具有团队合作精神，积极有效配合					
	能够虚心听取成员意见					
成果展示	具体详见"任务完成度考核表"			40%	以100分为基础，按照六项的权重给分	
拓展能力	能够积极主动学习护士交往礼仪相关知识，并能够将其应用到实际工作中			10%		
创新意识（附加分）	情景设计具有创意和创新性，并勇于尝试		加分项	以10分为上限		
	能够根据实际情况灵活调整，充分考虑可能出现的各种情况					
总评						
备注	总分=遵守纪律（10%）+工作态度（15%）+岗位技能（15%）+团队合作（10%）+成果展示（40%）+拓展能力（10%）+创新意识					

学习报告

表4-6　学习报告

学习主题		日期	
学习内容			
反思小结			
教师签字		日期	

（杨天琼　刘　珊　张雅楠）

项目五　语言与非语言沟通技巧的应用

　　语言是人类特有的交往工具，是人际沟通的重要载体，是人类文明的重要标志。许多不能用语言来形容和表达的思想感情，可以通过非语言沟通的形式来表达，非语言沟通可以支持、修饰、替代语言的作用。护理人员应具有良好的语言与非语言沟通能力，这样才能在护理工作中与患者及家属进行有效沟通，更好地了解患者病情，有的放矢地为患者提供身心护理服务，从而提高护理质量、减少医疗纠纷，建立良好的护患关系。

▶ 项目描述 ◀

　　本项目包括沟通的认知、语言沟通在护理工作中的应用、非语言沟通在护理工作中的应用、与特殊患者的沟通四部分，主要讲述沟通的基本知识，语言与非语言沟通的基本知识以及如何应用语言与非语言沟通技巧与患者有效沟通。通过学习，应能应用语言与非语言沟通技巧进行一次完整的护理治疗性交谈，情景模拟与儿童、老年患者及听觉、视觉障碍患者的沟通，在沟通过程中展现良好的职业素养和人文关怀能力。

▶ 项目目标 ◀

　　1.知识目标　能说出沟通的影响因素；理解沟通的基本知识；理解交谈的含义，简述交谈的类型及语言沟通的过程；能说出非语言沟通的原则和应用技巧；具备与不同患者沟通交流的基本知识。

　　2.能力目标　能分析影响沟通的各种因素；能根据不同患者的特点，正确应用沟通的基本知识、语言及非语言沟通技巧与不同患者进行有效沟通；恰当运用交谈和语言沟通技巧完成一次完整的护理交谈。

　　3.素质目标　勇于展现自我，具有团队合作精神；关爱患者，具有耐心、细心与责任心；能营造良好的沟通氛围，在沟通中展现良好的职业素养和人文关怀能力。

任务一　沟通的认知

PPT

一、任务描述

在护理工作中，能正确应用沟通的基本知识进行有效沟通。

二、任务分析及准备

（一）任务分析

1. **重点**　掌握沟通的概念、构成要素、类型；掌握沟通的影响因素。
2. **难点**　掌握沟通的影响因素；掌握沟通的层次分类。

微课

（二）任务准备

1. **护士准备**　服装整洁、得体。
2. **用物准备**　所需道具、桌椅。
3. **环境准备**　训练室内整洁明亮、环境安静，按照模拟场景布置房间。

三、知识学习

沟通是每个人在社会生活中必备的能力之一。在现代生活中，沟通对于个人发展、家庭和睦、事业成功、社会进步等起到关键的作用。对护理人员而言，沟通更是一种专业素质的体现，有效的沟通是护理人员建立良好人际关系的前提和基础。只有通过有效的沟通，护理人员才能了解患者疾病的发生与发展，获得第一手临床资料，为其抢救、治疗和护理提供可靠的临床信息；只有通过有效的沟通，护理人员才能赢得患者及其家属的理解和信任，得到他们的支持；只有通过有效的沟通，护理人员才能创造和谐的工作氛围，更好地发挥医疗护理团队的作用，为患者提供更专业的护理服务。

（一）沟通的概念

沟通是指信息发送者通过一定的渠道，将信息发送给信息接受者，并寻求反馈以达到相互理解的过程。通过沟通，人们可以与周围的社会环境发生联系，社会也可以因人与人之间的相互沟通而形成各种关系。完整的沟通大致包括以下几层含义：①沟通是信息的传递；②信息不仅要被传递，更要被充分理解；③有效的沟通是准确地理解信息的含义，而并非沟通双方达成一致的意见；④沟通是一个双向、互动的反馈和理解的过程。

（二）沟通的构成要素

沟通的基本结构包括信息背景、信息发出者、信息、信息传递途径、信息接受者、反馈等六个要素。

> 💡 **考点提示**
>
> 沟通的构成要素

1. **信息背景**　是引发沟通的"理由"，是产生沟通行为的前提和依据。它包括环境背景（沟通场所）、沟通双方的心理背景（情绪、态度）、社会背景（社会角色）、文化背景（学历、民族）等。信息的产生常受信息发出者过去的经验、对目前环境的领悟以及对未来的预期等影响，这些都称为信息的背景因素。因此，要了解一个信息所代表的意思，不能只接受信息表面的意义，还必须考虑信息的背景因素，注意其中的真实含义。

2. **信息发出者**　是指发出信息的人，也称信息来源。信息发出者将自己的想法通过信息转换成语言、文字、符号、表情或动作等形式表达出来。信息发出者的权威性和经验、可值得信赖的特征、本身的人格吸引力等都会影响沟通过程。

3. **信息**　是指沟通时所要传递和处理的信息的内容，即信息发出者希望传达的思想、感情、意见、观点等具体内容。信息必须转化为各种可以被他人觉察的符号，而且沟通双方必须理解共同的符号认知规则，具有相近的符号解读能力。信息具有信息本身的背景因素和信息发出者的风格。

4. **信息传递途径**　即传播途径，是信息传递的通道，指信息传递者传递信息的工具或手段。在信息传递过程中，如果沟通渠道选择不当、沟通渠道超载或者沟通手段本身出现问题，都可能导致信息传递中断或失真。可见，有效的沟通离不开有效的信息传递途径。

5.信息接受者　指接收信息的人。信息接受过程包括接收、解码、理解三个步骤。首先，信息接受者必须处于接收状态；其次是将收到的信息符号进行解码，即将符号信息还原为意义信息，变成可以理解的内容；最后，根据个人的思维方式理解信息内容。接收信息的人对信息的理解，受个人知识、经验、情绪、沟通技能、文化背景等方面因素的影响。

6.反馈　即信息接受者对信息发出者做出的反应，是确定沟通是否有效的重要环节。只有通过反馈，信息发出者才能判断和确认信息传递是否有效。只有当信息发出者所传递的信息与信息接受者所接收到的信息相同时，才能形成有效沟通。一般情况下，面对面的沟通反馈较为直接迅速；而通过辅助沟通手段进行的沟通，反馈环节易被削弱。因此，护士在工作中应加强病房巡视，与患者面对面沟通，不能单纯依靠传呼器、监护仪等观察和了解患者的病情。

（三）沟通的类型

任何沟通都是信息传出者与信息接受者之间的交流与联络。沟通的类型有很多，根据划分标准的不同可分类如下。

1.按照沟通使用的符号系统分类

（1）语言沟通　是指以语言文字为交流媒介，通过语词符号实现的沟通，又可细分为口头语言沟通、书面语言沟通。

1）口头语言沟通　是指人们利用有声的自然语言符号系统，通过口述和听觉来实现的，以口头语言为传递信息工具的沟通方式。口头语言沟通一般具有亲切、反馈快、弹性大、双向性和不可备查等特点。它是一种迅速、灵活、随机应变、有信息反馈、适用性强的沟通方式，常用于调查、访问、讨论、演说、咨询、电话联系等。但口头语言沟通的局限性较大，受时间、空间条件的限制，也受信息发出者和信息接受者自身条件的限制。口头语言沟通是护患间最常用的交流方式，如入院介绍、健康教育和操作解释等。

2）书面语言沟通　是指人们凭借文字来分享信息、思想和情感的过程，是通过写作传递信息和阅读接受信息的方式进行的沟通。其特点是超时空性、准确性、间接性、不确定性和永久性。书面语言沟通具有权威性，常可作为法律依据，具有备查功能，而且容易永久保存。书面语言沟通是最准确、最有效、使用广泛的一种沟通方式，可以超越时空限制，既可用于记载、撰写和研究人类的历史与现状，也可以将先进的思想和知识与更多的人分享。护患间常见的书面语言沟通方式有黑板报及宣传栏、简易规章、科普印刷品和患者意见征询表等。

（2）非语言沟通　是指通过身体语言、仪表服饰、面部表情、语音语调等非语言符号作为载体传递信息、交流思想和情感的过程，是借助非语词符号（如服饰、表情、姿势、类语言等）实现的沟通。"此时无声胜有声"绝不是简单的主观感受，而是科学事实。

2.按照沟通的渠道分类

（1）正式沟通　是指通过正式的组织程序，按组织规定的途径或渠道进行的信息传递与交流。例如，国家机关的文件、各种组织的会议、工作情况汇报、教师上课、课堂讨论等。其特点是沟通渠道固定，信息传递准确、规范、速度慢，受重视程度较高等。

（2）非正式沟通　是指通过正式渠道以外方式进行的沟通。例如私人聚会、私下交换意见、议论某人某事等。其特点是形式灵活、内容广泛、速度快、信息不可靠。

正式沟通和非正式沟通都客观存在于组织机构中，两种沟通渠道是相辅相成的，而不是对立的。有效管理者通常主要采用正式沟通，但不应忽略非正式沟通的作用，必要时可通过非正式沟通来提高管理效果。

3.按照沟通信息的反馈情况分类

（1）单向沟通　指单方面传递和接受的沟通。信息的流动只由一方向另一方进行，如作报告、学术讲座、看电视、听广播、网络搜索、发布命令等。其特点是接受面广、传递信息快，但不易进行反馈，容易产生误解等。

（2）双向沟通　指双方互为信息的传递者和接受者的沟通。如病案讨论、商业洽谈、辩论会、协商、会谈等。其特点是信息传递准确、可靠，反馈及时，有利于联络感情，增强沟通效果，但信息传递速度相对较慢。

4.按照沟通的方向分类

（1）上行沟通　是自下而上的沟通，指下级向上级反映情况的沟通。上行沟通有利于组织决策层及时而准确地了解内部运行状况以及成员的意见、意愿和建议，以便做出正确决策。具有非命令性、民主性、主动性和积极性等特点。

（2）下行沟通　是自上而下的沟通，指上级把政策、目标、制度、规则等向下级传达的沟通。下行沟通有利于安排工作、布置任务等。具有指令性、法定性、权威性和强迫性等特点。

（3）平行沟通　是指组织或群体中的同级机构和成员之间的横向沟通。平行沟通有利于调整组织或群体及其成员之间的人际关系，减少摩擦和冲突，增进相互间的合作和友谊。具有非命令性、协商性和双向性的特点。

5.按照沟通过程中有无意识分类

（1）有意沟通　是指沟通者基于自己的沟通目的而进行的有意识的沟通，具有一定的目的性。例如日常谈话、授课、打电话，护士对患者进行心理护理、了解病情，这些都是有意沟通。

（2）无意沟通　是指在与他人的接触中没有意识到的信息交流。实际上，出现在我们感觉范围内的任何一个人都会与我们有某种信息交流。如白天护士巡视病房时发现患者睡着了，会不自觉地放松脚步和压低声音；几个护生同时在实训室里练习操作，无论认识与否，都会不自觉地比一个人练习时更认真。这些现象说明无意沟通不仅经常发生，而且广泛存在。

6.按照沟通的目的分类

（1）征询型沟通　是指以获得期待的信息为目的的沟通。一般采取提问的方式进行，要求真诚、谦虚、礼貌。征询型沟通主要是护士收集患者相关信息时采用。通过征询型沟通可以获得患者的既往史、家族史、遗传史，了解患者目前的健康状态和心理状态，以及患者住院的主要原因和主要需求。这些信息的获得可以为护士明确护理诊断和制定护理计划提供可靠的依据。

（2）告知型沟通　是指以告知对方自己的意见为目的的沟通。可采用口语和书面语两种沟通方式进行，要求沟通的信息内容明了、准确。护士可以通过告知型沟通为患者提供信息，如向患者介绍医院环境、规章制度、护理计划、检查程序及注意事项等。

（3）说服型沟通　是指以改变对方态度为目的的沟通，主要采用说理的方式进行。说服型沟通是以改变他人的观点、思想、情感、态度为目的，而不是简单的信息传递，所以具有较大的难度。护患之间的说服型沟通一般以指导性交谈的方式出现，即由护士（指导者）向患者（被指导者）指出健康问题的原因，提出解决问题的方法，说服患者采取有利于健康的行为方式。说服型沟通常常采用规劝、批评、调解和争议等形式。

7.按照沟通的层次分类

（1）一般性沟通　属于沟通中的最低层次，指一般性社交应酬沟通。沟通双方只涉及一些表面的、肤浅的、社会应酬性的话题。常常使用"你好""今天天气真好""你吃饭了吗"之类的打招呼、寒暄、应酬式语言。一般性沟通不需要深入思考，也无需担心说错话，让人有安全感。护士与患者见面使用这一层次的沟通，有利于短时间内打开局面并建立护患关系。护士在寒暄后，可引导患者使交谈向更深层次转移。

（2）事务性的沟通　是一种陈述事实的沟通，沟通中只陈述事实的实际情况，只需要将沟通的信

> 💡 **考点提示**
>
> 沟通的层次分类

息和内容准确地传达给对方；不掺入个人意见、观点和情感，不牵涉人与人之间的关系。在沟通双方还未建立信任感时，多采用陈述事实的方式交谈，可防止产生误解和引起麻烦。护士应充分应用这一层次的沟通，鼓励患者叙述病情，有利于了解患者的情况。

（3）分享性沟通　即分享个人的观点和判断，是一种除了沟通信息外，还交流个人的观点和判断的沟通层次。这种层次的沟通建立在一定信任的基础上，可以彼此交流观点和看法，达到相互理解的目的。护患之间进行到此层次沟通时，护士应鼓励患者说出自己的观点和看法。

（4）情感性沟通　沟通双方除了分享对某一问题的看法和判断外，还会表达和分享彼此的感受、情感、愿望。只有沟通双方彼此无戒心、有安全感时，才能进行此层次的沟通。护患之间进行到此层次沟通时，护士应做到坦率、真诚、热情和正确理解患者，帮助患者建立信任感和安全感。

（5）共鸣性沟通　是人际沟通的最高层次，有一种短暂的、高度一致的感觉，也是沟通交流双方希望达到的理想境界。这一层次的沟通是双方信任程度及参与程度最高的，是在观点和看法达成高度共识的基础上达到情感共鸣，正所谓"心有灵犀一点通"。只有情感交流到一定程度，才能产生此层次的沟通。

人际交往中可以出现各种沟通层次，但重要的是双方应在感到最舒适的层次进行沟通，不要强求进入较高层次。在护理工作中，护士应经常评估自己的沟通方式，避免因自身的行为不当而造成沟通不良。

（四）沟通的特点

沟通具有自身的特点，主要表现在以下几个方面。

1.社会性　人具有社会性，人在社会上生存必须与周围环境进行沟通。沟通使社会得以形成，没有沟通，就不会形成社会。在社会生活中，我们所做的每件事情都离不开沟通。

2.互动性　人们以沟通来交换信息、交流思想、融洽感情、建立联系、增强信任、调整行为、提高效率，不断推动社会的进步与发展。沟通过程是一个相互作用的过程，是人与人之间交换意见、观点、情况或情感的过程。沟通过程是信息的相互交流和理解的过程，沟通的双方都处于积极主动的状态，一旦沟通中的一方停止互动，沟通就停止了。

3.实用性　在社会生活中，人们可以通过沟通建立各种各样的人际关系。通过广泛的人际交往沟通，沟通双方可以获得学习、生活、工作、娱乐等方面的相关信息，为自己各方面的发展提供良性服务，这充分体现了沟通的实用性。

4.关系性　沟通是建立关系的基础，通过沟通人们不仅能够获得信息，也能显示彼此之间的关系。另外，人际关系不同，针对相同的沟通内容会有不同的沟通方式。良好的沟通有利于人际关系的发展，不良的沟通会阻碍人际关系的发展。

5.习得性　沟通能力具有习得性，人的沟通能力不是与生俱来的，而是通过后天的学习和不断训练获得的，需要在学习和实践的过程中不断发展和提高。有些人认为沟通能力是无法改变的先天性格问题，这种观点是错误的。

6.不可逆性　是指沟通的信息一旦发出，信息本身及其影响就无法收回。因此，在沟通过程中对所传递的信息尤其是特殊重要的信息更要小心谨慎，三思而后行，以免产生不良影响。

（五）沟通的影响因素

人际沟通是一个双向互动的过程，会受到各种因素的影响和干扰，这些因素对沟通过程的质量、清晰度、准确性有着重大的影响，直接关系到沟通是否完善有效。影响因素包括环境因素和个人因素。

💡 **考点提示**
沟通的影响因素

1.环境因素　包括物理环境和社会环境。

（1）物理环境

1）噪声　嘈杂的环境将影响沟通的顺利进行，在沟通过程中，环境中的噪声源（如电话铃声、机器轰鸣声、喧哗等）出现时，均会分散沟通者的注意力，干扰沟通信息的传递。因此，护士在与患者进行交流前要尽量排除噪声源，安排好交谈环境，如关上电视、门窗等，将噪声降到最小，为护患沟通创造一个安静的环境，以增强沟通效果。

2）距离　在社会交往中，当个人空间和领地受到限制和威胁时，人们会产生防御性反应，从而降低沟通交流的有效性。护士在与患者沟通时，要注意保持适当的距离，既让患者感到亲切，又不对其造成心理压力。此外，沟通的距离还会影响护患沟通双方的参与程度。

3）隐秘度　当沟通内容涉及个人隐私或需要保密时，应选择在隐秘的环境中沟通，否则会影响沟通的深度和效果。条件允许时最好选择无人打扰的房间，无条件时注意说话的声音不要太大，尽量避免让他人听到。

（2）社会环境　是影响人际沟通的外在因素，沟通双方的地域、文化、职业、社会地位、信仰等社会背景不同对沟通效果影响很大。因此，在医患沟通中，医护人员应了解和尊重患者的民族习俗、信仰和地域习俗等，做到因人而异，以利于有效沟通。

2.个人因素　是影响人际沟通的主要因素，包括生理因素、心理因素、文化因素、语言因素等。

（1）生理因素　是指由于沟通者的身体原因而影响沟通进行的因素。

1）永久性生理缺陷　包括感觉器官功能不健全，如听力弱、视力障碍甚至聋、哑、盲人等，以及智力发育不健全。具有永久性生理缺陷的人，其沟通能力长期受到严重的影响，与其沟通时应采取特殊的沟通方式，如加大声音强度和光线强度，借助哑语、盲文等。

2）暂时性生理不适　包括疼痛、饥饿、疲乏、气促等生理不适因素，这些将暂时影响沟通的效果，易使沟通者分散注意力。

3）年龄　不同年龄的人，其认知能力不同，如婴幼儿的语言能力有限，老年人听力、视力、反应能力减退等，均可影响沟通的进行和效果。

（2）心理因素　在日常生活中，人的认知、情绪、个性、态度、角色等多种心理因素会影响人们的正常沟通。

1）认知　由于个人经历、生活环境和受教育程度等不同，每个人的认知深度、广度都有差别。一般而言，知识水平越接近、知识面重叠程度越大，彼此的沟通和理解越容易。如果传递的是在对方的知识范围之外的信息符号，就会影响沟通效果，严重时会导致无法沟通。

2）情绪　轻松愉快的正性情绪可以提升人的沟通兴趣和能力，而生气、焦虑、烦躁等负性情绪可干扰人传递或接受信息的能力。当沟通者处于特定的情绪状态时，会影响信息传递的效果，甚至出现信息误解。如：沟通者处于愤怒、激动状态时，会对信息理解失真而出现过度反应。而当沟通者处于悲伤状态时，会对某些信息反应淡漠、迟钝，从而影响沟通效果。

因此，护士要具有敏锐的洞察能力和观察力，及时发现隐藏在患者内心深处的感情和情绪，更好地理解患者的言行，同时还要学会控制自己的情绪，避免不良情绪影响医患间的沟通。

3）个性　一个人是否善于沟通以及如何沟通，与其本身的性格密切相关。性格开朗、直爽、热情、大方、善解人意的人容易与他人沟通，而性格孤僻、内向、固执、冷漠、以自我为中心的人就很难与人沟通。沟通时了解一个人的个性对于采取有效的沟通方式尤为重要。

护理人员应根据患者的个性特征，因人而异地进行沟通，同时要避免显示出自身个性中的一些不良心理特征，如挑剔、冷漠、偏执等，尽量与患者建立良好的沟通渠道。

4）态度　对人的行为具有指导作用，是影响沟通的重要因素。真诚的态度有助于沟通的顺利进行，而缺乏实事求是的态度可导致沟通障碍，甚至无法达到有效的沟通。

5）角色　在社会中，人们具有不同的社会角色，因此对同一信息可能做出不同的解释，出现沟通障碍。俗话说"隔行如隔山"，不同职业的人对同一信息可能有不同的体会。另外，信息发出者的角色身份也会影响信息的接受程度，相同的信息内容由于信息发出者身份的不同，结果也很可能不同。

（3）文化因素　文化包括个人的知识、信仰、习俗、价值观、个人习惯和能力等，它规定和调节着人们的行为。文化背景及文化层次不同，均会影响沟通效果。文化层次高、知识面广的患者易于沟通。护士应尊重不同文化背景的患者，采用适当的沟通方式。

（4）语言因素　语言是人际沟通的重要载体。人们借助语言进行思想和情感的交流，从而相互理解，共同生活。要想把话说得明白、透彻、恰到好处，就需要语言技巧。如果沟通者表达不清、地方口音重、语言不通，或语法错误、语义不明、语言结构不当、措辞不当等，都会阻碍沟通。对于医护工作者来说，良好的语言能帮助治疗，刺激性语言会扰乱患者的情绪，甚至引起病情恶化。因此，医护人员要不断提高自己的语言表达技巧，用规范、恰当得体的语言与患者进行有效沟通，以减轻或消除患者的病痛。

素质提升 ▶

学会给患者一个"苹果"

一场突然而来的沙漠风暴使一位旅行者迷失了前进方向，更可怕的是，旅行者装水和干粮的背包也被风暴卷走了。他翻遍身上所有的口袋，找到了一个青青的苹果，"啊！我还有一个苹果！"旅行者惊喜地叫着，他紧握着那个苹果，独自在沙漠中寻找出路。每当干渴、饥饿、疲乏袭来的时候，他都要看一看手中的苹果，抿一抿干裂的嘴唇，又会增添不少力量。一天过去了，两天过去了，第三天，旅行者终于走出了荒漠。那个他始终未曾咬过一口的青苹果，已干瘪得不成样，他却宝贝似的一直紧攥在手里。在赞叹旅行者坚毅的品质之余，人们不禁感到惊讶：一个表面看来是多么微不足道的青苹果，竟然会有如此不可思议的神奇力量！

作为一名护理人员，我们要学会不失时机地给患者一个满怀信念的"苹果"，比如疾病治疗的新进展，患者对亲人的爱和牵挂，患者尚未完成的事业等，这样，与患者的距离就会在无形之间缩短。

四、任务实施

（一）基础任务

1.目的　在护理工作中正确应用沟通的基本知识进行沟通。

2.实训内容

案例：患者，男，50岁，小学文化，胃癌术后第一天。护士李霞早上查房时，准备对患者进行健康教育。患者感到伤口阵阵疼痛，心情烦躁，对健康教育内容毫无兴趣，护士最终不得不终止。

任务：

（1）讨论：导致本次护患沟通失败的原因是什么？

（2）思考：沟通的构成要素有哪些？

（3）思考：影响沟通的因素有哪些？

案例解析

3.实施方法

（1）发布案例，学生讨论，写出讨论结果。

（2）学生与教师共同评价。

（二）任务提升

1.目的　进一步掌握沟通基本知识，在护理工作中进行有效沟通。

2.实训内容

案例：李霞是一名护士，今天医院来了一位新患者，她负责接待患者，为患者进行入院介绍。

任务：

（1）讨论：李霞为患者进行入院介绍属于沟通层次中的哪一类？

（2）思考：沟通层次有哪些？试举例说明。

3.实施方法

（1）发布案例，学生讨论，写出讨论结果。

（2）学生与教师共同评价。

五、知识测评

1.下列环境因素中，影响人际沟通效果的是（　　）

 A.沟通者情绪烦躁 B.沟通者听力障碍效应 C.沟通双方信仰不同

 D.沟通双方距离较远 E.沟通双方价值观不同

2.影响人际沟通的隐秘性因素是指（　　）

 A.沟通场所阴暗   B.沟通者双方距离较远

 C.沟通者一方情绪悲哀   D.沟通者一方性格内向

 E.沟通过程中有其他人员在场

3.患者，男，45岁，因肝硬化入院保守治疗，因医院的饭菜不可口而生气。对于该愤怒的患者，护士正确的做法是（　　）

 A.回避   B.指责

 C.漠视   D.允许患者发泄并做出正面回应

 E.让患者不要生气，生气会加重病情

4.李女士，妊娠晚期，因宫缩明显、腹部疼痛而急诊入院待产，但其家属未能及时赶到。此时，李女士最需要护士采取的沟通方式不包括（　　）

 A.口头语言沟通 B.书面语言沟通 C.安慰触摸

 D.关切的眼神   E.微笑

5.张先生，退休干部，患心肌梗死而住院治疗。与张先生沟通时，应考虑的主要影响因素是（　　）

 A.生理因素   B.信息传递障碍 C.社会背景

 D.床位安排   E.场所安静

6.何女士，69岁，退休职工，癌症晚期患者，需要长期静脉输液维持营养，穿刺难度大，护士没能一次穿刺成功，引起何女士不满。此时护士最佳的沟通原则是（　　）

 A.满足对方需要 B.富有情感地交流 C.使用恰当的身体语言

 D.换位思考   E.微笑面对

7.刘女士，68岁，农民，文化水平较低，胃癌术后。护士在查房询问病情时手机突然来电，护士立刻将手机挂断。刘女士感到伤口阵阵疼痛且很烦躁，刘女士的女儿轻轻地安慰，最终，交谈还是无法进行。影响此次沟通的主要因素是（　　）

 A.护士手机来电 B.患者文化水平较低 C.患者心情烦躁

 D.患者伤口疼痛 E.患者女儿在场

六、检查评价

  依据护理岗位所需职业能力、护理专业教学标准、护士职业资格考试大纲、1+X老年照护职业技能标准等评价依据，可由学生、同伴、小组、教师进行多元评价（表5-1）。

表 5-1　沟通的认知应用能力考核评估表

班级		学号		姓名		总分	
考核项目及内容		评价	分值	个人评价	同伴评价	小组评价	教师评价
掌握沟通的影响因素	能说出沟通的影响因素		30				
能排除沟通的影响因素，建立良好的护患关系	能排除各种影响沟通的因素，营造和谐的工作氛围及建立良好的人际关系		50				
综合评价	积极参与讨论，态度认真、团结协作；语言表述准确、流畅		20				
合计			100				
总结	1.任务完成情况描述						
	2.存在问题描述						
	3.心得体会						

任务二　语言沟通在护理工作中的应用

PPT

一、任务描述

通过学习语言沟通的基本知识以及交谈和语言沟通技巧，学生能够完成一次完整的护理治疗性交谈，在交谈过程中展现良好的职业素养和人文关怀能力。

二、任务分析及准备

（一）任务分析

1.交谈的准备与计划阶段　为了确保语言沟通能够达到预期效果，护士在开始交谈之前应该做好充分的准备工作，包括以下方面：通过病历记录等途径了解交谈对象的背景信息，明确交谈的目的，制定交谈提纲，确定交谈的时间与地点，设计交谈的过程，并评估可能存在的沟通问题。

2.交谈开始阶段　主要内容包括：设计开场白营造良好的谈话氛围，介绍本次交谈的目的、内容、形式和所需时长。交谈过程中注意恰当运用沟通技巧。

3.交谈展开阶段　切入交谈主题，围绕交谈提纲按顺序进行交谈，交谈过程中注意随时观察患者的病情变化、心理情绪、患者反馈等，灵活运用倾听、提问、共情、安慰、鼓励、说服等沟通技巧来维持良好的沟通氛围。

4.交谈结束阶段　主要任务包括：总结本次交谈内容，询问患者是否还有疑问，约定下次交谈的时间、地点和主题，表达感谢并结束交谈。

重点：掌握治疗性交谈的过程。

难点：在治疗性交谈中灵活运用语言沟通技巧。

（二）任务准备

1.护士准备 服装整洁、得体。

2.用物准备 所需道具、桌椅。

3.环境准备 训练室内整洁明亮、环境安静，按照模拟场景布置房间。

三、知识学习

（一）语言沟通的基本知识

1.语言沟通的含义 沟通最初的本意是指通过开辟渠道使两个水域相互连接。在人类社会中，沟通指凭借特定的媒介将信息、思想和情感在个体或群体之间传递和交流的过程。由于信息、思想和情感是抽象无形的，需要以特定的"渠道"作为载体来进行传递，而语言便充当了这种沟通的"渠道"。因此，语言沟通指的是人们凭借语言作为媒介，在个体或群体之间传递和交换信息、思想和情感的过程。语言可以包括口头语言、书面语言和电子语言等形式。语言沟通是日常生活中最广泛使用的沟通方式，同时也是护理工作中与患者进行沟通的主要方式。

2.语言沟通的类型 根据沟通载体的不同，语言沟通分为口头语言沟通、书面语言沟通和电子语言沟通。

> **考点提示**
>
> 语言沟通的类型

（1）口头语言沟通

1）口头语言沟通的定义 口头语言沟通是指使用口头语言作为媒介来传递和交换信息、思想和情感的过程。口头语言沟通主要包括说和听的活动，是人际交流中最基本、最常见的形式。在口头语言沟通中，肢体语言（如表情、手势等）可以用来补充口头语言的表达。

2）口头语言沟通的语体形式 由于使用环境、目的、对象和内容不同，人们使用的口语材料在功能上逐渐出现了分化，形成了不同的语体形式。

①日常口语：指日常生活中口头交谈时使用的口语会话形式。日常口语注重的是交流的流畅性和亲切感。通常句子简短，结构松散，语法随意，用词通俗，表达灵活，同时伴随省略、重复、停顿等特点。

②正式口语：指一般社交场所中使用的口语会话形式。正式口语强调使用通俗、准确、严谨规范、富有逻辑的表达方式，更注重专业性和正式场合的语言应用。护理工作场合使用的口语会话多为正式口语。在问候和介绍、询问主诉、获取病史、提供指导和安慰、解释治疗方案等情境下，要求护理人员正确选择词语，运用浅显易懂、准确规范的正式口语表达信息、思想和情感。

③典雅口语：指在公开或庄重的场合使用的口语表达形式，例如演讲、宣讲、大会发言等。语言精练、严谨规范、富有文采，风格类似于书面语言。

3）口头语言沟通的表达形式 分为"述""说""讲""谈"四种形式。

①述：指有条理地陈述、复述、叙述等。例如，护士做健康宣教时，请患者复述重点内容以确认患者已经理解。

②说：指将所思所想转化为口头语言呈现出来的过程。"说"可以是日常生活中的口语交流，也可以是没有听众的自言自语。

③讲：指运用正式口语的语体形式传递信息、思想与情感。例如授课、演讲、宣讲、大会发言等。

④谈：指两个或两个以上人之间进行的交谈、谈话、对话等。护士与患者之间的沟通主要采用交谈的形式进行。

4）口头语言沟通的优点

①信息传递范围较广：通过授课、演讲、宣讲、大会发言等形式，一次口头语言沟通可以覆盖从少数几人到数百甚至上千人的受众。

②信息传递速度较快：口头语言沟通将所思所想转化为口语直接传递出去，是最灵活、最直接的沟通形式；省去了书面语言的编辑、印刷和传递时间。例如，当患者发生护理不良事件时，要求立即口头汇报给相关领导，以便快速采取应对措施，然后再填写相关书面和网报材料，这利用了口头语言沟通更快捷的特点。

③信息传递效果较好：口头语言沟通不仅限于口语表达，还可以借助肢体语言、表情、手势等形象生动的方式来辅助表达，提高信息传递的准确性和感染力。

④信息反馈速度较快：在面对面的口头语言沟通中，沟通双方或多方可以随时交流信息、思想、观点和情感，促进实时的互动和反馈。

5）口头语言沟通的缺点

①信息保留时间短：口头语言具有情境性，信息保留时间短。如果没有录音或者记录，会不利于后期查找、核实或反复深入理解信息内容。

②信息容易受干扰：口头语言沟通借助有声语言进行传递，容易受到沟通环境、距离等因素的干扰，从而降低信息传递的效果。

③难做详尽准备：口头语言沟通通常是即兴的，根据实时的思考和听众的反馈来调整沟通内容，难以提前进行周密的准备工作。

④信息容易被曲解：口头语言的表达过程较为迅速，难以确保信息表达完全规范。一旦出现词不达意，就容易引起误解。同时，信息沟通过程中的环境因素、特定情境或其他事物也会干扰信息传递，导致信息失真。另外，个人因素也会导致信息接受者的理解产生偏差。

（2）书面语言沟通

1）书面语言沟通的定义 书面语言沟通是指选择文字、符号、图画等作为载体传递和交换信息、思想和情感的方式。书面语言沟通的主要形式是写和读，是人际沟通活动中较为正式的形式，包括通知、文件、报告、布告、报刊、书籍等形式。书面语言的产生源于文字的出现，是在口头语言的基础上发展而来的。

2）书面语言沟通的优点

①信息传递准确：书面语言沟通是将所思所想转化为文字、图表、图画等形式进行传递。信息发出者有足够的时间反复推敲文字符号的规范性、逻辑性和准确性。因此，书面语言结构严谨、用词文雅、条理清晰，传递信息更准确，不易引起歧义和纠纷。

②信息长期存储：以通知、文件、报告、书籍等形式传递的书面语言有利于长期保存。书面记录可以被保存和归档，方便后续查阅、核实或回顾。

③沟通范围扩大：书面语言沟通不受时空限制，也不受沟通环境干扰。人们可以跨越时间和地域的限制，通过书面语言与远在千里之外的他人进行交流。

3）书面语言沟通的缺点

①对信息发出者的语言功底要求较高：书面语言沟通要求信息发出者将所思所想转化成文字、图表、图形等形式而传递，不能借助表情、手势等肢体语言。因此，书面语言沟通对语言功底要求较高，要求行文规范、逻辑清晰、用词准确。

②缺少互动性和时效性：信息发出者发出信息后，信息接受者在另一时间和空间接收信息。双方无法及时交换意见和想法，无法做到及时反馈，缺少互动性和时效性。

③缺少灵活性：书面语言传递出去后，如果出现文字纰漏，较难及时修正。

（3）电子语言沟通

1）电子语言沟通的定义　电子语言沟通是指在新媒体时代，人们将自己的所思所想用口头语言和书面语言相结合的方式，通过网络论坛、社交媒体平台（如微博、微信等）等新媒介传播信息、思想和情感的沟通方式。

2）电子语言沟通的特点

①口头语言和书面语言相结合：在新媒体时代，电子语言沟通需要人们将想要表达的内容写出来，通过微信、微博等新媒介传播。读者需要通过阅读获取信息。因此，电子语言具备了书面语言的书写与阅读的特点。然而，电子语言又带有口头语言的特点，即语句不拘泥于语法结构，随想随写，用词通俗，表达灵活多变。

②表情包协助表情达意：电子语言沟通无法像口头语言沟通那样辅以形象的肢体语言协助沟通。为了弥补这一缺点，用以表达情感、情绪与态度的表情包便充当了肢体语言的角色，辅助人们传递信息、态度与情感。幽默风趣的表情包成为电子语言的重要组成部分，协助人们表情达意。

3.护患语言沟通的基本原则

（1）尊重性　是护患语言沟通的基本原则之一。在与患者交流时，护士应使用友善、尊重和体贴的语言，不以患者的身份、社会地位或其他差异为基础进行污名化或发表歧视性言辞。护士应避免任何侮辱、歧视或轻视患者的言辞，确保他们感受到被平等对待和尊重。

考点提示

护患语言沟通的原则

（2）科学性　是护患语言沟通的重要原则之一。在与患者进行沟通时，护士应基于医学科学知识和专业背景来提供准确、明确的信息。护士应避免使用含糊不清或误导性的语言，确保患者能够理解所传达的信息并做出正确的决策。

（3）目标性　是护患语言沟通的原则之一。在与患者交流时，护士应该设定明确的目标，并以实现这些目标为导向进行沟通。语言应聚焦于达成特定目标，通过明确的询问和解释来澄清任何疑虑。通过确保护患之间的语言沟通具有明确的目标性，护士可以更有效地传递信息、澄清疑虑，并与患者建立起良好的合作关系，提升护理质量和患者满意度。

（4）规范性　在护患语言沟通中，护士应遵守相关的伦理规范和法律要求，保持专业的态度和行为，遵循机构和行业的指导方针，确保语言使用符合规范。同时，无论是与患者进行口头语言沟通还是书面语言沟通，护士应做到发音纯正、吐字清楚，用词准确，语法规范，语句富有逻辑。

（5）真诚性　是护患语言沟通不可或缺的原则之一。与患者交流时，护士应以真诚和诚实的态度表达自己的意见和建议。避免使用虚伪或欺骗性的语言。

（6）艺术性　护士在语言沟通中也需要展现艺术性，即运用恰当的语气、语调和肢体语言来增强交流效果。通过使用温和、耐心和关怀的语言，护士可以建立起稳固的护患关系，并促进有效的沟通和理解。

（二）交谈

1.交谈的含义　交谈是以口头语言为载体，以听、说为外在形式进行信息传递、思想交流、情感表达、观点陈述等活动的语言沟通形式。交谈是人际沟通活动中最基本、最活跃的一种形式，也是护理工作中最主要的语言沟通方式。随着移动互联网、物联网、大数据、云计算、人工智能、GPS定位技术、人脸识别技术等先进信息技术在护理领域的应用，护患交谈突破了有声语言的时空限制，护患沟通方式更加多样、便捷。

考点提示

交谈的含义和交谈的类型

2.交谈的基本类型　交谈按照不同的分类方法分为不同的类型。

（1）个别交谈与小组交谈　按参加交谈的规模划分为个别交谈和小组交谈。

1）个别交谈　指在特定环境中两个人之间进行的以口头语言为载体的语言沟通。

2）小组交谈　指在特定环境中三个或者三个以上人之间进行的以口头语言为载体的语言沟通。按照小组形成的方式，分为有意形成的交谈小组和无意形成的交谈小组；按照有无领导，分为有领导交谈小组和无领导交谈小组。在护理工作中，为了保证沟通效果，小组交谈最好是有意形成，交谈主题明确且组织良好，小组交谈人数最好控制在 3~7 人，最多不超过 20 人。

（2）一般性交谈和治疗性交谈　按交谈的主题和内容划分为一般性交谈和治疗性交谈。

1）一般性交谈　指以寒暄问候为主要内容的社交应酬式交谈。交谈内容表浅，一般不涉及健康与疾病问题，如"您好，饭菜合口吗"。

2）治疗性交谈　指以解决患者的特定健康问题为目的，护士向患者提供的专业性交谈。治疗性交谈是护士向患者提供健康服务的一种方式，旨在促进健康、预防疾病、恢复健康、减轻痛苦。例如，针对 2 型糖尿病患者"血糖控制不良"的问题，责任护士开展的以"提高患者血糖控制的自我管理水平"为目的的交谈就是治疗性交谈的例子。

（3）面对面交谈和非面对面交谈　按交谈的接触情况划分为面对面交谈和非面对面交谈。

1）面对面交谈　指交谈双方在同一时空里面对面地交谈。交谈双方能借助肢体语言来表情达意，同时也能及时观察对方的肢体语言，迅速觉察对方的情绪变化、态度和立场。因此，面对面交谈传递信息更加准确及时。

2）非面对面交谈　指交谈双方在不同时空下以现代化信息技术为媒介进行的交谈。现代媒介信息技术使非面对面交谈成为可能，使沟通更加便捷。例如休假或居家办公期间，腾讯会议、微信、Zoom 等应用程序成为人们非面对面交谈的主要工具。非面对面交谈不受空间地域的限制，可节省时间成本，减少交谈双方的沟通压力。但由于非面对面交谈主要依靠口头语言进行交流，缺少面部表情等肢体语言的辅助，会在一定程度上降低信息沟通的准确性。

（4）发现问题式交谈和解决问题式交谈　按交谈的目的划分为发现问题式交谈和解决问题式交谈。

1）发现问题式交谈　以收集病情资料，寻找可能存在的健康问题为目的展开的交谈。

2）解决问题式交谈　针对已经发现的问题，以讨论如何解决问题为目的展开的交谈。

（5）开放式交谈和封闭式交谈　按交谈的方式划分为开放式交谈和封闭式交谈。

1）开放式交谈　指交谈双方以开放式提问或开放式回答的形式进行的交谈。开放式交谈鼓励并给予患者机会主动、自由地表达自己的感受和想法，便于护士全面了解患者存在的健康问题。例如，患者说"我肚子有些痛"，护士可以依次提出开放式问题，如"哦，您具体是哪里痛""什么时候开始的""是怎样的一种疼痛"。针对开放式提问，患者相应给出开放式的回答或提问，护士依据患者反馈继续交谈，这种谈话就属于开放式交谈。

2）封闭式交谈　是一种将交谈限制在特定范围内的谈话，有利于交谈双方迅速获得所需信息，常用于收集资料、澄清事实。例如，护士在做入院信息采集时问"您有高血压吗"，患者只能回答"有"或"没有"。护士问"今天大便了吗"，患者只能回答一两个词，如"大便过了"。封闭式交谈节省时间，但却难以获取提问范围之外的其他信息。例如，患者说"明天要手术了，我焦虑得睡不着觉"，护士说"不用焦虑，手术会成功的"。封闭式交谈没有给予患者充分的机会表达自己的想法和感受。患者为什么感到焦虑？有哪些事情让他感到焦虑？这些重要信息没有得到充分表达。

3.交谈过程　分为四个阶段。

（1）准备与计划阶段　为了使语言沟通达到预期效果，护士应在交谈开始前做好充分的准备工作，可以按照 5W1H 的原则进行准备，即：与何人谈（Who）、为什么谈（Why）、谈什么（What）、何时谈（When）、何地谈（Where）和怎么谈（How）。

1）与何人谈（Who） 了解交谈对象。充分了解拟交谈患者的基本情况、既往病史、性格特点、本次住院诊断、临床症状等。全面了解患者的基本情况是保证语言沟通顺利开展的措施之一。

2）为什么谈（Why） 明确交谈目的。明确为什么要开展本次交谈，即本次交谈要解决患者的什么问题。明确交谈目的有助于护士提前制定交谈提纲，也有助于实际交谈时紧紧围绕交谈目的，不偏离主题。

3）谈什么（What） 列出交谈提纲。根据交谈目的，明确交谈主题并列出交谈提纲。

4）何时、何地谈（When、Where） 确定交谈时间与地点。与患者沟通后确定交谈开展的时间、地点，并做好环境准备。

5）怎么谈（How） 设计交谈过程。思考在实际执行交谈提纲时，怎么谈才能较好地达成预期目标，运用何种沟通技巧能保障交谈顺利开展。

（2）交谈开始阶段 主要内容包括设计开场白营造良好的谈话氛围，介绍本次交谈的目的、内容、形式和所需时长。交谈过程中注意恰当运用沟通技巧。

1）该如何设计开场白 好的开场白是良好交谈氛围形成的关键，如何自然地引出话题是交谈开始阶段要解决的问题之一。我们可以根据患者的实际情况，采用一般性交谈来设计交谈的开场白。有效打开交谈的方式有以下几种可供参考。

①自我介绍式：如果本次交谈是护士与患者首次见面，则可以自我介绍作为开头，如："阿姨，您好，我是您的责任护士小刘。"

②问候式：以询问患者的饮食、睡眠等生活起居方面的话语开头，如："阿姨，这两天的饭菜合口吗？""阿姨，昨晚休息得好吗？"

③关心式：以患者的精神状态、气色等疾病康复方面的话语开头，增加患者康复信心和引起谈话兴致，如："阿姨，您精神状态好多了！""阿姨，今天气色真好！"

④告知信息式：以患者迫切想知道的信息告知开头，如："阿姨，您的检查结果出来了，都正常！""阿姨，您明天可以出院了。"

⑤言他式：根据沟通当时的情境选择合适的话语，如："呦，这么好看的鲜花，我看是您同事送来的，他们真关心您。"

⑥赞美式：如"我看您术后很快就能下床锻炼了，真棒！您会恢复得很快的。"

以简洁的一般性交谈作为暖场，拉近护患关系，引发患者交谈兴趣后就可以切入正题。

2）该怎么向患者介绍本次交谈 首先，确定是否需要向患者做自我介绍。如果是首次与患者接触，则需要先向患者介绍自己。如果是患者的责任护士，天天接触，则无需介绍。其次，介绍本次交谈的目的、内容、形式和所需时长。最后，询问患者是否需要在正式交谈开始前去卫生间等，以便在正式交谈时患者能够静心交谈。

3）我该注意哪些沟通技巧 在交谈的开始阶段，我们的核心目标是营造愉悦、理解、信任、和谐的护患氛围，拉近护患关系，激发患者谈话欲望。因此，我们应该注意与患者共情、言语亲善、语调富含情感、语速适中、态度诚恳、礼貌得体。例如，同样是告知患者迫切想知道的信息"阿姨，您的检查结果出来了，都正常"，如果护士平淡地告知患者这个消息，则这句话只起到传递信息的作用，不能拉近护患关系；如果护士能够语调富含情感、欢快轻松，让患者感受到我们得知这个消息后与她同样开心，则我们传递的不仅仅是检查结果这个信息，更重要的是达到营造良好交谈氛围的目的。

（3）交谈展开阶段 核心内容是围绕交谈提纲按顺序进行交谈，交谈过程中注意随时观察患者的病情变化、心理情绪、患者反馈等，灵活运用倾听、提问、共情、安慰、鼓励、说服等沟通技巧来维持良好的沟通氛围。

1）该如何切入交谈主题 在简短的一般性交谈启动后，就需要将话题切入交谈的主题。我们可以根据交谈情境的实际情况，选择恰当的话题切换法。

①因势利导法：在交谈的开始与计划阶段设计开场白时，可以设计与本次语言沟通内容相关的一般性交谈情境，简单地交谈后就顺势切入交谈的主题。

②暗示法：简短的一般性交谈后，可以拿出本次交谈的纸质版材料、物品等，暗示患者我们要开启新的交谈主题了。

③总结-转折法：当患者谈话兴致较高但话题偏离主题太远时，我们可以对患者目前的谈话做一个总结，然后马上将话题转移到交谈的主题上来。假如一糖尿病患者滔滔不绝地讲述糖尿病给自己带来的不便，我们可以顺势总结"看来，糖尿病给您的生活带来了很多不便"，然后马上转移话题："那么咱们今天就谈谈怎么提高血糖管理能力，尽量降低糖尿病对您造成的影响吧。"

2）交谈时，该谈什么　进入正式的交谈后，护士应围绕交谈提纲进行交谈，以保证交谈内容紧密围绕目的和主题。可以按照以下4个步骤进行：围绕交谈提纲进行提问，聆听患者回答与询问，护士进行健康指导，观察和聆听患者反馈。

3）交谈时，可能会遇到哪些问题？该运用哪些沟通技巧？

①打不开患者的话匣子：询问患者信息时，总是得到很少的反馈，甚至没多长时间就把交谈提纲上的问题问完了。首先，需要反思我们提问时是不是采用了封闭式提问法，交谈方式是不是采用了封闭式交谈法。封闭式提问和封闭式交谈容易阻碍交谈双方沟通。我们要多采用开放式交谈法，启发诱导患者谈出内心疑惑和感受。第二，当患者倾诉时，护士应当认真倾听。全神贯注倾听患者说话就是在暗示患者"我在听""我在关注你、关心你""有什么心里话就说出来吧"。护士的倾听会鼓励患者和盘托出自己的想法。第三，对于患者的提问要适时回应，能站在患者角度理解其感受。

②患者好像总是听不明白：由于护患双方在医学知识、个人背景等方面存在一定的差异，护士传递的信息并不一定能被患者完全接收。首先，我们应当将医学知识用患者听得懂的语言说出来；其次，重点内容适当重述；第三，可以将交谈涉及的健康宣教内容整理成小册子发给患者，以便患者日后翻阅。

③交谈偏离主题：当患者滔滔不绝地谈论与交谈主题无关的内容时，我们可以运用恰当的话题切换法将交谈重新引导到交谈主题上来。切忌漫无目的地谈论患者感兴趣但偏离主题的事情，须紧扣交谈主题，控制好交谈时间。

（4）交谈结束阶段

1）该在何时结束交谈　当交谈提纲的内容已经交谈完毕，交谈双方都感到本次交谈目的已经达成，对交谈内容再无其他疑问时，护士便可以提示患者本次交谈要结束了。

2）该如何恰当地结束交谈　结束交谈的方式是一种艺术，恰当的结束方式令患者心情愉快。我们可以从以下几个方面逐渐结束交谈。

①总结本次交谈内容：当交谈接近尾声，双方对交谈内容达成一致认识后，护士可以开始复述并总结交谈的重点内容。此时一定要注意言简意赅，切忌啰嗦。

②询问患者是否还有疑问：当护士总结完毕交谈重点后，不宜马上结束，应再次询问患者是否还有疑问或者是否还有其他事情。这样可以避免遗漏信息，同时能够表达护士对患者的关心和尊重。

③约定下次交谈：如果交谈目的不能够一次达成，还需要多次交谈，那么本次交谈结束时，双方可以约定下次交谈的时间、地点和主题。

④表达感谢：当护士总结完毕交谈重点，询问患者是否还有疑问，约定了下次交谈的信息后，就可以真正结束交谈了。此时，护士应起身道别，并对患者表达感谢，如"谢谢您参加本次交谈"，让交谈在友好、亲切、愉快的氛围中结束。

实际交谈时，语言沟通的四个阶段并非截然分开，护士在进行交谈时应该灵活运用。在整个交谈过程中，护士需要实时记录。交谈完毕，整理成正式的语言沟通笔记。

（三）语言沟通技巧

1.倾听的技巧

考点提示

促进沟通的技巧

（1）什么是倾听　有效的沟通始于倾听。倾听是指接收、感受和理解对方交谈时发出的全部信息的行为过程。倾听者不但要用耳朵去听对方说了什么话，还要用心去感受对方说话时的语音、语调、音量、语速和语气等副语言所传递的情绪和态度，还要用眼睛去观察对方的头部动作、手势、身姿、仪表表情等非语言行为所表达的信息和话外音。由此可见，"倾听"与一般意义上的"听"或者"听见"是不同的。"听"或者"听见"是外界各种声音被动传入耳朵的过程，传入不等于听者对其进行关注。而倾听是主动听、主动看、主动感受的综合运用，以全面理解对方信息为目的。

（2）倾听时该注意什么

1）听清　倾听的目的是理解对方交谈时发出的全部信息，而理解对方交谈内容的前提是能听清楚对方在说什么。因此，我们需要为倾听做好以下准备。①明确倾听目的：即清楚为什么倾听。明确倾听目的有助于护士理解患者谈话的内容和寻找患者传递信息的价值和意义。②控制干扰：首先，选择安静的场所交谈，避免在噪音大的地方（如门急诊大厅、走廊等）与患者交谈。其次，选择合适的时间交谈。避开晨晚交班、医护查房、家属探视的时间段，在这些时间段交谈容易被打扰。第三，保持恰当距离。双方应保持一定的距离，既能听得清楚，又能保持恰当的社交距离。

2）听完　专注地听完对方说的话是准确理解其含义的前提。因此，我们要耐心地听患者把话说完。专注倾听的技巧如下。

①目光接触：护士应用30%~60%的时间注视患者的面部，并面带微笑。恰当的目光接触表明我们在全神贯注地听他讲话。

②姿势投入：护士应面向患者，身体稍微向患者方向倾斜，表情不过于丰富，手势不要过多，动作也不要过大，以免患者产生厌烦或者畏惧情绪。

③及时反馈：护士可通过微微点头、轻声应答"嗯""哦""是"等方式给予患者反馈，以表示自己正在倾听。

④判断慎重：倾听别人说话时，我们的任务是理解对方交谈的信息、情感和观点。对方还没说完时，不要自认为已经完全了解，急于表达自己的意见。没听完就下定论往往会以偏概全。

⑤耐心倾听：尽量不要打断对方，让对方把话说完。打断对方不仅不礼貌，还会打乱对方的说话思路。如果确需插话，要先向对方表示歉意，并征得对方同意。同时，对方说话时不要左顾右盼、东张西望，也不要假装在听、心不在焉。注意力不集中是对患者的不尊重，也会影响患者继续交谈的意愿。

3）听懂　是有效倾听的目标。护士应综合患者谈话信息的全部内容，寻找患者的真实意图。首先，听的时候要注意听关键词，抓重点内容，不被细枝末节所吸引。分清主次，抓住事实背后的主要意思，以免造成误解。第二，观察患者的非语言行为，了解患者的感受，体会患者的情绪，意会其所传达的弦外之音。第三，核实谈话内容。当对患者谈话意图不确定时，可请其复述，如"不好意思，我没太理解，您能再说得具体一些吗"；或把患者说的话及言外之意用不同的说法叙述出来，并向患者澄清确认，如"您的意思是现在不想吃饭，是吗"或"我这么理解……对吗"。第四，回应信息。当我们听明白患者谈话意图时，要给予患者暗示，如轻轻点头，或轻声应答"嗯""哦""是"，或简单复述，表明自己已经理解。

2.提问的技巧

（1）什么是提问　提问是收集信息和核对信息的重要方法，也是使交谈围绕交谈主题持续进行的基本方法。

（2）提问时，该注意什么

1）明确提问目的　在提问前，先想清楚自己的疑问点是什么？只有聚焦问题本质，才能提出有效的问题。如果想要患者明确地回答问题，那么我们的问题也一定不能含含糊糊。

2）选择合适的提问方式　明确了自己的疑惑后，接下来要思考的是怎么提问才能表述清楚自己的问题。

①开放式提问：又称敞口式提问，指提出比较概括、范围较大的问题。当我们希望对方充分说出自己的信息、观点和态度时，宜采用开放式提问。比如："您现在是什么感觉？""您想吃点什么？"开放式提问有利于获得详细信息，但较耗费时间。

②封闭式提问：又称闭合式提问，是将对方回答限制在特定范围内的提问方式。对方回答问题的选择性较小，例如只用"是""对""吃了"等简短的字词就可以完成回答，无需展开话题。当我们想在短时间内快速获知患者大量信息时，可采用封闭式提问法，如入院信息采集。封闭式提问节省时间，但难获得提问范围之外的信息。

③启发式提问：当患者回答较为模糊时，护士通过提出一个个具体的问题，帮助患者理清思路。例如："您早饭后多久开始胃疼的？""您胃疼的具体感受是怎样的？"

④追问式提问：当患者回答不全面时，继续追问几个问题。例如："除了胃疼，还有其他不舒服的感觉吗？"

3）选择合适的提问时机　我们在学习倾听技巧时已了解，交谈时不应随便打断对方谈话，即非必要不插话。但当我们没有理解患者说话的含义，确需澄清问题时，应先说抱歉，征得对方同意后再提问。如："对不起，我能问个问题吗？"

4）一次只问一个问题　当需要提出多个问题时，要一个一个问题地逐个提出。如果一次问有一连串的问题，患者往往感觉不知从何说起，或者只抓住其中一个问题回答。

3.共情的技巧

（1）什么是共情　共情，又称移情、投情、同理心等，指个体设身处地体验他人正在经历的事情，从而达到识别、理解和感受他人情感的能力。例如，当患者因抢救无效而被宣布死亡，家属悲痛欲绝嚎啕大哭时，我们也感到心情低落。这是我们与患者家属产生了情感上的共情；当急诊外伤者诉说惊心动魄的车祸发生过程时，我们也跟着出现了揪心的紧张感，这就是我们与患者产生了躯体感受上的共情，俗称"替他捏了一把汗"；当我们看到患者得知自己患了癌症独自站在角落里低声哭泣时，我们会想，如果我处于患者的状态，我也会悲伤，这个时候他可能会希望有家属或者朋友来安慰。思考患者在想什么，这就是我们与患者产生了认知上的共情。

（2）该如何共情

1）学会倾听　倾听是主动听、主动看、主动感受和理解对方的过程，倾听的目的是理解对方，而只有理解才能产生共情。因此，学会倾听是共情的基础。

2）学会换位思考　换位思考即用对方的视角去看问题。应学会站在对方的角度为对方行为寻找合理性。

3）学会言语共情　当我们充分识别、理解和感受他人的情感时，要运用合适的语言表达出我们的共情。

①表达理解的意愿：向患者表达愿意站在他的角度理解他的问题，如："我愿意站在您的角度看待这次冲突，您能跟我说说当时的情况吗？"

②表达自己的共情：例如，患者术前紧张地告诉护士"护士，我特别担心，万一手术不成功，我是不是就下不了手术台了"，此时如果护士一味告诉患者"不用担心，医生都很棒"，患者会感觉护士并不理解自己的焦虑。因此，当我们识别了患者的情感时，要首先表达出共情，如："我理解您，如果换做是我，我也会紧张的。

4.安慰的技巧

（1）什么是安慰　安慰，即安顿抚慰，使人心情安静舒适。在医院这个特殊的场合下，患者往往精神负担较重，不仅希望疾病得到治疗，还希望得到医护人员的理解和安抚。医护人员安慰性的语言也是一剂良药，能够稳定患者的思想情绪，增加患者积极治疗的信心。正如爱德华·利文斯通·特鲁多（Edward Livingston Trudeau）医生所说："有时去治愈，常常去帮助，总是去安慰。"因此，护理人员应掌握安慰患者的语言技巧，积极发挥语言的治疗作用。

（2）该怎么去安慰　安慰患者仅靠善良、真诚和热情是不够的，还要讲究方式方法。

1）有针对性地安慰　事先了解患者的病情、情绪、家庭情况以及患者正在担心的事情。只有深入了解患者，才能想患者之所想，急患者之所急，解患者之所忧。例如，针对因经济困难不配合治疗或心情低落的患者，我们可以聊聊解决经济困难的方法，比如单位补助、争取医保、联系社会互助平台等。只有站在患者的角度思考问题，安慰性的话语才能说到心坎上，才能起到积极作用。

2）现身说法　邀请与患者病情相近且治疗和康复效果较好的患者现身说法，用其他患者的亲身体验和感受安慰患者，安慰的话语将更有说服力，患者更容易接受和受到鼓舞。

3）分散注意力　对于危重症患者，过多谈论病情可能会增加患者心理负担，此时不妨谈谈患者日常喜欢做的事情。例如，针对平日里喜欢看报纸和新闻的患者，时常与他说说新闻上的喜事、乐事，以此转换患者的心情和注意力，使其心情愉悦。

4）多用积极语言　安慰患者时，避免说一些同情和怜悯的话，这类话语容易使患者陷入悲伤的情绪。而积极性的语言能引发个体正面情绪，启发个体正面应对潜能，更容易使患者看到希望，增强抗击疾病的信心。

5.鼓励的技巧

（1）什么是鼓励　鼓励，即激发、勉励，使振作。患者生病后难免情绪低落、消极悲观，特别是危重症、疑难杂症的患者更容易沮丧、愤怒、消极、焦虑甚至抑郁。医护人员的鼓励能使其振作，调动其积极性，激发其与疾病作斗争的勇气和信心。因此，护理人员应掌握鼓励的技巧，积极发挥语言的治疗作用。

（2）该怎么去鼓励

1）及时肯定　善于发现患者为治疗和康复所付出的努力，当其遵医嘱合理营养、睡眠休息、早期康复锻炼时，当患者病情有所好转时，我们都要及时肯定和表扬患者。医护人员的肯定和表扬常常能够产生异于他人的激励效果，增强患者康复的信心，激发患者康复的内驱力。

2）及时激励　在护理工作中，鼓励性语言是对患者的心理支持，应在患者出现负性情绪前及时鼓励患者。例如，鼓励新入院的患者积极配合治疗："我们科很擅长治疗这种疾病，有着非常丰富的经验，患者康复效果都很好，您积极配合也能很快康复的"；鼓励病程中期的患者坚持治疗："治病得有个过程，这个过程就是过五关斩六将，只要闯了五关，斩了六将，就到达胜利的彼岸了，咱们继续努力"。

3）设定目标　与患者一起设定康复的短期目标和长期目标。设定康复目标能够激发患者逐步战胜疾病的信心。长期目标需要数周或数月才能实现，可为患者指明方向。而短期目标在一周或更短时间内就能达成，其实现会使患者体会到康复的成就感。短期目标实现过程中，我们要及时肯定和鼓励患者，如："您经过不断努力，已经能够下床了，这就是咱们的阶段性胜利！"

4）鼓励患者时需避免的事　鼓励患者时，避免没有实际内容而泛泛地说"你真棒"，这会让人感觉不真诚。避免患者之间的相互比较，比如"别人可以，您也一定可以"，这会徒增患者压力，也容易激起患者不满。

6.说服的技巧

（1）什么是说服　说服，即用充分的理由劝导，使人信服。在护理工作中，经常会遇到患者对治疗、检查、护理、饮食、生活作息、医院规章制度等的不理解、不配合。护理人员需要耐心地对患者进行说服，使其改变看法、观点以及某些行为。

（2）该怎么去说服

1）了解对方，从患者利益出发　当患者出现情绪暴躁、不配合等情况时，护理人员应去了解对方的看法。只有深入了解患者的感受和观点，才能找到问题的要害和说服患者的关键点。然后，从患者利益出发说服患者，让患者感到我们是为他考虑、替他着想。例如，有的化疗患者不理解为什么每周都要抽血，抽血时不配合，此时就需要预先向其解释抽血是为了监测血常规从而保护患者，患者理解后就会配合治疗。

2）诚恳耐心，让患者理解自己　与患者交流沟通时，一味地讲大道理、讲规章制度容易引起患者反感。此时，耐心诚恳且清晰地说出自己的想法，反而更容易得到患者的理解和配合。例如，病房不允许家属在非探视时间探视，我们不能一味强调"这是医院的规定"，这样容易引起患者情绪抵抗；如果我们耐心诚恳地解释限制探视的原因，就更容易让患者或家属接受。

3）变换方式，考虑患者自尊心　患者有小错误时，不要当众指出，可找机会单独沟通，让其认识到不足并加以改正。

4）阐释准确，易于患者理解　说服患者前，先理清我们要表达什么内容，避免因为自己没有想清楚而讲不清楚。然后思考表达方式，即如何清晰且富有逻辑地阐述要表达的内容，用患者易于理解的语言说出来。

四、任务实施

（一）基础任务

1.目的　完成一次完整的护理治疗性交谈过程，在交谈过程中展现良好的职业素养和人文关怀能力。

2.实训内容

案例：王某，女，65岁，2型糖尿病患者，因"血糖控制不良"收治入院。内分泌科刘护士是王某的责任护士。刘护士计划开展一次交谈，以提高患者血糖控制的自我管理水平。

任务：

（1）责任护士为交谈做准备工作。

（2）为营造良好的交谈氛围，责任护士介绍交谈的目的、内容、形式和所需时长。

（3）责任护士运用沟通的基本技巧开展交谈。

（4）责任护士运用恰当的沟通技巧结束交谈。

案例解析

3.实施方法

（1）课前学生分组，做好角色分配。

（2）小组讨论、设计案例，进行情景模拟训练。

（3）分组展示。

（4）学生与教师共同评价。

（二）任务提升

1.目的 从语言沟通方式多样化的视角，设计并完善患者的健康宣教方案。

2.实训内容

案例： 王某，女，65岁，2型糖尿病患者，因"血糖控制不良"收治入院。内分泌科刘护士是王某的责任护士。刘护士针对如何提高患者血糖控制的自我管理水平，采用面对面交谈的方式进行了健康宣教。过后，刘护士发现，虽然已经做过健康宣教，王某仍然会时不时地询问饮食控制方面的问题，例如"刘护士，我记不清楚上次您跟我讲的内容了，我餐后能不能吃香蕉""刘护士，我能不能喝八宝粥"。刘护士开始反思：为什么患者没有很好地掌握健康宣教的内容？我该怎样完善健康宣教方案？

案例解析

任务： 从语言沟通方式多样化的视角，帮助刘护士完善健康宣教的沟通方式。

3.实施方法

（1）课前学生分组，做好角色分配。

（2）小组讨论、设计案例，进行情景模拟训练。

（3）分组展示。

（4）学生与教师共同评价。

五、知识测评

1.护士进行小组交谈时，为了达到良好的交流效果，最佳小组人数为（　　）人

A. 1~2　　　　　　　　B. 3~7　　　　　　　　C. 8~10

D. 10~15　　　　　　　E. 16~20

2.护理治疗性交谈的目的不包括（　　）

A.促进健康　　　　　　B.预防疾病　　　　　　C.恢复健康

D.减轻痛苦　　　　　　E.拉近距离

3.下列不属于治疗性交谈谈话内容的是（　　）

A.解决患者的医疗费用纠纷问题　　　　B.患者如何正确控制血糖

C.患者术后康复运动的计划　　　　　　D.患者术前如何减轻焦虑

E.患者居家锻炼计划

4.在倾听患者说话时，错误的做法是（　　）

A.全神贯注　　　　　　B.及时反馈　　　　　　C.不保持目光接触

D.耐心倾听　　　　　　E.双方保持合适的距离

5.下列属于开放式提问的是（　　）

A.您今天早上解大便了吗？　　　　　　B.服药后，您还疼吗？

C.明天您就能出院了，您知道吗？　　　D.您早饭后多久开始胃疼的？

E.您胃疼的具体感受是怎样的？

6.下列谈话中，属于共情的是（　　）

A.不用担心，医生都很棒！

B.我理解您，如果换做是我，我也会紧张的。

C.与其他手术相比，您这个手术算小手术，不用担心。

D.别紧张，手术会百分百成功的。

E.如果您感到紧张，我们可以播放音乐放松一下。

7.患者，男，60岁，诊断为中、晚期食管癌，患者知晓病情后情绪低落，护士对其进行安慰。下列交流中，不合适的是（　　）

A.我们已经成功治疗了上千例患者，相信我们！

B.您担心的是什么，可以跟我说说吗？

C.您还这么年轻就得了这个病，确实挺可惜的。

D.周三是病友交流会，您一起来听听他们康复的经历吧。

E.我们刚有个60岁的患者出院了，手术特别成功，恢复得也很好。

8.患者，女，33岁，明天要接受乳腺癌手术，但患者焦虑不安，情绪低落。护理人员应该怎么鼓励她？（　　）

A.没事的，不要想太多，咱们积极治疗！

B.隔壁阿姨80多岁了，她都能扛得住，您也一定能行！

C.您还这么年轻就得了这个病，确实挺可惜的。

D.勇敢一些，我们一起面对。

E.我们科很擅长治疗乳腺癌，有着非常丰富的经验，患者康复效果都很好。您可以跟我说说您的顾虑吗？

9.患者家属自带微波炉，拟在病房使用。护理人员应如何说服家属？（　　）

A.我们这里规定，病房不能随意使用电器。

B.使用电器很危险，请您配合。

C.别人都不允许使用，我们不能单独为您开绿灯。

D.在病房使用电器可能会引发电路短路，容易引起火灾造成伤亡事故。您看我去医生办公室给您热一下饭，可以吗？

E.我理解给您带来了不便，但使用电器很危险，我们不能允许。

10.下列不属于治疗性交谈的四个阶段的是（　　）

A.准备与计划阶段　　　　　B.交谈开始阶段　　　　　C.交谈展开阶段

D.交谈结束阶段　　　　　　E.约定下次交谈阶段

六、检查评价

依据护理岗位所需职业能力、护理专业教学标准、护士职业资格考试大纲、1+X老年照护职业技能标准等评价依据，可由学生、同伴、小组、教师进行多元评价（表5-2）。

表5-2　语言沟通在护理工作中的应用能力考核评估表

班级	学号		姓名			总分	
考核项目及内容		评价	个人评价	同伴评价	小组评价	教师评价	
准备与计划阶段	物品齐全	5					
	案例分析充分	5					
交谈开始阶段	自我介绍正确，姿态大方，表情自然	5					
	介绍了交谈的目的、内容、形式和所需时长	5					
	营造愉悦、理解、信任、和谐的护患氛围，拉近护患关系，激发患者谈话欲望	5					
交谈展开阶段	自然切入主题	5					
	紧密围绕交谈提纲进行交谈	5					
	恰当运用沟通技巧	5					

续表

考核项目及内容		评价	个人评价	同伴评价	小组评价	教师评价
交谈结束阶段	总结交谈内容	5				
	询问患者是否还有疑问	5				
	约定下次交谈时间与地点	5				
	表达感谢	5				
	恰当结束交谈	5				
综合评价	小组完整展示情景模拟内容	5				
	氛围友好、亲切，能够让患者感到舒适和被尊重	10				
	积极倾听患者的需求和意见，并能够充分理解和回应患者的问题和情绪	10				
	传递信息的准确性和清晰度	10				
合计		100				

总结	1.任务完成情况描述
	2.存在问题描述
	3.心得体会

任务三　非语言沟通在护理工作中的应用

PPT

一、任务描述

正确应用非语言沟通技巧与不同患者进行有效沟通，从而更好地了解病情，为患者提供高质量的护理服务。

二、任务分析及准备

（一）任务分析

1.重点　掌握非语言沟通的主要形式。

2.难点　掌握非语言沟通的原则和应用技巧。

微课

（二）任务准备

1.护士准备　服装整洁、得体。

2.用物准备　所需道具、桌椅。

3.环境准备　训练室内整洁明亮、环境安静，按照模拟场景布置房间。

三、知识学习

非语言沟通是人际沟通的重要方式之一，许多不能用语言来形容和表达的思想感情可以通过非语言沟通的形式来表达。非语言沟通行为在沟通中可以起到支持、修饰、替代和否定语言行为的作用。对于医务人员来讲，了解不同非语言沟通的含义，一方面有助于理解患者非语言沟通行为所传达的信息，另一方面也有助于把握自己的非语言沟通行为对患者的影响。护理人员正确运用非语言沟通技巧，对于协调护患关系、提高护理质量都有着积极的影响。

（一）非语言沟通的含义

非语言沟通是借助非语言符号（如仪表、动作、神情等）来传递信息、交流思想、表达情感的社会交往活动。日常交际中约60％的信息是通过伴随口语的眼神、表情、手势、身体的动作以及笑声、哭声、叹息声、呻吟声等来表达的。非语言沟通是语言沟通的自然流露和重要补充，能使沟通信息的含义更明确、更圆满。非语言沟通是人际沟通的重要方式之一，并贯穿人们生命的全过程。如胎儿在母体中就开始通过触觉和听觉器官了解母亲，在学习有声语言之前就已经开始进行非语言沟通。

非语言沟通方式在临床护理工作中发挥着不可替代的作用。护士需要掌握非语言沟通的特点、规律及其作用，密切观察和正确理解患者及家属的非语言行为反应，为其提供更有效的护理服务，提高医疗护理质量。

（二）非语言沟通的类型

根据非语言符号的表现形式、来源，非语言沟通分为动态语言、静态语言、辅助语言和类语言四大类别。

1.动态语言　人际交往时，动态无声的身体动作可传达有效信息，如点头、打手势、抚摸、拥抱、行礼等，可以使沟通更加形象具体。

2.静态语言　主要包括容貌修饰、衣着打扮、风度仪表、时间空间等。在人际交往过程中，交往双方的着装打扮、空间环境都处在相对静态的环境中，对沟通起着重要作用。

3.辅助语言　是指伴随语言而出现的音调高低、声量大小、节奏快慢、抑扬顿挫，甚至停顿、犹豫等非语言信息，其在交际过程中与语言相辅相成，对沟通有一定影响，可展示个性、情感，突出重点，渲染沟通氛围。

4.类语言　是指有声音但没有固定含义的语言。在日常交际中，经常使用的形式有咳嗽、呻吟、叹息、哭泣、笑声等，这些符号虽没有特定含义，但却能传递特定的信息。

（三）非语言沟通的特点

1.真实性　非语言沟通往往比语言沟通更能够表露并传递信息的真实含义。在语言沟通中，对于词语的选择人们可以有意识地控制，而非语言行为常常是无意识的，越是无意识地表露，其真实性就越强。也就是说，语言信息可能会"言不由衷"，但非语言信息却常常是"真情流露"。例如一个人说他毫不畏惧，他的手却在发抖，那么我们更相信他内心是害怕的。护士在观察患者病情时，可以通过非语言沟通掌握更真实的病情信息，为治疗和护理提供依据。

2.直观性　人类所接收的信息80%来自视觉，非语言沟通因为被看到、触摸到和体会到，更直观、更鲜明，所表达的意思比语言行为更接近事实。如治愈出院的患者紧握医护人员的手，虽未开口说话，但感激之情展露无遗。

3.广泛性　在人类沟通过程中，非语言沟通具有简便快捷的优越性，只要人们开口说话，不管是否意识到，大都会运用非语言辅助口语传情达意。例如在临床工作中，患者在叙述病情时通常会辅以手势，如用手指着自己的头说"我这里很疼"，用手揉着膝盖说"只要一动，这里就不舒服"等。非语言沟通在护患沟通中使用频率高、范围广，是任何其他一种辅助性交际手段所不及的。

4.通用性　对于不同年龄、性别、地域和民族的人们，有些非语言沟通方式是可以通用的。例如用哭泣表达痛苦和悲伤的心情，用笑来表达愉快、高兴和喜悦的心情，用愁眉苦脸表示苦恼。护士懂得了非语言沟通的通用性，就可以更准确地了解患者的心理动态。

5.差异性　非语言沟通在不同民族、地区和文化背景中既有通用性也有差异性。例如同样是用拇指和示指构成的"O"型手势，因所处的语境和文化背景不同，就会产生意思完全不同的解释，在中国和法国表示"零"，在讲英语的国家表示"OK"。因此，非语言沟通必须在交往双方共同认知的范围内，符合交往双方的文化背景、生活习惯和个性特征等因素。

6.情境性　非语言沟通与沟通情境密切相关，同样的非语言符号在不同的情境中含义不尽相同。例如同样是拍桌子，可能是"拍案而起"，表示怒不可遏；也可能是"拍案叫绝"，表示赞赏至极。沟通过程中要结合当时的交往情境和其他同时出现的沟通行为(如表情、眼神或语言)，方能确定在人们的沟通行为中非语言沟通的意义。

（四）非语言沟通的主要形式

非语言沟通的表现形式有表情、眼神、形体动作、身体接触、姿势以及服装的选择、时间与空间的使用等，这些都可以通过人的视觉、听觉、触觉、嗅觉等感知渠道来传情达意，可以概括为以下四大类。

1.动态非语言　动态非语言沟通是动态无声的，以身体的动作表示"意义"，如通过点头、打手势、抚摸、拥抱等人体部位的协调活动来传达人物思想的一种沟通方式。常用的动态非语言沟通包括以下几种。

（1）目光语　目光是人际沟通中的一个重要载体，目光可以折射出一个人的精神世界，表达一个人的思想情感，甚至语言都难以表达的微妙情感也可以用眼睛表达出来。目光语与其他非语言信号相比是一种更复杂、更深刻、更富有表现力的信号，运用不同的目光，可以传递不同的信息。因此，护理工作中护士应善于通过患者的目光来判断其心态，同时要学会使用目光传达不同的信息、情感和态度。护士可以通过与患者的目光接触，给患者以安慰和鼓励，表示尊重对方并愿意去听对方的讲述，了解对方的满意度、对方对谈话是否感兴趣以及还有没有继续沟通的必要等。人际交往中，目光沟通要考虑目光注视的区域、方向和时间等。

1）目光注视的区域　与交往对象沟通时，目光注视对方不同的身体部位，传递的信息也不尽相同。社交过程中目光大体在对方的嘴、头顶和脸颊两侧等范围活动较好，给对方一种舒适的、很有礼貌的感觉。目光范围过小会使对方有压迫感，目光范围过大则会显得散漫、随便。目光可按注视人体的区域来分类，具体见表5-3。

表 5-3　目光注视的区域

区域	种类	意义
注视额头	公务注视	表示严肃、认真，适用于极为正规的公务活动，凝视区域以两眼为底线、额中为顶角形成的正三角区内。注视这个区域会使洽谈显得严肃认真，可用于术前谈话等场合
双眼至双唇	社交注视	表示亲切温和，是社交场合面对交往对象所用的常规方法。与他人交谈时注视这个区域，能让对方产生一种平等轻松的感觉，从而创造一种良好愉快的氛围
注视双眼	关注型注视	表示关心、重视对方，多用于劝导、劝慰对方，但时间不宜过久，不宜超过10秒
身体任意部位	随意型注视	是对他人身体的某一部位随意一瞥视。可表示注意，也可表示轻蔑、敌意
眼部至胸部	近亲密型注视	是亲人、恋人、家庭成员之间的凝视区域。凝视区域从双眼到胸部之间，多带有亲昵爱恋的感情色彩。表示亲近、友善，多用于关系密切的男女之间
眼部到裆部	远亲密型注视	适用于注视相距较远的熟人，不适用于关系普通的异性

2）目光注视的方向　眼神的变化能够准确地传递某种信息。不同的目光注视方向表达不同的含义，一般视线向下表现出父母对子女、长辈对晚辈、上级对下级的爱护、爱怜与宽容等；保持平视则是基于理性与冷静思考或评价的成人交往状态；而视线向上表示尊敬、敬畏和撒娇等，不可随便使用。具体见表5-4。

表 5-4　目光注视的方向

种类	方向	意义
平视	视线水平，也称正视	一般适用于在普通场合与身份、地位平等的人进行交往，表示尊重
侧视	位居交往对象一侧，面向对方，平视对方	是平视的一种特殊情况，它的关键在于面向对方，否则即为斜视对方，那是很失礼的
仰视	抬头向上注视他人	表示尊重、敬畏，适用于晚辈对尊长
俯视	低头向下注视他人	一般用于身居高处之时，可对晚辈表示宽容、怜爱，也可对他人表示轻蔑、歧视
环视	有节奏地注视全场	表示重视、礼貌、一视同仁，护理查房时可采用
斜视	双眼偏向一侧注视他人	表示轻视、反感、没兴趣，护士忌用
盯视	目光一直注视对方	可表示出神、挑衅，不宜多用
眯视	眯着眼睛注视	可表示仇恨、鄙视、轻视、调情、轻佻
他视	交谈时不看对方	害羞、心虚，注意力不集中、不高兴、无聊、不友好、不尊重，交谈中禁忌

3）目光注视的时间　在人际交往中，注视对方时间的长短也是沟通信息的重要指标。长久注视是失礼行为，也可认为是挑衅行为。刚看一眼就闪开会被认为是做贼心虚、诚心不足、说谎话怕被人识破。长久不注视是一种冷落对方、不重视对方、对对方的谈话不感兴趣的表现。例如，注视对方的时间约占全部相处时间的1/3，表示友好；注视对方的时间约占全部相处时间的2/3，表示关注，比如听报告、请教问题时；注视对方的时间不到全部相处时间的1/3，往往意味着对其瞧不起或没有兴趣；注视对方的时间超过全部相处时间的2/3，往往表示可能对对方抱有敌意，或是为了寻衅滋事，或者对对方产生了兴趣。

4）护患沟通目光交流技巧　在护患沟通过程中，护士应正确应用目光交流技术，特别注意注视的角度、部位和时间。

①注视角度：护士注视患者时，最好是平视，以显示护士对患者的尊重和护患之间的平等关系。在沟通过程中，护士可根据患者所处的位置和高度，灵活借助周围地势来调整自己与患者的目光，尽可能与患者保持目光平行。护士与患儿交谈时可采取蹲式、半蹲式或坐位，与卧床患者交谈时可采取坐位或身体尽量前倾，以降低身高等。

②注视部位：护患沟通时，护士注视患者的部位宜在社交凝视区域，即以双眼为上线、唇心为下

顶角所形成的倒三角区内，使患者产生一种恰当、有礼貌的感觉。如果注视范围过小或仅盯住患者的眼睛，会使患者产生紧张、不自在的感觉；注视范围过大或不正眼对视患者，则会使患者产生不被重视的感觉。

③注视时间：护患沟通过程中，护士与患者目光接触的时间应不少于全部谈话时间的30%，也不超过全部谈话时间的60%；如果是异性患者，每次目光对视时间应不超过10秒。长时间目不转睛地注视对方是一种失礼的表现。

（2）微笑　是社交场合中最有吸引力、最有价值的面部表情，是人类独有的体态语，广泛适用于世界各地。发自内心的微笑是真诚、自然、适度、适宜的，可以有效缩短人与人之间的心理距离，给对方留下美好的第一印象。对患者来说，微笑胜过千言万语，可以大大缩短护患之间的距离，从而减少患者的心理压力，消除护患之间的陌生感和恐惧感。

1）微笑在护理工作中的作用

①优化护士形象：微笑是人内在修养的外在表现形式，是心怀善意、心理健康、精神愉快的标志，可以美化形象、提升个人气质。善于交际的人在人际交往中的第一个行动就是面带微笑。

②改善护患关系：微笑具有使强硬变得温柔、使困难变得容易的魅力。护士发自内心的善意的微笑，很容易拉近患者与医务工作者之间的距离，消除患者对医务人员的防备心理，化解护患之间可能出现的矛盾，改善护患关系。

③促进护患沟通：微笑是有效沟通的法宝，医务工作者通过微笑可以在医患之间、护患之间、同事之间、上下级之间缩短心理距离，使对方感受到尊重和理解，建立起相互的关怀、信任和支持。

④传达情意：在护理工作中，护士微笑能使患者感觉心情舒畅，感受到来自护士的关心和尊重，能帮助患者重新树立战胜疾病的信心。

2）护士微笑的艺术

①真诚：一个友好、真诚的微笑能够向他人传递许多信息，能够使沟通在一个轻松的氛围中展开。真诚的微笑可以反映一个人的高修养和待人至诚。只有发自内心的、真诚的微笑才能真正打动他人的心。

②自然：发自内心的微笑应该是心情、语言、神情与笑容的和谐统一。护士自然的微笑能够为患者送去生的希望，增强其与疾病斗争的勇气。

③适度：微笑要适度，应根据交往对象、交往情境和交往目的恰当使用。护士对患者的微笑应包含关爱与尊重，学会面带真诚的微笑回答患者提出的各种问题。

④适宜：生活中的微笑应该是得体、适宜的，不是在所有场合都要微笑。如果患者处在病痛发作期，承受着极端的身心痛苦，医护人员与患者沟通时不宜微笑。

在临床工作中，微笑是最佳润滑剂，医护人员恰当的微笑既可以美化自身形象，也可以缓解患者的焦虑和紧张情绪，使其感受到被尊重、理解、关心和友爱。

（3）触摸　是通过接触抚摸的动作来表达情感和传递信息的一种行为语言。恰当的友善触摸可以使人心情愉悦，改善人际关系，还可以促进儿童生长发育，增强人体免疫系统的功能，有益于机体健康。常见的触摸形式主要有抚摸、握手、依偎、搀扶以及拥抱等。

1）触摸的作用

①有利于儿童的生长发育：触摸对儿童的生长发育、智力发展及良好性格的形成具有明显的刺激作用。根据医学临床观察，常在母亲怀抱中的婴儿生长发育较快，睡眠好，很少哭闹，抗病能力强；相反，如果缺少这种身体接触，孩子就会处于"皮肤饥饿"的状态，造成食欲减退、烦躁不安、智力下降、性格缺陷，甚至出现孤僻、攻击性强等异常行为。

②有利于改善人际关系：有句话叫"握手言和"，那么，为什么有矛盾或争执的双方用握手表示和好呢？这是因为在人际沟通过程中，双方在身体上相互接受的程度是情感上相互接纳水平最有力的证明。

③有利于传递各种信息：身体接触可以快速而准确地传情达意。如多年未见的好友不期相遇时的紧紧拥抱，传递的是两人关系密切的信息；护士用手触摸高热患者的额部，传递的是护士对患者关心和对工作负责的信息。

2）触摸在护理工作中的应用

①评估和诊断健康问题：护士可以采用触摸方式对患者的健康状况进行评估。如患者主诉腹胀疼痛时，护士可以通过触摸患者腹部了解是否有压痛、反跳痛和肌紧张等。

②给予心理支持：触摸是一种无声的安慰和重要的心理支持，可以表达关心、理解、体贴、安慰。产妇分娩疼痛时，护士通过抚摸产妇腹部或握住产妇的手等触摸方式，可以使产妇感到安慰并感觉疼痛减轻，有利于分娩进行。患者焦虑害怕时，护士可以采用触摸向患者表达"我在你身边""我在帮助你""你不用害怕"等信息，以减轻患者的恐惧，使之情绪稳定。

③辅助治疗：近年来，一些国家开始将抚触疗法作为辅助治疗手段。研究发现触摸能激发人体的免疫系统，使人的精神兴奋，减轻因焦虑、紧张而引起的疼痛，有时还能缓解心动过速和心律不齐等症状，有一定的保健和辅助治疗的作用。

3）触摸的注意事项　受文化背景因素的影响，人们对触摸的理解、适应和反应程度是有差异的。触摸可以产生积极的作用，也可以引起消极的反应。因此在采用触摸方式时，应考虑被触摸对象的性别、年龄、文化背景以及被触摸的部位等诸多因素。护士在运用触摸方式时，应注意以下几点。

①根据沟通场景选择触摸方式：只有与环境场合相一致的触摸才能起到良好的效果。如患者家属被告知亲人病危时，护士握住患者家属的手或将手放在患者家属的肩膀或手臂处，多可以起到较好的安慰作用。

②根据沟通对象选择触摸方式：从我国的传统习惯来看，同性之间比较容易接受触摸方式，而对异性应持谨慎态度。护理工作中，女护士对女性患者可通过触摸方式更多地表示关心，年轻女护士在护理男性老年患者时可适当采用触摸方式，而护理幼小患儿则无须过多顾虑性别。

③根据双方关系选择触摸方式：只有交往双方的关系达到一定程度后，才会情不自禁地采用触摸方式。关系一般的朋友见面，多选择礼节性的握手方式；而关系密切的朋友除了握手之外，还会选择拥抱、拍肩、拉手等方式来表达见面时的激动情感。

④根据文化背景选择触摸方式：不同的文化背景对于触摸的接受程度不同，如西方国家男女之间可采用拥抱、贴面等方式表示友好，而在我国异性之间主要通过握手方式表示友好。在选择触摸方式进行沟通时，应注意观察对方的反应并及时进行调整。护理工作中使用触摸的原则是不要让被触摸的对方感到威胁或被侵犯，避免使用做作、尴尬或不自然的触摸方式。

（4）手势语　手是人类运用最广泛的器官之一，在非语言沟通中的作用也是巨大的，是身体动作中最重要、最容易被关注的部分。手势是人的两只手及手臂所做的动作，其中双手的动作是手势的核心，手势是体语中最丰富、最有表现力的举止。在泄露感情的隐私上，手的表现是最无顾忌的，它以不同的动作，配合讲话者的语言，传递讲话者的心声。在聋哑人群体中，手势被上升为手语，是他们最主要的交流方式。

1）手势语的分类

①情意手势：是可以表达情感的一种手的动作，可以使抽象的情感更加形象具体化。例如拍手鼓掌表示热烈欢迎和衷心感谢，摆手表示拒绝或否定，挥拳表示愤怒、抗议，搓手则表示焦虑或恐惧。

对于绝望痛苦的患者，护士可以轻轻地握住他的手，给予心理上的安慰和精神上的支持。

②象征手势：主要表达较为复杂的情感和抽象的概念，有特定所指，也具有普遍性。常用的象征手势包括"OK"手势、"V"形手势、拇指手势和小指手势等。

③指示手势：是指用来引导来宾、指示方向或物品位置的手势。常用的有引导手势、方向手势、致意手势和介绍手势。

④象形手势：主要用来指示事物的方位或描述事物的形状。比如手指前方，向问路的人说"就在前面"，或者用手比画某人的大体身高和身形。

2）手势语运用的注意事项

①自然适度：手势使用不宜过多过频，手势的幅度也不宜过大或过小，应自然流畅，否则会给人不稳重甚至轻浮的感觉，应与语言沟通内容相辅相成。

②清晰明了：手势应与沟通内容相结合，起辅助语言表达、突出重点、衬托主题、增强语言信息准确度的作用。

（5）首语 是指运用头部动作、姿态来交流信息的非语言符号，能简洁明快地表达人们的意图和反应，其中，点头、摇头、仰头、低头是最基本的头部动作。使用首语时应注意把握时机和力度、幅度，让对方正确理解。

1）点头 可以表示肯定、认同、承认、赞成的意思，也可以表示理解、事先约定的特定的信号等。

2）摇头 一般表示拒绝和否定的意思。

3）仰头 有思考和犹豫的意思。

4）低头 一般表示沉思、羞愧、认错，被指责或被批评时也常会不由自主地低头。

2.静态非语言 静态非语言沟通是相对于动态非语言沟通来说的，例如衣着、妆容、人际距离、空间位置、环境等都处于相对静态中，这些静态语言对沟通起着关键性的作用。静态语言包括空间效应、时间控制、环境布置和仪容仪表。

（1）空间效应 在人际交往中，每个社会人都有一种人际空间要求，表现在空间距离和个人隐私两个方面。任何一个人都需要在自己的周围有一个自己能把握的自我空间，但每个人需要多大空间距离的情况是千差万别的，不能一概而论。每个人在自己心理上限定的空间感觉，必然决定着自己与他人之间的空间距离。在不同的场合、面对不同的人，我们应把握空间距离的尺度，以免使他人不适、自己不安。尊重人们这种对物理隐私（距离）的需求，有利于缓解心理压力、提高生活质量，这对来医院就诊的患者更为重要。

1）人际距离 指个体之间在进行交往时通常保持的距离，这种距离受到个体之间由于相容关系不同而产生的情感距离的影响，此种因情感亲疏而表现出的人际间距离的变化，在心理学上称为人际距离。人际距离也可以作为认知他人之间的关系的判断依据。人际距离分为四个层次，即亲密距离、个人距离、社会距离和公共距离。

> 💡 **考点提示**
> 人际距离

①亲密距离（0.5m以内）：适用于关系亲密者，以及医护人员抢救患者、护理患者。

②个人距离（0.5~1.2m）：适用于亲朋好友、同事、医务人员与患者交谈时。

③社会距离（1.2~3.5m）：适用于正式社交、公务活动以及医务人员讨论病案、交班、查房等。

④公众距离（3.5m以上）：适用于做报告、演讲、授课时。

护理工作中人际距离的注意要点如下。A.满足个人空间需要：患者在住院期间，也希望能有自己的私人空间，从而保护个人隐私。若为单人病房，就方便很多；若为多床位病房，可用床帘将个人领域空间进行限定，以满足患者个人空间需求。B.满足个人隐私需要：护理患者时需要进行解释说明，必要时关闭门窗、屏风遮挡。C.把握有效的人际距离：护理人员工作时应注意人际空间距离，体现对患者的尊重与礼貌。

2）界域语　是通过人在交往时所处的位置及其变化来传递信息、表情达意的一种无声语言。巧妙运用界域语能畅通信息传播、协调人际关系，形成良好的情感交流氛围，促进双方的沟通和交流。人们对位置的选择与彼此间关系、沟通目的有关（图5-1）。

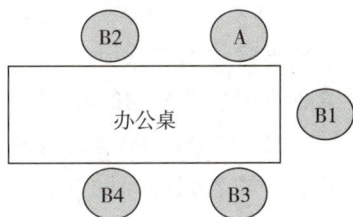

图 5-1　座位的界域语

①汇报谈心式：B1与A，适用于医护人员与患者之间的谈话或者向上级汇报工作时。

②友好信赖式：B2与A，常用于关系密切的好友或者是上司与员工谈心。

③防范竞争式：B3与A，多用于谈判，也见于人际关系紧张时。

④互不相关式：B4与A，多用于公共场所，如图书馆、餐厅中以及陌生人之间的交往等。

护士在与患者沟通时，应根据交往的内容、交往场合和交往对象选择适宜的界域语，以产生最佳的沟通效果。

（2）时间控制　护理工作是一项连续性的工作，需要同行们通力协作才能完成。遵时守约、按时交接班以及准时参加案例讨论会、晨会等是尊敬他人的表现，也是自我良好素质的展示。

（3）物理环境　包括房间结构、室内布局、绿化、光线、温度、噪声、整洁度、隐蔽性等，不仅影响人的心情，也影响沟通的频率和效果，甚至传递出非常重要的信息。舒适安全、安静整洁的空间环境有利于保护患者隐私，适用于护患之间的沟通。护士要创造良好的医疗环境，以满足患者治疗康复的需要。

（4）仪容仪表　在人际交往中，仪容仪表往往能以一种直观的方式明显地传达出一个人的内在文化素养和审美情趣以及身份、地位、经济实力等信息，也能表现一个人的心理特征、社会特征和对交往对象的态度。在护理工作中，护士美好的仪容、端庄的仪态以及得体的服饰既能为患者带来视觉上的美感，也能增加患者心理上的安全感，并体现护士对患者的尊重和重视。

3.辅助语言　是指说话过程中的语速、语调、音量、音质等要素，是语言表达的一部分，对语言表达起辅助作用，同样的语言文字，表达时语速、声调、音量、音质不同，其传递的意思可能截然相反。

（1）语速　是人类特有的语言表达特征，指人们在使用词汇表达或传播信息时，单位时间内所包括的词汇容量。个体的语速受文化、环境、个人思维和表达能力等方面的影响，一般来讲，同一句话甚至同一个字在表达时如果语速不同，传递的信息也不同，例如人们在欢快、着急、激动时语速快，而失望、哀痛、悲伤时语速慢。语速的快慢是由谈话内容和谈话人的思想感情变化所决定的，直接影响语言交际的效果。沟通过程中应根据谈话的场合、内容、对象而采用相应的语速，该快则快，该慢则慢，有快有慢、变化适当，如实地表达出谈话人的心情。在正常情况下，处于平静的语境中时，应用中速谈话；当处理紧急公务和突发事件时，则用快速表达；表示慰问、哀悼时，说话宜用慢速。

（2）语调　指说话的腔调，即一句话里声调高低、抑扬轻重的配置和变化。语调意义就是说话人用语调所表示的态度或口气。一句话的词汇意义加上语调意义才算是完全的意义，同样的句子，语调不同，意思就会不同，有时甚至会相差千里。

（3）音高　高音更具权威、自信，但也有恐惧、惊奇或气愤的含义；低音则显得不够自信，与愉快、烦恼及悲伤情绪相联系。一个人激动时往往声音高且尖，语速快，音域起伏较大，并带有颤音；而悲哀时又往往语速慢，音调低，音域起伏较小，显得沉重而呆板。

（4）重音　是指说话时为了突出主题、表达思想、抒发情感而对句中的某些词语加以突出强调的音，语言沟通时重音位置不同，语义也会随之发生变化。护士在临床工作进行健康指导时，可根据患者的理解接受能力加重某些关键词，起强调或提示作用。

4.类语言　是一种伴随性语言，它指有声而无固定意义的语言外符号系统，包括咳嗽、呻吟、叹息、笑声、哭泣等。患者的类语言可以传递病情变化信息，提醒医护人员正确进行医疗和护理活动。

（五）非语言沟通的作用

非语言沟通在人际交往中的作用是丰富多彩的，它可以使语言沟通表达更生动、更形象，也更能真实地体现心理活动的状态。一般来说，非语言沟通在人际交往中有以下五种作用。

1.表达情感 非语言沟通可以传递情感和情绪，人们的喜怒哀乐都可以通过表情、体态等直接表现出来。如老朋友相见可以通过紧握对方的双手、紧紧拥抱对方来表达相见时的激动心情。在护患沟通过程中，医护人员可通过微笑表达对患者的关心，鼓励患者战胜疾病；患者通过紧皱眉头、唉声叹气，表达出内心的恐惧和痛苦。

2.验证信息 非语言沟通可以起到验证和确认语言信息的作用。护士与患者之间会通过对对方非语言信息的留意观察，证实和判断语言沟通信息。如焦急等待肿瘤切片报告的患者，会通过医护人员进入病房时的面部表情获得一些线索，预感即将得到的信息的性质。医护人员在观察患者时，也是通过注意其语言和非语言信号表达的信息是否一致来掌握其真实的病情和心理状况。

3.替代补充 在特定环境场景下，非语言沟通可替代语言使沟通双方获得信息，如在抢救患者时，医护人员通过目光或点头等非语言行为进行沟通，获得是否配合治疗的信息。这时的非语言符号代替语言来表达信息，但是，这种替代是有条件的，必须是在同样文化氛围或是普遍被人们认同的规则下才能应用，否则会影响沟通效果。非语言沟通还可以填补、增加、弥补语言沟通时的某些不足、损失或欠缺，如护士在与发热的患者交谈时轻轻触摸患者的额头，既可以体现护士对患者的关心，也可以更准确地了解病情。

4.改善关系 非语言沟通可以显示和改善交往双方的关系。例如护士靠近患者坐着进行交谈，显示双方平等的关系；护理人员发自内心的微笑可以化解矛盾、改善关系；而淡漠的表情、生硬的语调则传递冷漠和疏远的关系。

5.调节互动 是指用非语言沟通来协调和控制人与人之间的言语交流状态。调节动作主要有点头、摇头、注视、转看别处、皱眉、降低声音、改变体位等。它可以从不同侧面调节信息的交流，动态帮助交谈者控制沟通的进行。如护士在为患者进行健康教育时，患者眼睛却看着其他地方，提示患者对交谈的内容听不懂或不感兴趣，此时护士应及时转换话题或暂时停止交谈。

（六）护理工作中非语言沟通的基本要求

非语言沟通广泛存在于社会生活和工作过程之中，如果使用得当，能够对信息的传递、情意的表达起到有益的作用；反之，则会给我们的工作和生活带来不利影响。在护理工作中以及与服务对象沟通过程中，非语言沟通的基本要求如下。

1.尊重患者 护理工作中不仅语言上要尊重患者，肢体动作、面部表情等非语言行为也要体现对患者的尊重，言行统一。

2.适度得体 非语言沟通常常直接影响服务对象对医务工作者的信任程度，影响医患、护患良好关系的建立。医务工作者要学习良好的非语言沟通技巧，恰当地使用非语言沟通。如护患沟通过程中，护士的仪态要落落大方，表情语言要亲切自然，举止动作要礼貌热情，服饰穿着要符合工作需要和行业的规范要求等。

3.因人而异 在与患者的沟通过程中，要充分考虑不同患者的特点，采用不同的非语言沟通方式，以保证沟通的有效性。

四、任务实施

（一）基础任务

1.目的 正确应用非语言沟通技巧与患者进行有效沟通。

2.实训内容

案例：李女士，40岁，因便血2个月入院。结肠镜检查：降结肠与乙状结肠交界处见菜花样肿块。诊断：结肠癌。予以肠道准备，等待手术治疗。护士小吴为患者做肠道清洁。她携带灌肠用物轻轻走进病房，先为李女士介绍灌肠的目的，告诉她灌肠中怎样配合，然后拉上围帘，协助患者将臀部移到床边，垫上治疗巾，将肛管润滑后轻轻插入患者直肠，一边插管，一边观察患者反应。液体灌完后，又搀扶患者如厕，如此反复进行，直到灌肠结束。

案例解析

任务：请分析：小吴在为患者灌肠过程中应用了哪些非语言沟通技巧？

3.实施方法

（1）发布内容，学生讨论，写出讨论结果。

（2）学生与教师共同评价。

（二）任务提升

1.目的　让学生能正确运用非语言沟通技巧与不同患者进行沟通。

2.实训内容

案例：小王是新上任的护士长，平时工作积极主动，办事效率高。这天小王刚上班，电话铃就响了，她一边接听电话一边记录。这时，患者老李来到护士站，想要询问自己的病情，而小王接完电话后又往外拨电话。好不容易等到打完电话，老李准备和她讲话，她头也不抬，一脸严肃地问他有什么事，老李刚要回答，小王又忙着接听下一个电话，老李摇摇头无奈地走了。

案例解析

任务：讨论：小王在对待老李的事情上有什么不妥？正确的处理方式是什么？

3.实训方法

（1）每4人为一组，讨论案例中不恰当的非语言沟通形式，纠正并确定正确的非语言沟通形式。

（2）每组中，两人进行角色扮演，另外两人观察，之后交换练习。

（3）随机抽取一个小组进行表演，其他同学观看并指出不足。

（4）教师归纳总结。

五、知识测评

1.非语言沟通的主要媒介不包括（　　）

　　A.表情　　　　　　　　　B.眼神　　　　　　　　　C.文字

　　D.手势　　　　　　　　　E.姿势

2.下列不属于护士的非语言性沟通的是（　　）

　　A.倾诉　　　　　　　　　B.触摸　　　　　　　　　C.沉默

　　D.人际距离　　　　　　　E.面部表情

3.下列护士的面部表情和情境中，不正确的是（　　）

　　A.迎接新患者时面带微笑

　　B.面对疼痛的患者时保持微笑

　　C.为患者做操作时面色镇定

　　D.与紧张、焦虑的患者交谈时保持微笑

　　E.与患者交流时经常注视患者

4.触摸应用于辅助疗法时，主要作用是（　　）

　　A.镇痛　　　　　　　　　B.止咳　　　　　　　　　C.降低体温

　　D.促进血液循环　　　　　E.缓解心动过速

5.初产妇，正常阴道分娩，第二产程时宫缩频繁，疼痛难忍，痛苦呻吟。此时护士最恰当的沟通方式是（　）

　　A.劝其忍耐　　　　　　B.默默陪伴　　　　　　C.抚摸腹部

　　D.握紧产妇的手　　　　E.投以关切的目光

6.患儿，女，3岁，因急性淋巴细胞白血病入院。在与患儿沟通时，护士始终采用半蹲姿势与其交谈，此种做法主要是应用了沟通技巧中的（　）

　　A.倾听　　　　　　　　B.触摸　　　　　　　　C.沉默

　　D.目光沟通　　　　　　E.语言沟通

7.患者，男，28岁，主诉腹痛、腹泻2天，以急性胃肠炎收入院。护士遵医嘱为其进行静脉输液，操作过程中护士使用的主要非语言沟通形式是（　）

　　A.触摸　　　　　　　　B.眼神　　　　　　　　C.仪表

　　D.手势　　　　　　　　E.表情

8.使用呼吸机的患者常常用手势和表情与护士传递交流信息，此时的非语言行为对语言具有（　）

　　A.补充作用　　　　　　B.替代作用　　　　　　C.驳斥作用

　　D.调整作用　　　　　　E.修饰作用

9.某护士准备为一个幼儿进行抗生素静脉输液治疗，幼儿感到害怕。为减轻幼儿的恐惧，该护士正确的做法是（　）

　　A.走过去，立即抱起幼儿，使母亲放松

　　B.抱起幼儿去游戏区

　　C.给幼儿喜欢吃的食物

　　D.将幼儿抱起，使其感到舒适

　　E.先与幼儿母亲交谈，使幼儿熟悉陌生人

六、检查评价

依据护理岗位所需职业能力、护理专业教学标准、护士职业资格考试大纲、1+X老年照护职业技能标准等评价依据，可由学生、同伴、小组、教师进行多元评价（表5-5）。

表5-5　非语言沟通在护理工作中的应用能力考核评估表

班级　　　　　　　学号　　　　　　　姓名　　　　　　　总分

考核项目及内容		评价	分值	个人评价	同伴评价	小组评价	教师评价
实施前准备	仪容仪表符合职业形象		20				
	情景设计合理，内容完整、充实、客观，实施过程条理清楚、合理，具有创意和创新性						
	物品齐全，准备充分						
手势语	手势语自然亲切、频率适度，不僵硬，不刻板		10				
目光语	注视部位及时间恰当，热情友好		10				
辅助语言	辅助语言应用正确，内容符合场景		15				
首语	首语使用时机、力度和幅度得当，通俗易懂		15				

续表

考核项目及内容		评价	分值	个人评价	同伴评价	小组评价	教师评价
综合评价	小组完整展示情景模拟内容		30				
	具有团队合作精神，态度认真敬业						
	积极参与情景设计						
	姿态大方，举止规范正确						
	表情自然，沟通时有目光交流						
	语言礼貌，表述准确、流畅，语气热情、语调轻柔、语速适中						
	能结合实际尽量满足服务对象的需求；接待过程中热情、亲切、自然大方、得体；展示良好的个人修养和职业风貌						
合计			100				
总结	1.任务完成情况描述						
	2.存在问题描述						
	3.心得体会						

任务四　与特殊患者的沟通

PPT

一、任务描述

通过学习与儿童患者、老年患者、感觉缺陷患者以及精神障碍患者等沟通的相关知识，能够根据儿童、老年、感觉缺陷以及精神障碍等患者的生理、心理特点，运用合适的沟通技巧进行有效沟通。

二、任务分析及准备

（一）任务分析

在临床护理工作中，护士面对不同年龄以及一些特殊病情的患者时，要充分掌握其所患疾病特点、心理特点等，根据患者的个体情况采取不同的护理沟通技巧，与患者建立良好的护患关系，与不同的患者进行有效沟通，并为患者提供高质量的护理服务，以促进护理工作的进一步开展。

特殊患者包括儿童患者、老年患者、感觉缺陷患者以及精神障碍患者等。与患者沟通的技巧包括语言沟通技巧和非语言沟通技巧。应根据不同患者的生理、心理等特点，运用合适的沟通技巧进行有效沟通。

1.重点　通过学习与老年患者沟通的相关知识，能够根据老年患者的特点，运用合适的沟通技巧进行有效沟通。

微课1

2.难点 通过学习与儿童患者沟通的相关知识，能够根据儿童患者的生理、心理特点，运用合适的沟通技巧进行有效沟通。

（二）任务准备

1.护士准备 服装整洁、得体。

2.用物准备 所需道具、桌椅、床单位。

3.环境准备 训练室内整洁明亮、环境安静，按照模拟场景布置房间。

微课2

三、知识学习

（一）与儿童患者的沟通

儿童处于不断的生长发育过程中，在解剖、生理、免疫、病理、临床表现、预后、心理行为发育及疾病预防等方面都具有与成人不同的特征和特殊需要，且各年龄期儿童之间也存在差异。临床护理工作中与儿童患者的沟通需采用一定的沟通技巧，同时还应注意与患儿家长的沟通和交流。

1.儿童年龄分期及各期的生理、心理特点

（1）新生儿期 从胎儿出生至28天。新生儿器官组织发育不成熟，调节功能差，易发生低体温、黄疸、溶血、感染等健康问题。新生儿具备视、听、嗅、味、触等感觉，其中听、味、触觉发育比较好，视觉发育相对迟缓。新生儿大脑发育不完善，大脑皮质常处于保护性抑制状态，每日睡眠长达20～22小时。新生儿具有愉快与不愉快的情绪体验。

（2）婴儿期 出生28天至1周岁。此期是儿童出生后生长发育最快的时期，但其消化、吸收功能尚不够完善，因此易发生腹泻和营养缺乏。婴儿6个月后开始认生，7~8个月可出现分离性焦虑，14个月达高峰，以后逐渐降低。分离性焦虑指当母亲或照顾者离开时，婴儿会哭闹、追随、恋恋不舍，表现出紧张焦虑情绪、反抗及警惕行为。

（3）幼儿期 1～3周岁。此期是语言发育的关键时期。幼儿模仿性强，智力发育快，要求增多，能独立行走、活动，见识范围迅速扩大，接触事物增多；但缺乏自我识别能力，对各种危险的识别能力不足，容易发生意外创伤。

（4）学龄前期 3周岁至入小学前（6～7周岁）。游戏是学龄前期儿童的主要活动，儿童在游戏中得到成长，并学会与其他孩子交往。儿童求知欲强、好奇、好问，具有极强的模仿能力，主动性增强。此期在心理学上称"第一反抗期"，儿童开始自行其是，不听大人的话。此期患儿的心理活动变得复杂，住院后会产生恐惧及被动依赖心理，患儿担惊受怕、怕打针吃药，常出现哭闹、拒食、压抑、睡眠不安，出现退化和攻击行为。

（5）学龄期 从入小学（6～7周岁）起至青春期开始前。此期儿童的体格发育稳步进行，除生殖系统外，其他系统、器官发育到本期末已接近成人水平；智能发育进一步成熟，求知能力增强，理解、分析、综合能力逐步完善。此期儿童如经历过多的失败和打击，会形成自卑感。学龄期儿童学习负担较重，此期也是形成一个人自信或自卑人格的关键时期。学龄期患儿若脱离校园生活，加上疾病造成的躯体痛苦及心理恐惧，常常感到孤独、恐惧、焦虑和悲伤，长期慢性疾病患儿甚至会出现心理障碍。

（6）青春期 从第二性征出现至生殖功能基本发育成熟、身高停止增长。女孩一般为11～12周岁到17～18周岁，男孩一般为13～14周岁到18～20周岁，但个体差异较大。此期以成熟的认知能力、自我认同感的建立以及同伴之间的相互影响为显著特征。此期由于性激素的作用，生长发育速度明显加快，性别差异显著，外界环境对其影响较大，常引起心理、行为等方面的不稳定。

2.儿童患者的沟通特点

（1）语言表达能力差 不同年龄阶段的儿童，其表达个人需要的方式不同。1岁以内的婴儿语言发育尚不成熟，多以不同音调、响度的哭声表达个人身心需要；1~3岁幼儿说话吐字不清，用词不当，尚不能完全用语言进行准确沟通；3岁以上儿童，语言表达能力逐渐增强，可通过语言并借助肢体语言，表达和叙述某些需要，但容易夸大事实，掺杂个人想象，叙述缺乏条理性和准确性。

（2）认知和分析能力缺乏　儿童的知识能力和经验有限，对事物的认知、对问题的理解有一定的局限性，在理解、认知、判断、分析等环节往往出现偏差，对周围环境和事物缺少正确的认识和估计，容易影响沟通的进展与效果。

（3）父母教养态度和方式对儿童有效沟通的影响较大　如果父母对儿童过度保护，使儿童的人际交往比较局限、接触范围狭窄，不能在广泛的交往中体验他人的情感、意识及价值观等，则会在一定程度上影响儿童与他人有效的沟通。

（4）模仿能力强，具有很强的可塑性　随着儿童智力的发育，思维能力进一步发展，模仿能力增强，他们会模仿身边人的一言一行，认识周围环境。儿童模仿的内容与所处的环境有关，通过有目的性地加以引导，可以获得良好的沟通效果。

3.与儿童患者沟通的技巧

（1）与儿童患者的语言沟通技巧

🔆 考点提示

与儿童患者沟通的技巧

1）主动沟通，取得信任　向患儿及家属主动做自我介绍，询问患儿的乳名、年龄、幼儿园或学校以及他们熟悉的日常情况。在沟通的过程中护士需要面带微笑，亲切地称呼孩子的名字，可称呼"小宝贝""小帅哥"等；也可以这样打招呼："××小朋友，你好！我是护士阿姨××，来和阿姨交个朋友，握握手吧！"

2）选择合适的沟通方式，使用通俗易懂的词汇　采用适合儿童年龄段的语言表达方式，用符合患儿年龄、熟悉的、常用的词句与之交谈，适时地使用幽默技巧，使其能主动接受并配合诊疗和护理。多采用商量、肯定口吻，少用命令、否定或模棱两可的语言如"不行""不能""不许"等。尽可能使用简单、简短和重点突出的句子，避免使用专业的医学术语和省略语等。

3）真诚理解，重视与儿童的交谈　儿童对事物的概念和分析与成人不同，有时显得幼稚可笑。护士不能取笑或敷衍了事，应接受儿童谈话的方式，表示接受与理解，采取重视、诚恳和实事求是的态度，让儿童感到安全并信任医护人员。

4）耐心倾听，体会并分析交谈中的含义　儿童交流时经常会出现叙事不清、语句不连贯、与事实不符等。护理人员要认真倾听，加以分析，理解其表达的含义，不要轻易打断他们的叙述或过早地做出判断，必要时可以应用重复、意译、澄清或总结的方法来核实患儿的想法。

5）注意声音效果，注意交谈的语气、语调、语速和音量　亲切的语气、缓慢而匀速的语速、稳重的声音、适当的音量可引起儿童的注意及反应，带来轻松愉快的感受。儿童对成人交谈的内容有时不能完全理解，他们更在乎谈话的语调、语气。如母亲说话声调提高或速度加快，都会使儿童感到情绪紧张。

6）多用安慰、鼓励、表扬性语言　儿童是一个特殊的群体，应多安慰、表扬、鼓励，让他积极协助配合治疗，同时也减少治疗过程中产生的不良情绪。多用"你今天看上去好多了""谢谢你，你真勇敢"等鼓励性的词语。对患儿的每一次配合，要注意赞美，及时给予表扬和鼓励。如在发药时说："宝贝今天自己吃的药啊，越来越棒了！阿姨发给你一朵小红花"。又如肌内注射和静脉注射治疗前后，患儿都比较惧怕，看见护士推治疗车去病房，就开始哭闹、乱踢乱动。此时，护士应先鼓励患儿，说他（她）是一位坚强、勇敢、不怕疼痛的好孩子，同时请他给病友做榜样，完成注射后，可给小礼物等作为奖励。这些话语可以使患儿得到安慰和鼓励。

7）注意保护隐私　与儿童沟通需要保护其隐私，即使年龄小，也有其个人世界。面对外部世界，他们需要宁静的自我空间进行幻想。

（2）与儿童患者的非语言沟通技巧

1）面带微笑，采取合适的体态　微笑有助于缓解患儿紧张情绪，增加交流的主动性。与儿童交谈时，应下蹲面对儿童，身体前倾，视线在同一水平，并保持适当的目光接触。这样可让他们感觉到护士对交谈内容感兴趣以及愿意听他们谈话，可维护其自尊，促进交流。

2）适时触摸　触摸可以让婴幼儿感到安全与舒适，可使不安的患儿安静下来、消除紧张情绪，还可缓解患儿的"皮肤饥饿"。护士可通过搂抱、抚摸患儿头部、轻拍其上肢和背部，来满足其爱抚的需求。护士应用触摸时，应注意部位、强度和持续时间等。

3）善用工具　护士可制作色彩鲜艳、易于理解的图片、文字资料与患儿进行沟通。

4）利用多种沟通技巧　游戏和绘画可以转移患儿的注意力，减轻疾病带来的痛苦，让儿童身心愉悦。护士可以通过游戏了解患儿的就医感受，评估患儿的身体状况、智力和社会发展水平等。绘画可以表达儿童对家庭、医院、治疗的感受，可以使患儿的情绪得到宣泄。护士可根据患儿的年龄和心理发展阶段安排适当的活动，通过与患儿一起做游戏、讲故事、绘画，促进相互了解，拉近彼此之间的距离，给患儿创造一个轻松愉快的环境，使之消除因就医或疾病带来的恐惧和焦虑等不良情绪。

（3）与各年龄段儿童的沟通技巧

1）新生儿期、婴儿期　易哭闹，通过啼哭表达生理需求。4周至5个月的婴儿，对人的声音和面孔有特别的反应，容易微笑。6个月后的婴儿出现分离性焦虑，护士要善于应用触摸，可轻拍、抚触、搂抱、轻轻摇动婴儿，使他安静下来。进行语言沟通时，应面带微笑、话语温柔，目光与婴儿接触。另外，尽可能地让母亲陪伴在患儿身边，使其获得安全感。

2）幼儿期　是语言发育的关键时期，智力发育快，活动范围扩大，对危险的识别能力不足。护士应多与患儿交流，可建议家长将家中的玩具带到病房，护士进行护理操作时可用患儿喜欢的玩具分散其注意力，用其喜欢的东西进行奖励，这些行为均能很好地取得患儿的信任。

3）学龄前期　鼓励患儿做游戏和绘画，游戏、绘画可以分散患儿的注意力。护士可以用毛绒动物、卡通玩具、木偶、积木、有声互动玩具和患儿做游戏，如"给布娃娃听诊""给小熊打针"等，通过这些游戏可以让患儿获得一些治疗的相关知识。另外，可鼓励患儿绘画，表达内心世界，宣泄疾病带给患儿的痛苦和压力。

4）学龄期　有极强的求知欲和想象力、创造力，是形成一个人自信或自卑人格的关键时期。护士在工作中，可让患儿了解疾病的一些知识、检查治疗的目的、如何配合等，鼓励患儿表达感受和需要，并尽量给予满足。护士可利用榜样故事激励儿童，分享一些励志故事，分析故事中的人物，并询问患儿听故事后的感受，如"你最喜欢故事里哪个人物""如果是你，你也会这么做，是吗"，从而使患儿建立战胜疾病的信心，积极配合诊疗工作。

4.与患儿家长的沟通　因儿童患者的特殊性，护士应充分理解家长并取得其配合，与患儿家长进行有效的沟通，使家长更好地支持治疗和护理工作。

护士可先进行自我介绍，然后鼓励家长详细叙述患儿病情经过以及既往的健康状况。护士应态度和蔼、语言温和，耐心听取，不轻易打断，理解家长因患儿患病而产生的焦虑，并给予适当的安慰，然后根据需要给予必要的提示和引导，以获得详尽、确切、全面的资料。在交谈时，注意不要对家长的某些观念、价值观抱有成见和进行评价、批评，也应避免用暗示的语气引导家长提供护士所希望的材料，否则可能使资料失去真实性和可靠性。

（二）与老年患者的沟通

随着我国社会的老龄化，老年人口会越来越多，老年人将是今后护理工作的重要对象。根据《中华人民共和国老年人权益保障法》第2条，凡年满60周岁的中华人民共和国公民都属于老年人。随着衰老的进展，老年患者的生理、心理和社会文化等方面都会发生较大的变化，形成一个特殊的沟通交流群体，具有与其他人群不同的沟通特点。护理人员必须了解老年患者的身心特点，掌握老年患者的沟通特点和适当的沟通技巧，从而更好地满足老年患者的沟通需求，提供优质的护理服务。

1.老年患者的心理特点

（1）孤独 离开工作岗位，生活由紧张、有序转向自由松散，信息不通、家庭小型化等，均可使老年人感到孤独。一旦生病，这种孤独感就会加强，表现为悲观、抑郁、失落等负性情绪。

（2）沮丧 老年患者的抗病能力下降，身体恢复比年轻人慢，易患多种慢性疾病，如糖尿病、冠心病、高血压等。慢性病病程长，大多持续终身，导致老年人产生沮丧心理。

（3）退化 老年人患病后，其情感和行为表现与其真实年龄相比显得幼稚，俗称"老小孩"，表现为性格乖僻、固执，对周围事物反应迟钝，不易合作，依赖性强。

（4）失落 在离开岗位之前过着繁忙充实的职场生活，特别是离退休干部，他们大多有一段辉煌或值得骄傲的时光。当他们患病卧床或由于疾病导致肢体功能障碍，需要人照顾时，易产生失落感及无用的心理。

（5）多疑 老年患者由于组织器官功能减退导致视听力下降，知识观念陈旧、落后，加上新时代的观念、生活方式的冲击等诸多因素，老年患者容易产生多疑的心理。

（6）药物依赖和抗药 由于疾病迁延不愈、深受慢性病折磨，老年患者易产生药物依赖心理和抗药心理。药物依赖心理指患者特别迷信某种药物；抗药心理指患者长期服用某种药物效果不理想、药物反应大，因而产生的惧怕心理。患者会擅自停药或将药物扔掉。

2.老年患者的沟通特点

（1）感觉功能减退 随着年龄的增长，老年人的视、听觉等各种感觉功能逐渐减退，特别是听力逐渐减退，有的完全丧失听力，失去接收信息的能力。视、听觉等感觉功能的减退会降低老年人与他人的沟通能力。

（2）理解力和记忆力减退，反应迟钝 老年人因为机体老化，可发生记忆力减退、注意力不易集中，理解力下降，思维上越来越迟钝，对外界的反应也越来越淡漠，久而久之还会出现情绪抑郁、小脑萎缩、老年痴呆等疾病。这些因素会影响老年人与他人的沟通交流效果，甚至无法进行正常的沟通。

（3）思维的变化 不易接受新事物。老年人的观念是在过去长期生活经历中形成的，稳固持久，加上患病后出现沮丧、失落、退化、多疑心理，有时对一些新的治疗护理工作不理解，不易说服，导致沟通困难。

（4）情感与意志的变化 老年人的情感和意志因社会地位、生活环境、文化素质的不同而存在较大差异。老化过程中的情感活动是相对稳定的，即使有变化也是生活条件、社会地位变化所造成的，并非年龄本身所决定。

3.与老年患者沟通的技巧

（1）与老年患者的语言沟通技巧

1）尊重 与老年患者交流时，要满足他们对尊重的需求。被人尊重包括被人认可、受重视、有一定的地位和尊严。老年患者社交能力降低，对尊重的需要更为迫切。尊重体现在细节中，如：主动打招呼，倾听他们的诉说，中途不打断谈话，克服交流中的障碍，使老年人感到受重视。

2）共情 护士应学会共情的技巧，主动与老年人沟通。多询问老年人的想法，体会老年人隐藏在话语背后的感情。在老年人表达观点后，不争辩、不做负面评判让老年人感觉到被接纳。交谈中提出建议时，应说"如果我遇到您老这样的问题，我觉得……更好"。

💡 **考点提示**

与老年患者沟通的技巧

3）选择适合老年人的沟通方式

①适宜的称呼：恰当的称呼体现对老年人的尊重，可称呼"某老""您""老人家""爷爷""奶奶"等。可根据对方职业称呼，如"某大夫""某老师"等。在执行"三查七对"需要称呼他们的姓名时，要在姓名后加上尊称，如"是李丽老师吗"。

②选择恰当的沟通话题：先了解老年人的脾气、喜好、过去的生活和工作情况等，投其所好，寻找其喜爱的话题，如家乡、亲人、年轻时发生的事情、电视节目等。避免提及老年人不喜欢的话题，以免对其造成不良刺激，引起情绪波动。

③减少干扰：老年人很容易受噪声影响，沟通时，注意将环境中的干扰降到最低，如关闭电视等。

④近距离、面对面语言沟通：老年人常常有视力、听力的减退，在交谈时需要同时看到讲话人的表情和口型。因此，远距离与老年人交谈会出现信息接收不全、接受信息错误等问题。除此之外，还应尽可能选择老年人熟悉的方言，并酌情选用一些有年代特色的用语来激发老年人的兴趣。

⑤语言更加简洁，适当重复：注意语句简短、通俗，尽量一次交代一件事情，以免引起老年人的混淆。对重要的事情，有必要重复交代，直到老年人理解、记住为止。必要时可用书面记录提示或告知家属。

⑥语音清晰，音量加大：应保证语音清晰，适当提高音量，确保老年人能听清楚。

⑦放慢语速，给予思考时间，重视反馈信息：老年人的听力、视力、理解力、记忆力差，反应迟钝，沟通的关键是护士要适应老年人的"慢节奏"。交流时要放慢语速，观察老年人的理解程度；给予老年人反应、思考的时间，切忌催促；重视反馈信息，了解老年人是否听懂，必要时多重复几遍，以保证他们能够理解。一个问题清楚后，再继续下一个问题的交谈。与使用助听器的老年人交谈，需要检查助听器的位置是否正确、工作是否正常。

⑧书面沟通：针对老人健忘，可根据具体情况，在给老年人口头讲述时，准备一份同样内容的书面文本，便于老年人及家属理解。书面沟通的语言应通俗简洁，文字应使用大号字体。对关键的词句应加以强调和重点说明（如选用不同的字体、颜色等）。用词浅显易懂，尽可能使用非专业术语。运用简明的图表或图片来解释必要的过程。合理使用小标签，如在小卡片上列出每日健康流程该做的事，并且贴于常见的地方以防记错或遗忘。

4）转移话题　交谈中如果出现不愉快的局面，或老年人情绪有变时，不要极力劝说老年人，应以陪伴为主，可以转移话题，选择老年人喜欢的话题来分散其注意力。

5）提示、总结　老年人容易迷失在自己复杂的叙述中，尤其是听力和记忆力不太好的老年人，交谈中及时提示、交谈后总结可以帮助老年人更好地讲述。

（2）与老年患者的非语言沟通技巧

1）倾听与眼神交流　护理人员应保持脸部表情柔和，保持亲切自然的眼神交流，交谈时耐心倾听、及时回应，避免视线游移不定。

老年人有回忆过去的习惯，会多次诉说过往事情，而且会对同一事件反复讲述。当其他人对这些表现出兴趣时，老年人会产生自豪、成就感，并对倾听者产生亲切和信赖感。在时间允许的情况下，护士倾听老年人的讲述是对其心理最大的安慰，能帮助老年人改善情绪，减少绝望和孤独，提高生活满意度。

2）适时触摸　不同形式的触摸能传递不同的信息，如握手、抚摸身体适当的部位使老年人感到关怀和慰藉。应选择适宜的触摸位置，最容易被接受的部位是手，其次是前臂、上臂、肩部。头部是大部分老年人不愿意被触摸的部位，应慎重。

在护理工作中，触摸的方式很多。如：老年人痛苦和悲伤时，紧握老年人的手；在下床不便时的牵手、拉手、搀扶。触摸时需评估双方关系的亲疏以及年龄、性别、种族、文化背景等，选择合适的时机和部位，并注意老年人对触摸的接受程度。如触摸后老年人表情僵硬、肌肉紧张，则表示接受困难；

如表情自然、舒适，表示能够接受。不要在老年人不知道你在他身边的情况下触摸，以免惊吓老年人。

　　3）身体姿势　当言语无法准确交流时，可适时有效地运用身体姿势进行辅助表达。比如，对于使用轮椅代步的老年人，注意不要俯身或利用轮椅支撑身体来进行沟通，而应选择坐或蹲在其旁边，并维持双方眼睛在同一水平线，以利于平等地交流与沟通。同样，若老年人无法用口头语言表达清楚，可鼓励他们以身体语言来辅助表达，以利于双向沟通。日常生活中能有效强化沟通内容的身体姿势有：挥手问好或再见；伸手指出物品所在地，指认自己或他人；模仿和加大动作以表示日常功能活动，如洗手、刷牙、梳头、喝水、吃饭等。

（三）与感觉缺陷患者的沟通

1.感觉缺陷患者的特点

　　（1）传递信息障碍　感觉缺陷者因自身的生理缺陷，与人交流时会出现不同程度的传递信息障碍，在患病时不能及时、准确地表达真实需要。如失语症患者不能用语言正确地表达和传递信息。

　　（2）接收信息障碍　人从外界环境接收各种信息时，绝大部分信息是由视觉、听觉渠道输入。如果视觉、听觉等感觉器官受损，将直接影响沟通双方语言和非语言信息的传递和理解，从而影响沟通效果。

　　感觉缺陷患者有不同程度的传递、接收信息障碍，为了交流的便捷，必要时使用封闭式交流沟通技巧，让患者用"是"或"否"来回答问题，或者让患者用眨眼、手指运动来做简单的"是"或"否"回答。护士与感觉缺陷患者沟通时，要有耐心、注意观察、给予充足的时间，让患者去理解、反馈。

2.与感觉缺陷患者沟通的技巧

　　（1）与听觉障碍患者的沟通技巧

　　1）环境　选择安静的环境，避开探视时间。

　　2）沟通方式　护士与患者应面对面直接沟通，放缓语速、张大口型，增加非语言沟通信息的比例，必要时采用书面语言沟通，具体沟通方式如下。

> 💡 考点提示
>
> 与感觉缺陷患者
> 沟通的技巧

　　①来到患者身边，可轻轻地接触或拍拍患者，让患者知道护士的到来。

　　②与具有残余听力的患者进行沟通时，应面对患者，在其看到护士的面部和口型时，再开始说话。交谈时护士可靠近患者，必要时贴近患者外耳。护士说话时适当提高音量，避免大声喊叫，要有耐心，不能着急或发怒。

　　③增加非语言沟通信息的比例，如：目光交流、表情、手势、手语、握手、拥抱等，以弥补因患者听力受损引起的沟通障碍。

　　④对听力严重受损者，尤其是聋哑患者，应采用图片、卡片、书写板、书面资料等进行沟通，弥补口语交流的不足。

　　⑤适当地使用手语：手语是用手势比量动作，根据手势的变化模拟形象或者音节以构成的一定意思或词语，它是听力障碍或者无法进行语言沟通的人互相交际和交流思想的一种手的语言。对于听力障碍的人，手语是主要的沟通方式。护士应学习一些日常简单的手语知识，掌握一些简单的手语，从而更好地与患者进行交流。

　　（2）与视觉障碍患者的沟通技巧

　　1）采取有声语言进行沟通　沟通前，护士应告知患者自己的姓名及所处的位置。沟通时对于周围发出的声音或声响，护士要及时加以解释说明。患者视力差，护士进出病房应告诉患者，以免突然出现而惊吓到患者。

　　2）近距离交谈　与尚有残余视力的患者沟通时，应面对患者近距离交谈，尽可能地让患者看到自己的表情。

3）给予患者足够的反应时间　与患者交谈时，语速应慢、语调平稳，多给患者思考的时间，使患者充分理解后再做回答。

4）语言表述具体，指示方位清楚　如应说"我站在你的右侧""我把水杯放在你右边的床头桌上"，而不是"我把水杯放在那儿了"；应说"在你左前方两步远的地方有把椅子，别碰到了"，而不是"小心，前面有把椅子"。

5）做好解释工作　这对于完全看不见的盲人非常重要，为患者提供服务前，应向患者做详尽的解释，让患者清楚面对的一切，减少恐惧不安。

6）鼓励患者表达个人感受　视觉障碍患者容易出现焦虑、烦躁和抑郁心理，医务人员应尊重患者，在说话的语气、语调上体现出对患者的礼貌和尊重。耐心与患者沟通，鼓励患者表达个人的感受。

（3）与失语患者的沟通技巧

1）手势语　对于失语的患者，可以教授一些常用的手势语。如：上竖大拇指表示大便，下竖小指表示小便，张口表示吃饭，手掌上、下翻动表示翻身，手掌捂住前额表示头疼，手掌捂住胸口表示胸痛，手掌来回在前胸移动表示胸闷，手掌来回在腹部移动表示腹胀等。护士应反复讲解示范，直到患者记清楚为止，最后检验患者是否能掌握运用。

2）实物图片　适用于与听力、理解障碍患者交流。用一些实物图片让患者与他人进行简单的交流，可以让患者表达需要、得到帮助，解决实际生活问题。可以自制一些常用物品如茶杯、碗、便盆、便壶、人头像、病床等的图片，反复教他们使用。如：手拿茶杯图片表示要喝水，手拿碗图片表示要吃饭，女患者手拿便盆图片是要大便或小便，男患者手拿便盆图片是要大便、拿便壶图片是要小便，手拿人头像图片表示头痛，手拿病床图片表示要翻身。

3）文字书写　对于无书写障碍的失语患者，护患双方采用文字书写的形式交流沟通。沟通前，护士须准备好书写板、便笺簿、签字笔等。

（四）与精神障碍患者的沟通

精神疾病的病程长、治疗难度大，精神症状的出现会给精神疾病患者带来不同程度的痛苦体验，患者在治疗过程中消极情绪比较突出。因此，医护人员应从语言、行为等方面给患者以积极的教育和影响，应同情、理解患者，主动接触和沟通，了解其病情变化和心理需求，帮助其积极治疗以早日康复。

1. 精神障碍患者的特点　精神障碍患者的认知、情感和意志行为偏离正常，大多自知力缺乏，不能正确认识和评价自己，社会功能受损，严重影响沟通能力和人际关系的维系。

（1）认知障碍　认知是人脑接收外界信息并将其转换成内在的心理活动，是获取和应用知识的过程。精神疾病患者的认知障碍会导致患者自知力的损害，使患者不能认识到自己患病，因此拒绝甚至反抗治疗，导致沟通困难。

（2）情感障碍　是以情感或情绪改变为主的精神障碍。由于精神障碍患者的异常思维，患者情绪不稳定，喜怒无常、变幻莫测，加上疾病的影响，常常自卑、自责、自罪，导致沟通困难。

（3）行为障碍　精神障碍患者由于精神活动异常，其行为也偏离正常。精神障碍患者的行为如言谈、书写、表情、动作等常常不能被人理解，因此与其沟通就变得困难。

2. 与精神障碍患者沟通的技巧

（1）与精神障碍患者的语言沟通技巧

1）选择适合的沟通方式

①规范的称呼：根据精神障碍患者的年龄、性别、习惯等给予恰当的称呼，不论患者的症状如何，都应像对待正常人一样称呼。不可轻视、戏弄患者，或任意给患者取绰号。

💡**考点提示**

与精神障碍患者沟通的技巧

②熟悉病情，善于选择和引导话题：熟悉患者的病情，包括发病的原因、过程、症状、诊断、治疗、注意事项等；了解患者的详细情况，以患者的兴趣、爱好、生活、工作等为话题开始交谈，启发患者叙述护士需要了解的内容。精神障碍患者思维活动异常，谈话时经常偏离主题，护士应适时地引导。

③交谈方法灵活多样：交谈时采用开放式的沟通方式，避免使用封闭式谈话。提出问题的面要宽，给患者留出回答的空间，给患者诉说病情和心情的机会和时间。如"关于这件事，你能告诉我更多一些吗""你感觉怎么样""您有什么需要我帮助的吗"。护士在提问时注意尊重患者，尽量减少问"为什么"，避免让患者产生被质问的感觉。

④应用同理心，避免发生争论：同理心是指站在对方的角度，体会对方的情绪和想法而思考和处理问题，即换位思考。精神障碍患者思维异常，具有与现实世界相违背的思想、行为，护士要根据具体情况进行沟通，要具有同理心，不可与之争论甚至纠正他们的想法。这样可以让患者情绪稳定并信任医务人员。

2）护士要保持稳定的情绪　护士要加强自身专业修养，保持稳定的情绪。精神疾病患者随时都可能有异常思维和行为，与其沟通时，必须时刻防止患者产生冲动伤人或自伤等行为。遇到患者不合作、冲动、误解，应以冷静稳定的心态说服、制止患者，避免感情用事。

3）与精神障碍患者保持正常的护患关系　应与患者保持正常的护患关系，对患者一视同仁。有的患者由于病态的思想感情，可能会对医护人员产生不正常的情感，应加以注意。与患者沟通时不应谈及有关工作人员的私事，对所有工作人员的名字、履历和住所及其他患者的病情等应加以保密。与异性患者沟通时，一定要有第三者在场，态度要自然、谨慎。

4）尊重患者的人格，同情、关爱精神障碍患者　精神障碍患者是弱势群体，遭人冷落，受人歧视，其心理状态更加敏感，更渴望被尊重、重视。与患者沟通过程中应态度真诚，尊重患者的人格，同情、关心和爱护患者。对患者的合理要求，尽量满足；对不合理的要求，要实事求是、耐心解释说明，不可哄骗或轻易答应一些办不到的事情。

（2）与精神障碍患者的非语言沟通技巧

1）态度温和，表情自然　沟通时，护士态度温和，面部表情自然，用关切、平和的目光注视患者。赞同患者叙述的内容时，可微笑点头表示同意；患者谈及伤感时，可表示同情和理解。

2）善于察言观色　观察患者的情绪变化，注意患者表情、语速、语气、声调、姿态、举动等，以探索患者的心理活动，揣摩患者的"弦外之音"。控制交谈的节奏，适时巧妙转换话题但不让患者察觉，同时要提防患者突发的冲动行为。

3）耐心倾听　精神障碍患者思维迟缓，交谈速度慢，描述问题颠三倒四、抓不住主题，对事物表述不完整，往往脱离现实。尤其是叙述病情时，护士应耐心、安静地倾听，不打断患者的谈话，这样才能对患者的思维异常有更深入细致的了解，才能掌握病情，做好护理工作。交谈完毕，把需要澄清的内容列出重点，再次与患者沟通确认。

四、任务实施

（一）基础任务

1.目的　能根据儿童、老年患者的生理、心理特点，运用合适的沟通技巧进行有效沟通。

2.实训内容

案例1：小美，女，5岁，因"发热39.2℃、咳嗽并咳痰"来儿科发热门诊就诊，医生开具血常规。小美面对穿白大褂、戴口罩和帽子的医护人员，哇哇大哭，怎么也不配

案例解析

合抽血，妈妈无助地看着医护人员，不知道该怎么办。

任务：

（1）说出学龄前期儿童的心理特点。

（2）情景模拟：护士帮助小美的妈妈安抚小美的情绪，让她配合诊疗。

案例2： 李爷爷，73岁，退休前是某公司经理，因冠状动脉粥样硬化、心功能Ⅲ级入院。李爷爷的老伴于5年前去世，子女工作都很忙，很少来看望李爷爷。最近李爷爷经常发呆，有时还会流眼泪，他说人老了真没意思，听不清、吃不下、走不动，还需要人照顾、让人嫌弃。今天护士送来口服药，李爷爷一直都不吃。

任务：

（1）分析导致李爷爷情绪不好的因素。

（2）情景模拟：护士应用语言及非语言沟通技巧与李爷爷沟通，帮助他走出沮丧失落的情绪，并让其愉快地服药。

3. 实施方法

（1）课前学生分组，做好角色分配。

（2）小组讨论、设计案例，进行情景模拟训练。

（3）分组展示。

（4）学生与教师共同评价。

（二）任务提升

1. 目的
正确应用沟通技巧与感觉缺陷患者、精神障碍患者进行有效沟通。

2. 实训内容

案例1： 李奶奶，58岁，聋哑患者，能识字，可以通过文字进行沟通交流。李奶奶需要做胃镜检查，但她自卑，对检查存在焦虑、恐惧、紧张，感到无助。李奶奶进入检查室，护士微笑着与她握手并露出柔和的目光，扶助她躺到检查床上。护士拿来写字板，在上面分别写下"请躺好""勿乱动""不舒服""痛""想吐""还好""有什么情况就在后面打勾"等文字。李奶奶看后，接过护士递的笔，在"还好"后面画了个勾，然后很好地配合检查。整个检查过程中，护士一直通过文字书写与李奶奶交流。检查完毕，李奶奶朝护士伸出了大拇指，护士微笑着点点头，握了握她的手。

案例解析

任务：

（1）说出与感觉缺陷患者的沟通要点。

（2）情景模拟与听觉障碍患者的沟通，并拓展到与视觉障碍及失语患者的沟通。

案例2： 王女士，45岁，精神障碍患者，清晨在病房大声叫嚷，想要去探望她早已过世的母亲。作为护士，如何与她沟通并安抚她的情绪？

任务：

（1）说出与精神障碍患者的沟通要点。

（2）情景模拟：与精神障碍患者王女士沟通。

3. 实施方法

（1）课前学生分组，做好角色分配。

（2）小组讨论、设计案例，进行情景模拟训练。

（3）分组展示。

（4）学生与教师共同评价。

五、知识测评（多选题）

1.与儿童患者的语言沟通技巧包括（　　）

　　A.主动沟通，取得信任

　　B.选择合适的沟通方式，使用通俗易懂的词汇

　　C.真诚理解，重视与儿童的交谈

　　D.耐心倾听，体会并分析交谈中的含义

　　E.注意声音效果，注意交谈的语气、语调、语速和音量

2.与儿童患者的非语言沟通技巧包括（　　）

　　A.面带微笑，采取合适的体态　　　　　　　B.适时触摸

　　C.善用工具　　　　　　　　　　　　　　　D.利用沟通技巧，比如游戏

　　E.利用沟通技巧，比如绘画

3.老年患者具有的特点是（　　）

　　A.孤独、沮丧、失落　　　　　B.多疑　　　　　　　　　C.容易接受新事物

　　D.理解力减退　　　　　E.记忆力减退

4.关于与老年患者沟通，描述正确的是（　　）

　　A.应用共情，主动与老年人沟通

　　B.以其喜爱的话题、过去的工作情况开始交谈

　　C.语言简洁、语速慢

　　D.老年人重复叙述过去的同一件事情时，护士表现出不耐烦

　　E.与老年人交谈过程中，如果出现不愉快的局面或老年人情绪有变，护士需要极力劝说

5.关于与听觉障碍者沟通，描述正确的是（　　）

　　A.手语沟通是听觉障碍者主要的沟通方式　　　B.应面对面直接沟通

　　C.可贴近患者外耳与残余听力者说话　　　　　D.降低非语言沟通信息的比例

　　E.护士与患者沟通时，应放缓语速、张大口型

6.关于与视觉障碍者沟通，描述正确的是（　　）

　　A.告知患者自己的姓名及所处位置

　　B.沟通时，对周围发出的声音不必说明

　　C.语言表述具体，指示方位清楚

　　D.作好解释工作

　　E.与患者沟通时，语速应慢、语调平稳，多给患者思考的时间

7.精神障碍患者的特点是（　　）

　　A.自知力损害，不能认识到自己患病

　　B.具有自卑、自责、自罪心理

　　C.患者思维异常，情绪不稳定

　　D.患者行为偏离正常

　　E.精神障碍患者的行为如言谈、书写、表情、动作等常常不能被人理解

8.关于与精神障碍患者沟通，描述正确的是（　　）

　　A.护士要保持稳定的情绪　　　　　　　　　B.与患者保持正常的护患关系

　　C.尊重、同情、关爱患者　　　　　　　　　D.规范地称呼患者

　　E.对患者的不合理要求，尽量满足

六、检查评价

依据护理岗位所需职业能力、护理专业教学标准、护士职业资格考试大纲、1+X老年照护职业技能标准等评价依据，可由学生、同伴、小组、教师进行多元评价（表5-6）。

表 5-6   与特殊患者的沟通应用能力考核评估表

班级	学号	姓名		总分				
考核项目及内容			评价	分值	个人评价	同伴评价	小组评价	教师评价
实施前准备	仪容仪表符合职业形象			10				
	情景设计合理，内容完整、充实、客观，实施过程条理清楚、合理，具有创意和创新性							
	物品齐全，准备充分							
分析患者特点	分析患者生理、心理、沟通等方面的特点			10				
灵活运用语言沟通技巧	恰当运用语言沟通技巧进行有效沟通			20				
灵活运用非语言沟通技巧	恰当运用非语言沟通技巧进行有效沟通			20				
保证患者安全	沟通过程中注意保证患者的安全、保护患者的隐私、对患者的病情保密			10				
综合评价	小组完整展示情景模拟内容			30				
	氛围友好、亲切，能够让患者感到舒适和被尊重							
	积极倾听患者的需求和意见，并能够充分理解和回应患者的问题和情绪							
	传递信息的准确性和清晰度							
	能结合实际尽量满足服务对象的需求；沟通过程中热情、亲切、自然大方、得体；展现良好的个人修养和职业风貌							
合计				100				
总结	1.任务完成情况描述							
	2.存在问题描述							
	3.心得体会							

知识复盘

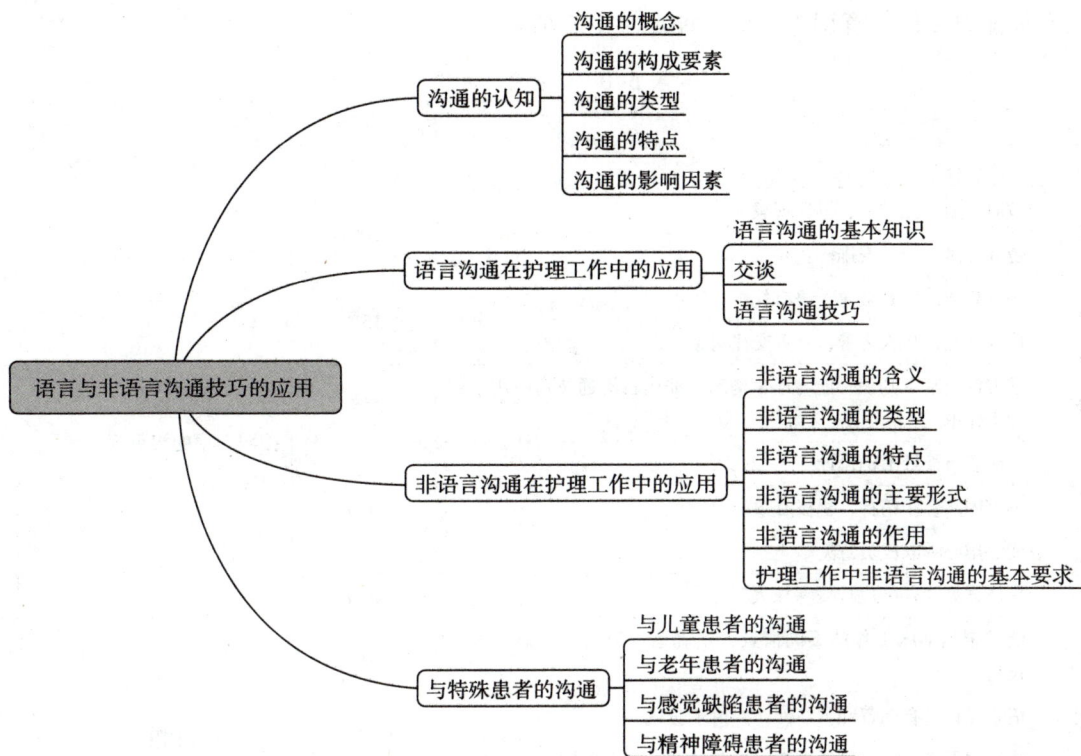

项目评价

（一）任务完成度考核表

表 5-7　任务完成度考核表

项目	内容	要求	权重	分值（100分）
专业知识	沟通基本知识的应用能力	能说出沟通的影响因素；能排除各种影响沟通的因素，进行有效沟通	15%	
	语言沟通技巧在护理工作中的应用	正确应用语言沟通技巧与患者交谈	30%	
	非语言沟通技巧在护理工作中的应用	正确应用非语言沟通技巧与患者沟通	10%	
	与特殊患者的沟通	正确应用语言与非语言沟通技巧与儿童、老年人以及听觉、视觉障碍及精神科患者沟通	15%	
综合素养	成果展示	小组完整展示情景模拟内容	30%	
		具有团队合作精神，态度认真敬业		
		氛围友好、亲切，能够让患者感到舒适和被尊重		
		积极倾听患者的需求和意见，并能够充分理解和回应患者的问题和情绪		
		传递信息的准确性和清晰度		
总分				
备注	专业知识（70%）+综合素养（30%）			

（二）考核评价表

本项目全面考核专业能力和关键能力，结合遵守纪律情况、工作态度、岗位技能、团队合作、成果展示、拓展能力和创新意识等，综合评定学生成绩（表5-8）。

表 5-8　学生考核评价

姓名			日期			
项目	内容		方式	权重	自评	评价
遵守纪律	按时出勤，无旷工、早退现象		10%	以100分为基础，按照六项的权重给分		
	遵守纪律，听从安排					
工作态度	态度热情，认真敬业，语言礼貌		15%			
	待人有礼，与人为善，尊重交往对象					
岗位技能	掌握沟通基本知识，能将语言沟通、非语言沟通技巧应用于护理工作中		15%			
团队合作	积极参与情景案例设计		10%			
	具有团队合作精神，积极有效配合					
	能够虚心听取成员意见					
成果展示	具体详见"任务完成度考核表"		40%			
拓展能力	能够根据临床工作的不同情景，正确运用语言与非语言沟通技巧		10%			
创新意识（附加分）	情景设计具有创意和创新性，并勇于尝试		加分项	以10分为上限		
	能够根据实际情况灵活调整，充分考虑可能出现的各种情况					
总评						
备注	总分=遵守纪律（10%）+工作态度（15%）+岗位技能（15%）+团队合作（10%）+成果展示（40%）+拓展能力（10%）+创新意识					

▶▶ 学习报告 ◀◀

表 5-9　学习报告

学习主题		日期	
学习内容			

续表

学习主题		日期	
反思小结			
教师签字		日期	

（罗芳芳　马瑞英　刘金霞　罗　珊　李馥羽　舒　秦）

项目六　沟通技巧在护理工作中的应用

护理工作既是科学的，又是具有艺术性的。一个具有良好护理修养的护理工作者，能够以良好的精神风貌、温文有礼的举止、高超的沟通艺术投身于护理工作中，真正满足护理服务对象的需求，帮助患者树立战胜疾病的信心，促进患者的康复。

▶▶ 项目描述 ◀◀

本项目包括门急诊、病区、手术室护理工作中的沟通，主要讲述如何与门急诊、病区、手术室患者进行沟通。护理工作要求护士掌握沟通技巧并将其应用于临床实践。通过学习，应能分析门诊、急诊、病区、手术室患者的心理需求，正确应用沟通技巧与患者进行有效沟通，为患者提供人性化的服务。沟通过程中应言谈得体、尊重患者，让患者感到关心、温暖，增加患者的安全感，从而使患者能积极配合治疗和护理，帮助患者早日康复。

假设你是一名护士，试设计不同的场景、人物、病种，情景模拟门急诊、病区、手术室护士与患者的沟通。同时结合老年照护有关内容，思考：若老年人在家中摔倒，导致下肢骨折，如何安全地将老年人转运到医院？

▶▶ 项目目标 ◀◀

1. 知识目标　掌握门诊、急诊、新入院患者及住院、手术室患者的心理需求；理解门诊、急诊、病区、手术室护理工作沟通技巧的相关知识。

2. 能力目标　能分析门诊、急诊、新入院患者及住院、手术室患者的心理需求；在门诊、急诊、病区、手术室护理工作中正确应用沟通技巧。

3. 素质目标　具有安全服务意识及团队合作精神；关爱患者，具有耐心、细心与责任心；在与患者沟通过程中展现良好的职业素养及人文关怀能力，建立良好的护患关系。

任务一　门诊、急诊护理工作中的沟通技巧

PPT

一、任务描述

分析评估门诊、急诊患者的身心需求，正确应用门诊、急诊患者的沟通技巧为患者服务。

二、任务分析及准备

（一）任务分析

门诊是医院面向社会的窗口，是患者就医的第一环节，门诊护士的工作态度、礼仪修养代表着医院的形象。门诊患者救治心切，常表现出急躁、紧张、恐惧、缺乏安全感等消极情绪，容易发生纠纷。因此，护士应帮助患者尽快就诊，并应用沟通技巧为患者创造一个亲切、健康向上的人文环境。

急诊抢救的目的就是在最短的时间内进行有效救治。急诊科服务的特点突出一个"急"字，病情急、心情急、患者急、家属急，患者和家属焦虑不安，容易发生医患纠纷。所以急诊护士在为患者提供及时、快捷的医疗急救服务时，应用技巧进行有效沟通，减少和处理好各种矛盾和纠纷。

1.重点　分析评估门诊、急诊患者的心理需求；正确应用门诊、急诊患者的沟通技巧为患者服务。

2.难点　正确应用门诊、急诊患者的沟通技巧为患者服务。

微课

（二）任务准备

1.护士准备　护士仪容、服饰符合礼仪规范。

2.用物准备　场景道具、桌椅。

3.环境准备　教室、模拟病房。

三、知识学习

（一）门诊护理工作中的沟通技巧

1.门诊患者的心理需求分析　门诊环境复杂，患者多，流动性大。患者到医院后，对陌生的环境会产生无所适从的感觉。候诊、检查、治疗等待的时间过长都会使患者心理负担加重。

患者期望受到重视，急切想见到医生，希望尽早明确诊断，尽快接受治疗。

素质提升 ▶

门诊护士应做到：一到，服务到位；二微笑：微笑服务、微笑接待；三问，问好、问病情、问需要；四心，爱心、热心、细心、耐心；与家属沟通过程中要"您"字当头，"请"字当先，"谢谢"二字不离口。

2.门诊护理工作中的沟通技巧

（1）导诊护士的沟通技巧

1）仪表端庄　上岗时应仪表端庄，着装合适得体。举止大方，态度和蔼、言语得当。导诊护士站、立、行的姿态应符合礼仪标准。

2）主动介绍，接待热情有礼　当患者来医院门诊就诊时，导诊护士要热情迎接，礼貌地自我介绍并给予适当帮助，如"您好，我是导诊护士，您需要我提供什么帮助吗"。遇到病情较重、行动不便的患者，要主动上前搀扶，必要时用轮椅或平车护送和接送。

3）指示明确清晰　患者从挂号、就诊、取药到做各项辅助检查，需要经过几个不同的环节和不同的场所，需要护士的引导和帮助。患者问路时，护士应耐心、详细地说明行走路线和方法，热情为其指示。必要时，应将患者送到目的地。指引时运用合适的指导用语，如"您可以从这里过去，走到头右拐就到了"。

（2）门诊护士的沟通技巧

1）开诊前　应对自己的形象进行修饰，做到着装整齐、精神饱满。做好各项准备工作，为患者提供清洁、安静、舒适的就医环境。

2）主动迎接患者，安排患者就诊　患者前来就诊时，护士应主动打招呼并按号码顺序排列，安排患者就诊。礼貌地告诉患者如"您好！这里是××科诊室，请您把挂号凭证和门诊病历交给我好吗""请坐下来休息候诊"。对来院复查的患者，要尽量安排原诊治医生进行检查，便于治疗效果的连续观察。

3）特事特办，灵活机动　对特殊患者要给予关照，安排其提前就诊，酌情简化就医的程序。如高龄、高热、危重症、临产、赶火车或飞机的患者以及军人均有优先就诊待遇。门诊护士要灵活机动、合理安排就诊的顺序，同时也要注意向其他患者做好解释工作，并征得理解和同意。

4）维持良好的就医秩序　医院就诊患者多，排队时间较长，大多数患者希望尽快就诊，由此会引发许多的矛盾纠纷。护士要处理好这些矛盾和纠纷，维持良好的就医秩序。

（二）急诊护理工作中的沟通技巧

1.急诊患者的心理需求分析　急诊患者发病急，有的患者病情危重，随时可能发生生命危险。患者及家属心情急，希望救治成功，他们把生的希望寄托在医护人员身上。

（1）紧张　由于发病急、病情重、病程短，患者心理承受能力弱，极易产生紧张情绪。

（2）恐惧　患者对疾病缺乏心理准备，处于惊恐状态。

（3）强烈的求生欲　面对突发的急症和意外事故，患者的求生欲十分强烈，这促使患者积极配合抢救，对治疗护理工作有积极的意义。

（4）心理应激障碍　有的患者表现为极度烦躁不安，易产生濒临死亡感、恐惧、无助等消极情绪。

2.急诊护士的素质要求

（1）娴熟的护理技术　急诊护士的技术水平反映医院的整体医疗水平，而且对患者的生命转归起着至关重要的作用。一个合格的急诊护士，必须具有扎实的基础和专科理论知识、精湛的急救技术，才能适应急救医学发展的需要和社会的需求，以应对复杂多变的急诊救护工作，挽救一切可以挽救的生命。

（2）健康的身体素质　急诊护士工作复杂多变，强度高，体力消耗大，随时准备投入急危患者的抢救工作，因此，只有身体健康、精力充沛才能胜任。

（3）良好的心理素质　急诊护士要具备良好的心理素质，养成乐观、开朗、稳定的心态。把紧张的抢救变得得心应手，提高心理适应能力，稳固心理防线，这样有助于专业技能的正常发挥。

（4）沉着冷静、敏捷果断的工作作风　护士在急救的过程中，应当做到急而不慌、临危不乱，处处表现出沉着冷静、敏捷果断的良好应激能力。

（5）高度的法律意识，同情心和责任感　急诊护理工作应严格遵循各项操作常规，牢固树立安全质量第一的法律观念和意识。同时对患者要有高度的同情心和责任感。

3.急诊护理工作中的沟通技巧　根据患者不同病情、年龄、社会背景及经济条件，分析患者的心理特点，进行针对性的沟通。

（1）急诊接待沟通技巧

1）电话沟通　急诊工作具有紧急性、不稳定性的特点。护士在接听急救电话时，态度要真诚，语句要简洁，必须问清对方准确地点、患者病情、有何特殊要求。医护人员要做到心中有数，备齐抢救物品，实施有效急救措施，为挽救患者生命赢得宝贵时间。

2）主动迎接，迅速分诊　对急、危、重症患者及其家属，急诊护士必须主动上前迎接，及时询问，如"您好，您哪里不舒服""您好，您别着急，请您简单谈一下发病的经过"，立即判断病情的严重程度，并迅速安排就诊。

3）具有同理心，安慰稳定患者及家属情绪　在面对不断呻吟或大声喊叫的患者及家属时，不要随便呵斥或表现出不满，而应给予必要的安慰和解释，稳定患者及家属的情绪。如："不要紧张，到了医院，我们都会尽力来帮助您的，您放心。"

4）抓住时机，果断处理　急诊护士应抓住抢救的最佳时机，沉稳果断、忙而不乱；积极配合医生抢救，正确执行各项护理措施。

5）紧急不失礼节，有效沟通，获得真实的病情资料　在与患者及家属交谈时，避免态度生硬。应注意说话的速度和说话的语调，以协商、温和的谈话方式，与患者及家属进行有效沟通。并注意语言的通俗性，尽量不使用医学术语，这样才能获得真实的病情资料。

（2）急诊抢救沟通技巧

考点提示

急诊抢救沟通技巧

1）充分准备，积极配合抢救　急诊护士要随时做好充分准备，保持抢救药品、物品、器材处于完好备用状态，随时准备迎接急诊患者。危重患者就诊后，应迅速开辟"绿色通道"，为抢救生命争取时间。

2）急不失礼，忙而不乱　要做到急而不慌、忙而不乱、稳中求快。急救时，护士应心中有数、临危不乱，始终保持从容礼貌的工作态度。

3）用语简单明确，富有同理心　在抢救过程中，及时安慰稳定患者的情绪，如对患者说"别紧张，我们会尽力为您治疗，我就在您身边""别担心，您现在好多了，好好配合治疗，安心休息"。

4）及时向家属通报患者病情，让家属有心理准备　由于病情急，患者家属没有心理准备，焦虑、坐立不安，常向护士询问有关病情和急救情况。护士应及时、耐心、科学地解答，及时通报患者病情，让家属有心理准备。

5）注意沟通技巧，处理好与家属的关系

①当家属言行过激时，护士应保持沉默冷静：保持沉默并不意味做错了什么，而是护理人员专业素质的体现。急救工作中，医护人员要面对各种急危重症患者，甚至面对抢救无效死亡患者的家属。家属一般很难接受，希望医护人员能挽救他们的亲人，为此难免会有强烈的情绪反应。当家属在言语行为方面表现出不满、冲动时，护士应理解他们的过激行为，保持沉默冷静。待家属情绪平复后，再与家属沟通，解释澄清。

②医务人员要规范言行，避免使用刺激性和冲突性的语言：可以告诉家属"我们正在积极救治，请配合我们"；切勿用"不清楚""烦死了""没希望""慌什么"等恶性语言来刺激他们。医务人员言行稍有不当，就会产生医患纠纷，甚至医护人员的安全会受到威胁。

四、任务实施

（一）基础任务

1.目的　正确应用沟通技巧与门诊患者进行有效沟通，提高护理质量。

2.实训内容

案例：李某，男，45岁，因"胃部剧烈疼痛"来院就诊。

任务：情景模拟导诊、门诊护士与患者的沟通，并在此基础上进行各种情景拓展。

3.实施方法

（1）课前学生分组，做好角色分配。

（2）小组讨论、设计案例，进行情景模拟训练。

（3）分组展示。

（4）学生与教师共同评价。

案例解析

（二）任务提升

1.目的　正确应用沟通技巧与急诊患者进行有效沟通，提高护理质量。

2.实训内容

案例：赵某，女，50岁，因"心前区疼痛、大汗"，家属打电话给急诊科请求派车急救。护士小孙是急诊科护士，今天值班。

任务：情景模拟急诊科护士与患者及家属的沟通，并在此基础上进行各种情景拓展。

案例解析

3.实施方法

（1）课前学生分组，做好角色分配。

（2）小组讨论、设计案例，进行情景模拟训练。

（3）分组展示。

（4）学生与教师共同评价。

五、知识测评

1.门诊护士安排候诊和就诊时，正确的做法是（　　）

A.安排高热患者正常就诊　　　　　　　B.根据医嘱测量生命体征

C.劝慰呼吸困难患者耐心等待　　　　　D.不按病情轻重安排就诊

E.安排年老体弱者提前就诊

2.面对来门诊就诊的患者，不合适的做法是（　　）

A.与患者交流时语言亲切　　　　　　　B.安慰患者

C.与患者沟通时目光随时漂移　　　　　D.尊重患者

E.与患者交流时认真

3.关于急诊护士的工作礼仪，描述不妥的是（　　）

A.充分准备，物品随意放置　　　　　　B.掌握时机，果断处理

C.团结协作，配合抢救　　　　　　　　D.理解患者，给予帮助

E.疏导安慰，健康指导

4.李某，男，50岁，因与家人争吵，心脏病突发，被家属送至急诊科抢救，在监护过程中，突然心跳呼吸骤停。下列行为中，不符合护理礼仪规范的是（　　）

A.护士立即进行胸外按压、人工呼吸　　B.请别人帮忙找医生

C.对于患者家属的紧张慌乱不理睬　　　D.沉着冷静，积极配合抢救

E.必要时给家属进行解释，取得配合和理解

六、检查评价

依据护理岗位所需职业能力、护理专业教学标准、护士职业资格考试大纲、1+X老年照护职业技能标准等评价依据，可由学生、同伴、小组、教师进行多元评价（表6-1）。

表6-1　门诊、急诊护理工作沟通技巧应用能力考核评估表

班级	学号		姓名		总分		
考核项目及内容		评价	分值	个人评价	同伴评价	小组评价	教师评价
实施前准备	仪容仪表符合职业形象		20				
	情景设计合理，内容完整、充实、客观，实施过程条理清楚、合理；具有创意和创新性						
	物品齐全，准备充分						
沟通礼仪在门诊工作中的应用	能分析门诊患者的心理需求		25				
	能正确运用门诊护理工作中的沟通技巧为患者服务						
急诊护理工作中的沟通技巧	能分析急诊患者的心理需求		25				
	能正确运用急诊护理工作中的沟通技巧为患者服务						

考核项目及内容	评价	分值	个人评价	同伴评价	小组评价	教师评价
综合评价	小组完整展示情景模拟内容	30				
	具有团队合作精神，态度认真敬业					
	积极参与情景设计					
	正确运用语言与非语言沟通技巧					
	恰当应用微笑服务；沟通过程中关注患者，注意观察患者的表情，保持与患者目光接触					
	服务过程中热情周到，亲切自然，语速适中；能结合实际尽量满足患者的需求					
	有服务、安全意识，与患者沟通有耐心、细心。体现护士的爱心和责任感					
合计		100				
总结	1.任务完成情况描述					
	2.存在问题描述					
	3.心得体会					

任务二　病区护理工作中的沟通技巧

PPT

一、任务描述

分析评估新入院患者及住院患者心理需求，正确应用沟通知识为患者服务。

二、任务分析及准备

（一）任务分析

患者住院后，生活环境和生活规律发生改变，同时由于病情的影响、疼痛的折磨，常常处于多种不良的心理和情绪之中。这就要求护士正确应用沟通知识为患者服务，给予更多的关怀和帮助，在护理活动中做到"亲切、轻柔、稳妥、准确、快捷"。

1.重点　分析新入院患者及住院患者的心理需求；正确应用沟通知识为患者服务。

2.难点　正确应用病区护理的沟通知识为患者服务。

（二）任务准备

1.护士准备　护士仪容、服饰符合礼仪规范。

微课

2.用物准备 体温计、血压计、止血带、病历夹、桌椅、床单位。

3.环境准备 教室、模拟病房。

三、知识学习

（一）病区患者的心理需求分析

患者住院后，生活环境和生活规律发生改变，加上病情、疼痛的影响，产生各种生理、心理反应，常常处于紧张、焦虑、痛苦、孤独、陌生的心理和情绪中。病区护士应关心、体贴、安慰患者，缓解患者的不良情绪，尽可能满足他们的合理需求，使患者安心住院、积极配合治疗和护理。

素质提升 ▶

病房护士文明礼仪服务应做到"七声"，即：患者初到有迎声，进行治疗有呼声，操作失误有歉声，与患者合作有谢声，遇到患者有询问声，接打电话时有问候声，患者出院有送声。

（二）病区护理工作中的沟通技巧

1.患者入院护理工作中的沟通技巧

（1）礼貌迎接新入院患者 当新入院的患者进入病区，接待护士要起身微笑迎接，安排患者就座，亲切问候，进行自我介绍："您好，我是护士×××，由我来接待您。请您把门诊病历和有关手续交给我。"同时双手接过病历以示尊重，若其他护士在场，也应抬起头来，面向患者亲切微笑，点头示意表示欢迎。每一个礼仪细节都能缩短护理与患者的心理距离，给患者及家属最大的安慰和信心（图6-1）。

（2）护送患者 护士护送患者入病房时，首先针对患者病情和状态安排合适的运送方式。对于老年患者，孕妇、外伤等一些急症患者或者一些不方便行走的患者，应使用平车或轮椅

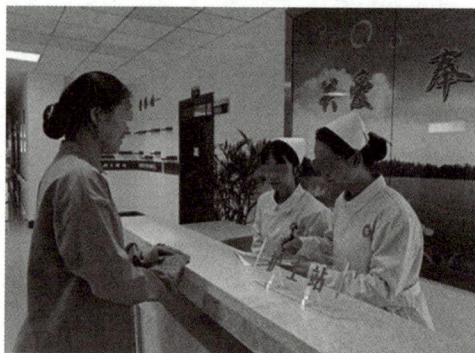

图6-1 迎接患者

进行护送。对骨折、脑出血等患者做好固定，使患者处于最佳体位。对能行走的患者，引领患者及家属时，身体要侧身朝向患者，走在患者家属的左前方1m左右，一边行进一边适当交流，并介绍住院病区环境。如果患者病情较重，可搀扶患者。

护送过程中，护士随时观察患者的病情及心理状态。行走中护士切忌只顾自己往前走，不顾患者的感受，把患者甩到身后。如患者家属提的物品过重，护士要及时给予帮助。

（3）做好入院指导（图6-2）

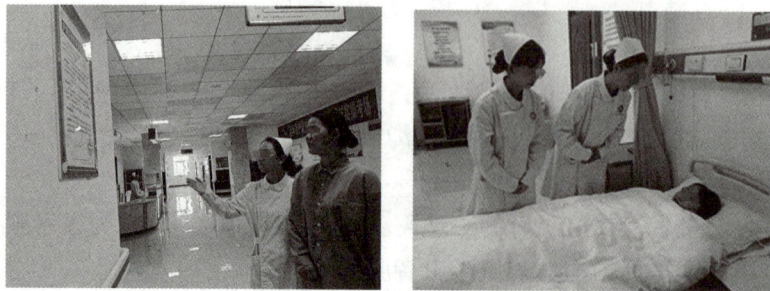

图6-2 入院指导

1）向患者介绍自己、主管医生：如"您好，我是您的责任护士，我叫×××，住院期间您有什么需要可随时找我。您的主管医生是×××大夫，他一会儿来看您"，然后介绍同病室的室友。

2）简要了解患者的病情、病史以及现在的情况。

3）对病区的环境如护士站、医生办公室、卫生间、配膳室、治疗室、处置室等进行介绍。若病情允许，责任护士亲自带患者到病区熟悉环境。

4）告诉患者床边有关设备的使用方法。如：这是您的床位，床下有脸盆架、鞋架，床侧有床旁柜，床头有呼叫器，您有什么事可按铃呼叫我们，我们会尽力帮助解决。

5）介绍住院的有关制度，如探视制度、陪护制度等。

6）介绍过程中如患者取坐位，护士应取站位；患者取卧位，护士应取坐位。平行的视线适于彼此的交流。

7）为了让护患关系有一个良好的开端，使患者愉快地接受介绍，介绍时语气要温和、措辞要委婉，尽量多用"请""您""为了您"等礼貌用语，避免使用"不准""必须"等命令式词语。

2.患者住院期间护理工作中的沟通技巧

（1）言辞亲切关怀　患者在住院期间希望被尊重和重视，护士亲切的问候、鼓励的话语甚至一个关心的动作都会使患者感到温暖，拉近与患者之间的距离。因此，在查房、治疗时应使用合适的尊称，要求患者协助配合说"请"，得到配合后说"谢谢"，与患者交谈时看着对方，注意眼神的交流。

（2）仪容举止得体、轻柔自然　病房护士的站、坐、行姿及各种操作动作应轻柔自然、规范。行走时步履轻快敏捷，神情庄重自然。推车应平稳、无噪声，开关门要轻，操作要准确，给患者安全、优雅、轻松、舒适的感觉。

（3）技术娴熟，操作规范　患者入院后都有安全感的需要，渴望通过医务人员准确的诊断、娴熟的技术来减轻病痛，恢复健康。尤其是患者病情危急时，护士丰富的临床经验、及时准确的判断和处理是患者获得有效救治的关键。如在抢救大出血休克患者时，应护士迅速建立静脉通道，及时为患者擦干血渍，有条不紊地采取各种抢救措施，这会赢得患者和家属的信任；如表现惊慌失措、手忙脚乱，会加重患者的恐惧心理，可能导致抢救的失败，同时引起医患纠纷。所以，护士执行各项操作应娴熟快捷、准确到位。

（4）尽量满足患者的需求　对于患者不同的需求，病房护士应在合理的范围内尽量满足。满足患者的需求应建立在遵守原则的基础上，不能违反医院的规章制度，不能侵犯他人的利益和违背社会公德。

3.护理操作中的沟通技巧　护理操作是护士为患者实施治疗护理，是护理工作的主要内容，是建立护患关系的重要基础。护士规范、得体、礼貌的操作语言以及友善的态度能够使患者建立信赖感与安全感。护理操作礼仪不是千篇一律的，应当根据操作的特点和具体要求以及操作对象的不同（如性别、年龄、职业、个性等）灵活应用。应用时不能生搬硬套，应因时、因地、因人制宜，做到触类旁通、举一反三（图6-3）。

> 考点提示
> 护理操作中的沟通技巧

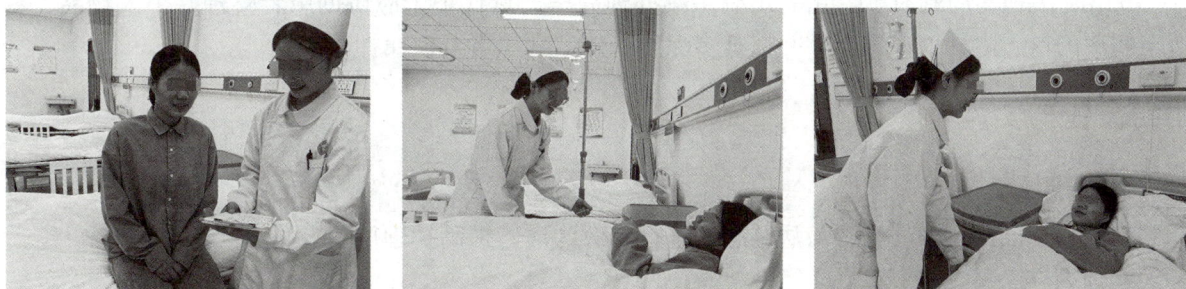

图6-3　操作沟通

（1）操作前的沟通

1）充分的准备　实施操作前，护士明确患者的病情、心理状况，操作的目的、方法、所需物品，实施中的注意事项，意外情况发生时的处理原则、方法等，便于针对性地指导和嘱咐患者。

2）礼貌的言谈、清晰的解释　操作前护士应以礼貌的语言向患者清晰解释本次操作的目的、方法、过程，患者需要做的准备、有可能出现的不适、如何配合等。让患者有充分的心理准备、减轻对护理操作的恐惧感，取得配合，确保操作顺利实施。

3）得体的仪容举止　如行走时要轻快敏捷、悄然无声；入病房时先轻轻敲门再进入，并随手将门带上；进入病房后微笑点头，亲切礼貌地打招呼、向患者问好、与患者沟通。操作前、中、后护士都应该保持得体的行为举止。

（2）操作中的沟通

1）态度和蔼，关怀体贴　操作中态度和蔼、语气轻柔。随时与患者沟通，及时询问患者的感受；同时给予安慰鼓励，分散注意力，减轻其痛苦恐惧，争取最大程度的合作。

2）操作娴熟，指导有效　操作轻柔娴熟可以减轻患者的不适感，使护理操作顺利进行。有效的指导和配合可降低操作难度，提高操作质量。护理操作中，护士必须选择合适的语言来指导，表达清楚，使患者能够明白。对患者做出的配合，要及时给予肯定。

3）尊重患者，保护隐私　有些操作会涉及暴露患者身体或隐私部位，要注意保护患者，必要时拉上床帘，请无关人员暂时离开病房。

（3）操作后的沟通

1）诚恳致谢　当患者配合完成操作后，应当对患者的配合表示感谢。同时让患者明白，有效的配合利于护理操作的顺利进行。

2）亲切嘱咐和安慰　操作结束后，根据患者的病情、所实施的操作给予嘱咐，告知相关注意事项。询问患者对操作的感受，给予适当的安慰鼓励。如嘱咐"如感觉有任何不适，可按铃呼叫，我们会及时为您处理的""祝您早日康复"。

诚恳致谢，亲切嘱咐和安慰，一是体现对患者的关心，二是可以了解患者操作后的感受，三是交代操作后的相关注意事项以减轻患者的顾虑。

（4）操作失败后的对策　护士在操作中一旦失败，不要紧张，应沉着冷静，查清原因及时处理。首先向患者或家属道歉，再次征求患者与家属的意见，得到允许方可采取措施进行弥补，否则另请经验丰富的护士补救。切忌固执己见、强行操作，再次失败会使护患矛盾激化，产生护患纠纷难以收场。

4.患者出院时的沟通技巧

（1）祝贺出院，征询意见　患者即将出院，应对患者的康复或好转表示祝贺，感谢患者在住院期间的理解与配合；征询患者和家属的意见和建议，对医护工作中存在的不足之处表示歉意，并对患者表达一如既往的关怀，随时为患者提供力所能及的服务。

（2）出院指导，细致入微　协助患者和家属办理出院手续，做好用药指导、卫生宣教，提供专家出诊时间，嘱患者定期门诊复查，如有不适及时来医院就诊。

（3）出院送别，周到有礼　患者出院手续办理完毕，责任护士应协助患者整理好个人物品，将患者送至病房门口、电梯口或车上，并嘱其多保重身体，向患者及家属握手告别。

四、任务实施

（一）基础任务

1.目的　正确应用沟通技巧与病区患者进行有效沟通，提高护理质量。

2.实训内容

案例：张某，女，68岁，有高血压病史，因"发热38.8℃、咳嗽咳痰"来院就诊，门诊以"肺炎"

收治入院。呼吸科李护士作为主班护士对患者进行接待，为其安排床位并通知责任护士和主管医生查看患者。主管医生开具医嘱，需要给患者输液，输注的药物是250ml生理盐水加入头孢氨苄2.0g。

任务：情景模拟：①主班护士、责任护士对新入院的患者进行入院护理；②责任护士给患者输液时与患者交流。

3.实施方法

（1）课前学生分组，做好角色分配。

（2）小组讨论、设计案例，进行情景模拟训练。

（3）分组展示。

（4）学生与教师共同评价。

（二）任务提升

1.目的
岗课赛证融通，通过任务实施使学生开阔视野，提升查找资料、自学解决问题的能力。同时结合护士工作岗位、老年照护及老年护理与保健大赛家庭模块的知识点及技能点设置实施任务，培养学生的安全服务意识。

2.实训内容

（1）讨论：对于一些不方便行走或急症患者，如老年、孕妇、外伤等患者，护士接待时应注意什么？

（2）一位老年人在家中摔倒，导致下肢骨折。讨论：如何安全地将老年人转运到医院？

3.实施方法

（1）发布案例，学生讨论，写出讨论结果。

（2）学生与教师共同评价。

五、知识测评

1.下列不属于一般患者入院介绍主要内容的是（　　）

　　A.住院环境　　　　　　　　　　　B.作息时间

　　C.主治医生和责任护士　　　　　　D.相关规章制度

　　E.患者的术前宣教

2.患者入院时，以下护士接诊行为中不符合要求的是（　　）

　　A.患者来到病区，护士起身礼貌招呼　　B.称呼用敬语

　　C.给患者找座　　　　　　　　　　　　D.护士表情沉着严肃

　　E.给患者热情介绍病房设施、主管医生、责任护士

3.关于在护理操作中与患者沟通，描述不正确的是（　　）

　　A.操作前清晰的解释　　　　　　　B.操作过程中态度严肃

　　C.操作后的诚恳致谢　　　　　　　D.操作规范，适时给予指导

　　E.亲切的嘱咐和安慰

4.张某，女，76岁，有多年的吸烟史，因慢性阻塞性肺疾病住院治疗半个月，现好转出院。小刘作为责任护士，下列做法中不正确的是（　　）

　　A.祝贺患者好转出院

　　B.感谢患者在住院期间对医护工作的理解、支持和配合

　　C.做好出院指导，对患者的吸烟行为严加批评

　　D.礼貌送别患者出院

　　E.征询患者对医院医护人员的意见和建议

六、检查评价

依据护理岗位所需职业能力、护理专业教学标准、护士职业资格考试大纲、1+X老年照护及失智老年人照护职业技能标准等评价依据，可由学生、同伴、教师、小组、教师进行多元评价（表6-2）。

表6-2 病区护理工作沟通技巧应用能力考核评估表

班级　　　　　　　学号　　　　　　　姓名　　　　　　　总分

考核项目及内容	评价	分值	个人评价	同伴评价	小组评价	教师评价
实施前准备	仪容仪表符合职业形象	20				
	情景设计合理，内容完整、充实、客观，实施过程条理清楚、合理；具有创意和创新性					
	物品齐全，准备充分					
患者入院护理工作中的沟通技巧	能分析新入院患者的心理需求	25				
	能正确应用患者入院护理工作中的沟通技巧为患者服务，并尽量满足患者的需求					
病区护理工作中的沟通技巧	能分析病区患者的心理需求	25				
	能正确应用病区护理工作中的沟通技巧为患者服务					
综合评价	小组完整展示情景模拟内容	30				
	具有团队合作精神，态度认真敬业					
	积极参与情景设计					
	正确运用语言与非语言沟通技巧					
	恰当应用微笑服务；沟通过程中关注患者，注意观察患者的表情，保持与患者目光接触					
	服务过程热情周到，礼待患者，亲切自然，语速适中；能结合实际尽量满足患者的需求					
	有服务、安全意识，与患者沟通有耐心、细心；体现护士的爱心和责任感					
合计		100				
总结	1.任务完成情况描述					
	2.存在问题描述					
	3.心得体会					

任务三　手术室护理工作中的沟通技巧

PPT

一、任务描述

能分析评估手术室患者心理需求，正确应用沟通技巧为患者服务。

二、任务分析及准备

（一）任务分析

手术室护理工作特殊，责任重大，任何差错事故都可能给手术带来不可挽回的影响。手术室护士应严格要求自己，正确应用手术室沟通技巧，关心、尊重患者，保证患者的安全；尽可能地减轻或消除手术对患者产生的不良心理影响，保证手术的成功。

1.重点 分析手术室患者的心理需求，能正确应用手术室沟通技巧为患者服务。

2.难点 能正确应用手术室沟通技巧为患者服务。

（二）任务准备

1.护士准备 护士仪容、服饰符合礼仪规范。

2.用物准备 所需道具、桌椅、床单位。

3.环境准备 训练室内整洁明亮、环境安静，按照模拟场景布置房间。

三、知识学习

（一）手术患者的心理需求分析

手术是一种创伤性的治疗手段，无论大小，都是患者人生的一次重要经历，患者渴望医护人员的关怀。通常大多数手术患者都会产生紧张、恐惧、焦虑等不良反应，因此，手术室护士应关心、尊重患者，尽可能减轻或消除手术对患者产生的不良心理影响，保证手术的成功。

素质提升 ▶

在迎接患者时，应做到"六个一"：一声亲切的问候，一副整洁的平车，一次认真的查对，一个无菌的环境，一张安全的手术床，一次详细的宣教。

（二）手术室护理工作中的沟通技巧

1.术前沟通

（1）做好术前疏导

1）亲切交谈，细致了解 术前全面了解患者的情况，尤其要掌握患者的心理状态，如：病情、病史、生活习惯（吸烟史、饮酒史），社会背景（职业、社会地位）、性格爱好，接受手术的态度，存在哪些顾虑要求。有针对性地说明、解释，用手术成功案例激励和安慰患者，消除患者的思想顾虑，使其安心接受手术治疗。

2）讲究技巧，有效沟通 即将面临手术的患者心理敏感、脆弱，护士与他们交谈时一定要注意沟通技巧，态度要诚恳，语言通俗易懂；选择适宜交谈的时间，交谈的时间不宜过长，以免引起患者的紧张和疲劳；注意措辞恰当，避免使用一些引起患者不安的词汇，如死亡、大出血等。信息表达要准确，不清楚的问题请医生回答，不必对手术过程进行详细说明，以免增加患者的心理压力。

（2）接待手术患者

1）认真核对，严防差错 术前护士应认真核对患者的床号、姓名、性别、年龄、诊断、手术项目等。严防接错患者，仔细核实病房术前准备工作是否已完成。

2）安慰鼓励，减轻压力 患者在被送往手术间的过程中，仍会出现紧张、焦虑、恐惧等心理，护士在接送患者时应保持态度温和、表情亲切、动作轻缓、语调柔和，创造亲切柔和的人文环境，使患者平静放松。

2.术中沟通 手术无论大小，都会有创伤，恐惧和焦虑是手术患者的普遍心态，躺在手术台上的患者会不安和无助，对周围环境很敏感。手术过程中，医护人员应举止从容，认真开展手术，尽量注意自己的言行，避免一些无关的言谈。

（1）礼待患者，视如亲人　手术是患者人生的一次重要经历，尤其是较大的手术，是医护人员与"死神"搏斗的过程。手术成功，能给患者带来健康和希望；手术失败，意味着患者失去健康甚至生命。所以，医护人员应像对待自己的亲人一样，善待每一位手术患者。

患者进入手术室，护士应主动搀扶或推车迎接患者，将患者扶到手术床上躺下，帮助患者摆好麻醉体位，解释正确体位对手术、麻醉的重要性。用温暖鼓励的话语安慰患者，如"请放心，我们一直陪着您"。手术结束，患者进入麻醉苏醒期，护士应轻拍患者的肩膀并在患者耳边轻呼患者，促使患者尽早苏醒，如"某女士（先生、小朋友），您醒醒，手术已经结束了，您感觉怎样，还疼吗？"

（2）言谈谨慎，举止从容　手术中，医护人员应尽量减少交流，不能议论一些可能加重患者负担甚至引起患者误会的内容，如"糟了""弄错了""血止不住了"等。非全身麻醉的患者处于应激状态，是非常敏感的，对医务人员的一言一行都会非常仔细地体会和思虑。如果术后发生不良情况，患者会把术中听到的话语及当时的情景不合情理地联系起来，产生误会甚至引起医疗纠纷。因此，手术过程中医务人员要沉着冷静，注意言行谨慎、举止得当。

3.术后沟通　患者术后会发生许多病情变化，术后应密切观察病情，注重与患者的沟通，及时发现问题，确保患者术后安全，保证护理工作的连续性。

（1）和蔼真诚，告知效果　术后，手术室护士应以和蔼真诚的态度，第一时间将手术情况告知患者及等候的家属。若手术效果好，告知手术顺利；若手术效果未达预期，应如实告知家属。针对后一种情况，应根据患者对不良信息的承受力，采取适当的沟通方式选择性告知。

（2）认真交接，鼓励安慰　术后，手术室护士护送患者回病房，认真同病房护士交接患者病情，如导管是否通畅、手术伤口有无渗血、患者的意识情况和生命体征等。指导患者及家属注意体位、保暖及术后相应的护理措施等。鼓励患者树立信心，积极配合病房的护理工作，早日康复。

四、任务实施

（一）基础任务

1.目的　正确应用沟通技巧与手术患者进行有效沟通，提高护理质量。

2.实训内容

案例： 王某，女，45岁，拟行甲状腺手术。

任务： 情景模拟护士与患者进行术前、术中、术后沟通。

3.实施方法

（1）课前学生分组，做好角色分配。

（2）小组讨论、设计案例，进行情景模拟训练。

（3）分组展示。

（4）学生与教师共同评价。

案例解析

（二）任务提升

1.目的　进一步掌握手术室沟通知识的应用。

2.实训内容　任意选择病种，情景模拟护士与患者进行术前、术中、术后沟通。

3.实施方法

（1）课前学生分组，做好角色分配。

（2）小组讨论、设计案例，进行情景模拟训练。

（3）分组展示。

（4）学生与教师共同评价。

五、知识测评（多选题）

1.关于手术患者的心理需求，描述正确的有（　　）

　　A.患者渴望医护人员的关怀　　　　　　　　B.紧张

　　C.恐惧　　　　　　　　　　　　　　　　　D.焦虑

　　E.护士应尽可能地减轻手术对患者产生的不良心理影响

2.与手术患者沟通应做到（　　）

　　A.亲切交谈，细致了解　　　B.讲究技巧，有效沟通　　　C.认真核对，严防差错

　　D.言谈谨慎，举止从容　　　E.安慰鼓励，减轻压力

六、检查评价

依据护理岗位所需职业能力、护理专业教学标准、护士职业资格考试大纲、1+X老年照护职业技能标准等评价依据，可由学生、同伴、小组、教师进行多元评价（表6-3）。

表6-3　手术室护理工作沟通技巧应用能力考核评估表

班级	学号	姓名		总分			
考核项目及内容		评价	分值	个人评价	同伴评价	小组评价	教师评价
实施前准备	仪容仪表符合职业形象		20				
	情景设计合理，内容完整、充实、客观，实施过程条理清楚、合理；具有创意和创新性						
	物品齐全，准备充分						
手术室护理工作中的沟通技巧	能分析手术室患者的心理需求		50				
	能正确应用手术室护理工作中的沟通技巧为患者服务						
综合评价	小组完整展示情景模拟内容		30				
	具有团队合作精神，态度认真敬业						
	积极参与情景设计						
	正确运用语言与非语言沟通技巧						
	恰当应用微笑服务；沟通过程中关注患者，注意观察患者的表情，保持与患者目光接触						
	服务过程热情周到，礼待患者，亲切自然，语速适中；能结合实际尽量满足患者的需求						
	有安全服务意识，与患者沟通有耐心、细心；体现护士的爱心和责任感						
合计			100				
总结	1.任务完成情况描述						
	2.存在问题描述						
	3.心得体会						

知识复盘

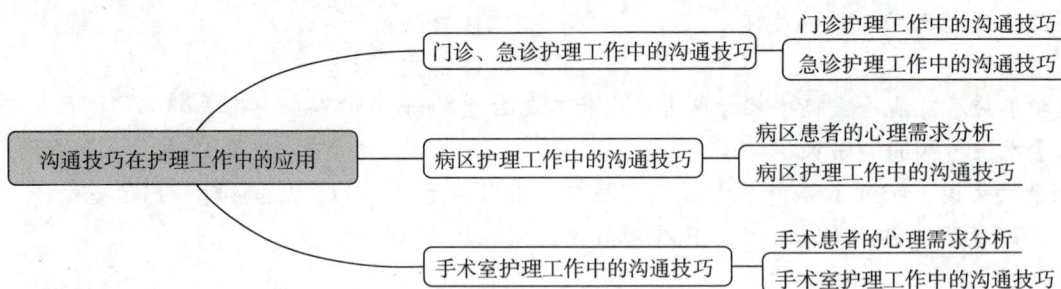

项目评价

（一）任务完成度考核表

表 6-4　任务完成度考核表

项目	内容	要求	权重	分值（100分）
专业知识	沟通礼仪在门诊工作中的应用	能分析门诊患者的心理需求	10%	
		能正确应用门诊护理工作中的沟通技巧为患者服务		
	急诊护理工作中的沟通技巧	能分析急诊患者的心理需求	10%	
		能正确应用急诊护理工作中的沟通技巧为患者服务		
	患者入院护理工作中的沟通技巧	能分析新入院患者的心理需求	20%	
		能正确应用患者入院护理工作中的沟通技巧为患者服务，并尽量满足患者的需求		
	病区护理工作中的沟通技巧	能分析病区患者的心理需求	20%	
		能正确应用病区护理工作中的沟通技巧为患者服务		
	手术室护理工作中的沟通技巧	能分析手术室患者的心理需求	10%	
		能正确应用手术室护理工作中的沟通技巧为患者服务		
综合素养	成果展示	具有团队合作精神，态度认真敬业	30%	
		情景设计合理，内容完整、充实、客观，实施过程条理清楚、合理		
		正确运用语言与非语言沟通技巧		
		服务过程热情周到，亲切自然；恰当应用微笑服务；礼待患者，能结合实际尽量满足患者的需求		
		展示良好的个人修养和职业风貌		
		有安全服务意识，耐心、细心，体现护士的爱心和责任感		
总分				
备注	专业知识（70%）+综合素养（30%）			

（二）考核评价表

本项目全面考核专业能力和关键能力，结合遵守纪律情况、工作态度、岗位技能、团队合作、成果展示、拓展能力和创新意识等，综合评定学生成绩（表6-5）。

表 6-5　学生考核评价

姓名			日期			
项目	内容	方式	权重	自评	评价	
遵守纪律	按时出勤，无旷工、早退现象	10%	以100分为基础，按照六项的权重给分			
	遵守纪律，听从安排					
工作态度	态度热情，认真敬业，语言礼貌	15%				
	待人有礼，与人为善，尊重交往对象					
岗位技能	掌握门诊、急诊以及病区、手术室护理工作中的沟通技巧并能正确应用	15%				
团队合作	积极参与情景案例设计	10%				
	具有团队合作精神，积极有效配合					
	能够虚心听取成员意见					
成果展示	具体详见"任务完成度考核表"	40%				
拓展能力	能够积极主动学习护士沟通技巧相关知识，并能够将其应用到实际工作中	10%				
创新意识（附加分）	情景设计具有创意和创新性，并勇于尝试	加分项	以10分为上限			
	能够根据实际情况灵活调整，充分考虑可能出现的各种情况					
总评						
备注	总分=遵守纪律（10%）+工作态度（15%）+岗位技能（15%）+团队合作（10%）+成果展示（40%）+拓展能力（10%）+创新意识					

◀ 学习报告 ▶

表 6-6　学习报告

学习主题		日期	
学习内容			

续表

学习主题		日期	
反思小结			
教师签字		日期	

（杨天琼　杨小芳　罗仕蓉）

和谐护患关系的建立

项目七 护士的人际关系

在临床护理工作中,护士会面临各种人际关系,能否正确处理好这些关系是能否圆满完成护理工作的决定性因素。良好的护理人际关系可以加强临床医务人员的团队协作,为患者提供良好的治疗环境,提高患者治疗护理的依从性,对提高护理服务质量从而促进患者早日康复具有十分重要的意义。

▶ 项目描述 ◀

本项目主要讲述人际关系基本知识、人际认知、人际吸引理论以及护患关系、医护关系、护际关系的相关知识。小王是一名护士,工作中会遇到各种人际关系问题,需要正确灵活地应用人际关系、护患关系、医护关系、护际关系的相关知识,营造和谐的工作氛围及建立良好的护患关系、医护关系、护际关系。

▶ 项目目标 ◀

1.**知识目标** 说出人际关系的影响因素、人际认知效应、人际吸引规律;阐述护患关系、医护关系、护际关系。

2.**能力目标** 能分析影响人际关系的各种因素;能应用人际关系相关知识解决工作中遇到的各种人际关系问题,营造和谐的工作氛围,建立良好的人际关系及护患关系。

3.**素质目标** 具有爱岗敬业、实事求是、团结协作的优秀品质;尊重、关爱患者,在护理工作中营造互帮互助、温馨和谐的人际氛围。

任务一 人际关系的认知

PPT

一、任务描述

学习人际关系的基本知识有助于理解护理工作中良好人际关系的重要性,以爱岗敬业、团结协作的职业品质在护理岗位上营造温馨和谐的人际氛围。

护士小王刚参加工作,她该怎样运用人际关系的基本知识建立良好的人际关系。

二、任务分析及准备

（一）任务分析

1.重点 掌握人际关系的影响因素、人际认知心理效应。

2.难点 掌握构建良好人际关系的策略。

（二）任务准备

1.护士准备 服装整洁、得体。

2.用物准备 所需道具、桌椅。

3.环境准备 训练室内整洁明亮、环境安静，按照模拟场景布置房间。

三、知识学习

（一）人际关系概述

1.人际关系的含义 人际关系是指人们在社会生活中，通过相互认知、情感互动和交往行为所形成和发展起来的人与人之间的相互关系。相互认知是建立人际关系的前提，情感互动是人际关系的重要特征，而行为交往则是人际关系的沟通手段。

人际关系的含义有广义和狭义之分。广义的人际关系包括社会中所有人与人之间的关系以及人与人之间关系的所有方面；狭义的人际关系是在社会实践中，个体为了满足自身的发展及生存需要，通过一定的交往媒介与他人建立及发展起来的社会关系。

2.人际关系的特点

（1）社会性 人是社会文明进步的产物，社会性是人的本质属性，是人际关系的基本特点。随着社会的发展和科技的进步，人们的活动范围不断扩大、活动频率逐步增加、活动内容日渐丰富，人际关系的社会属性也不断增强。

（2）复杂性 人际关系的复杂性表现为交往动机、交往心理、交往方式等多个方面。人际关系是多方面综合因素联系起来的，且这些因素均处于不断变化的过程中。人际关系还具有高度个性化和以心理活动为基础的特点。一般对人际关系投入的思考越多，相互之间关系的内涵越丰富，也越复杂。另外，人际关系的双方对关系本身的看法也不尽相同。因此，在人际交往过程中，由于人们交往的准则和目的不同，交往的结果就会出现心理距离的拉近或疏远、情绪状态的积极或消极、交往过程的冲突或和谐、评价态度的满意或不满意等复杂现象。

（3）多重性 指人际关系具有多因素和多角色的特点。每个人在社会交往中扮演着不同的角色。例如，一名青年女性在患者面前是护士，在丈夫面前是妻子，在自己儿子面前是母亲，在自己父母亲面前是女儿等。

（4）多变性 人际关系不是一成不变的，而是随着个人年龄、环境、地位、条件及社会角色的变化而不断发展变化。一个人从出生起，要经过婴幼儿、少年、青年、中年、老年等生命阶段的发展过程。由于人在发生变化，人际关系也会随之变化。

（5）目的性 在人际关系的建立和发展过程中，会存在不同程度的目的性。人际关系的形成能满足人们生存与发展的需要，人们为了实现自己的理想追求，会根据不同的目的需要建立人际关系。

（6）渐进性 人际关系的发展是循序渐进的过程。如果违背了应有的顺序，急于求成，有时会适得其反。例如，面对新入院的患者，护士直接向对方了解其个人生活的隐私会使对方反感，从而使其对护士产生不信任感，阻碍良好的护患关系的建立。

3.人际关系与人际沟通的关系

（1）建立和发展人际关系是人际沟通的目的和结果 人际关系是在人际沟通过程中形成和发展起

来的，任何性质、任何类型的人际关系的形成都是人与人之间相互沟通的结果，而良好的人际关系也正是人际沟通的目的所在。护士要帮助患者消除心理障碍，实现护理目标，就应与患者建立并保持良好的人际关系；护士要与医生合作解决患者的健康问题，也要先与医生建立和保持良好的合作关系。

（2）良好的人际关系是人际沟通的基础和条件　沟通双方关系融洽、和谐将保障沟通的顺利进行和其有效性。人际交往沟通一般在两个层面展开：内容层面和关系层面。内容层面是指沟通中所传递信息的实质性含义；关系层面是指沟通各方在沟通中所处的地位和联系方式。在沟通中，如果各方所处地位恰当、联系方式得体，那么，沟通各方的关系可以处于和谐、有效的良好状态中，内容沟通可以顺利展开；如果在沟通中各方地位不当、联系方式不得体，则人际关系将处于紧张、不和谐的状态，内容沟通将产生障碍，甚至无法进行。

（3）人际沟通和人际关系在研究侧重点上有所不同　人际沟通重点研究人与人之间联系的形式和程序，人际关系则重点研究在人与人在沟通的基础上形成的心理和情感关系。

素质提升 ▶

刺猬法则

所谓"刺猬法则"，是指为了研究刺猬在寒冷冬天的生活习性，生物学家做了一个实验，把十几只刺猬放到户外的空地上。这些刺猬被冻得浑身发抖，为了取暖，它们只好紧紧地靠在一起，而相互靠拢后，又因为忍受不了彼此身上的长刺，很快就又各自分开了。可天气实在太冷了，它们又靠在一起取暖，然而，靠在一起时的刺痛使它们不得不再度分开。挨得太近，刺猬们会因为身上被刺痛而离开很远，又冻得难受，就这样反反复复地分了又聚、聚了又分，不断地在受冻与受刺痛之间挣扎。最后，刺猬们终于找到了一个适中的距离，既可以相互取暖，又不至于被彼此刺伤，这也恰好说明了人际关系中的心理距离效应。

4.影响人际关系的因素　在人际交往中，从人的仪表到个性品质均可影响人际关系的建立和发展。

> **考点提示**
>
> 人际关系的影响因素

（1）仪表　是指人的外表，主要包括相貌、服饰、仪态、风度等。仪表可影响人们彼此间的吸引，从而影响人际关系的建立和发展。特别是在初次见面时，仪表因素在人际关系中占有重要地位。随着交往时间变长，双方了解程度加深，仪表因素的作用也会越来越小，人际交往的吸引力将会从外在的仪表逐渐进入人们内在的品质。

（2）空间距离与交往频率　均可影响人际关系疏密程度。一般而言，人与人在空间距离上越近，交往的机会越多、频率越高，双方更容易相互了解、熟悉，人际关系也更加密切。

（3）相似性与互补性　在人际交往过程中，双方的相似性和互补性可从不同的角度影响人际关系的建立和发展。一般而言，在教育水平、经济收入、籍贯、职业、社会地位、宗教信仰、人生观、价值观等方面具有相似性的人们容易相互吸引；而在性格等方面，当交往双方的特点需要互补关系时，也会产生强烈的吸引力。

（4）个性品质　是影响人际关系的重要因素。优良个性品质，如正直、真诚、善良、热情、宽容、幽默、乐于助人等，更具有持久的人际吸引力。

5.人际关系的形成与破裂

（1）人际关系的形成　良好人际关系的建立和发展需要经过定向、情感探索、情感交流、稳定交往四个阶段，人们在社会交往中的情感发展是一个渐进的过程，任何一个阶段遇到交往不畅，都有可能出现停滞的现象。

1）定向阶段　是确定交往对象的心理过程，包含对交往对象的注意、抉择和初步沟通等多方面的活动。这一阶段的目的是对别人获得初步的了解，以便使自己知道是否可以与对方进一步交往，从而使彼此之间人际关系的发展获得明确的方向。

2）情感探索阶段　是在进一步的接触中双方寻找共同的心理领域，形成情感联系的过程。这一阶段的目的是双方彼此探索是否可以建立真实的情感联系，而不仅仅停留在一般的正式交往模式上。

3）情感交流阶段　是交往双方在建立信任感的基础上具有较深情感卷入的交往过程。在这一阶段，双方关系的性质开始出现实质性变化。由于彼此之间已建立信任感和安全感，双方在交往中自我暴露的深度和广度进一步增加。如果在这一阶段关系破裂，将会给交往双方带来巨大的心理压力。

4）稳定交往阶段　是情感交流阶段进一步稳定深化的过程。在这一阶段，交往双方的心理相容性进一步增加，彼此之间建立起稳定的信任关系，允许对方进入自己高度隐秘的个人领域，分享自己的生活空间和幸福，并愿意分担对方的痛苦。

（2）人际关系的破裂　每个人都希望有良好的人际关系，但事实上，人际关系也会经历破裂。人际关系从融洽走向终结，通常要经历分歧、收敛、冷漠、逃避和终止五个阶段。认清人际冲突或分歧的本质，并学会建设性地处理分歧或冲突，可以有效地减少人际关系的恶化和破裂的发生。

1）分歧　分歧意味着人际关系双方不同点扩大、心理距离加大和彼此的接纳性下降。在此阶段，双方容易出现争论，从而造成关系的紧张。

2）收敛　在收敛阶段，双方的总沟通量会下降，并力图减少彼此的紧张和分歧，双方在表面上试图维持良好的印象。一般说来，如果第一阶段出现的分歧没有得到顺利解决，导致双方较长时期以收敛的方式交往，则关系会进一步恶化。

3）冷漠　在冷漠阶段，双方开始放弃增进沟通的努力，人际关系变得冷淡。在人际关系破裂过程中，这一阶段会维持很长时间。

4）逃避　随着关系的进一步恶化，人际交往的双方会尽可能地相互回避。在这一阶段，人们往往感到很难判断对方的情感状态和预测对方的行为反应。因此，双方通常避免直接地询问或提出要求等，会趋于选择通过第三方来实现间接的沟通。

5）终止　终止关系的时间可能拖延很久，也可能立即终止。终止关系的方式各式各样，可能有明显的终止标志如激烈的冲突，也可能是前几个阶段关系恶化的自然延续，或者人际关系中的一方突然离去（如死亡）而终止。

（二）人际关系理论

1. 人际认知理论

（1）人际认知的概念　认知是指人的认识活动。人际认知则是指个体推测与判断他人的心理状态、动机或意向的过程。个体与个体之间正是通过相互认知来实现情感互动的。人际认知包括对他人的仪态表情、心理状态、思想性格、人际关系等方面的认知。

（2）人际认知效应的类型及特点　心理学把人际认知方面具有一定规律性的相互作用称为人际认知效应。

> 💡 考点提示
>
> 人际认知效应

1）首因效应　是指人们在形成对他人总体印象的过程中，最初获得的信息比后来获得的信息影响更大的现象。总体印象指对对方的仪表、打扮、风度、言语、举止等所做出的综合性判断。一个人在言谈举止中表现出来的性格特征在首因效应的形成中起着重要作用。如职场上的"新官上任三把火""先发制人"等，都是利用首因效应占得先机的具体体现。

2）近因效应　是指在形成对他人印象的过程中，最近获得的信息比以前获得的信息影响更大的现象。在人际交往过程中，人们往往会比较重视新的信息，而相对忽略陈旧的信息。近因效应主要产生于熟人之间，影响着交往的发展，有时甚至能成为压倒一切的认知因素，左右着人们对一个人的总体评价。

3）晕轮效应　又称"光环效应"，是指在人际交往过程中对一个人某种人格特征形成印象后，以此来推测此人其他方面的特征，从而导致高估或低估对方。晕轮效应可分为正晕轮和负晕轮。正晕轮是指将对方的好印象向其他方面扩大、推广，高估对方；负晕轮则是指将对方的不良印象向其他方面扩大、泛化，低估对方。"情人眼里出西施""爱屋及乌"就是一种晕轮效应。

4）社会刻板效应　亦称刻板印象，是指某个社会文化环境对某一社会群体所形成的固定而概括的看法。社会的固定印象包括商人精明、知识分子文质彬彬、女性温柔等。这种固定的印象可导致对他人认知的偏差，而忽略应从多方面、多角度及个性化角度去具体认知。社会刻板印象的积极作用是反映客体的主要特征，简化认知过程。消极作用是对客体的僵化性认知，影响人们对客体发展变化的认知以及新事物的认知和接受。

5）先礼效应　是指在人际交往过程中向对方提出批评意见或某种要求时，先用礼貌的语言行为开始，以便对方容易接受，从而达到自己的目的。先礼是一种让对方建立人际认知的过程，因为先礼体现善意和诚恳，便于对方接受批评、意见或要求。

6）免疫效应　是指当一个人已经接受并相信某种观点时，便会对相反的观点产生一定的抵抗力，即具有一定的"免疫力"。

7）投射效应　是指在人际交往中，总是假设他人与自己有着相同特性的倾向，即把自己的特性投射到其他人身上。所谓"以小人之心，度君子之腹"，就是投射效应的一个侧面反映。

投射效应主要表现在两个方面。一是指个人没有意识到自己具有某些特性，而把这些特性加到他人身上。如富有攻击性的人往往认为别人也生性好斗，而本性善良的人很难相信别人会加害于自己等。二是指把已经意识到的不称心特性强加到他人身上，试图通过这种投射重新评估自己不称心的特性，以求得心理上的暂时平衡。如考场作弊的学生总认为别人也作弊，只是老师没发现而已。

（3）人际认知效应的应用策略　人是复杂的社会动物，一个人的思想、心理状态处于不断变化之中，因此，在人际交往中产生认知偏差是不奇怪的。了解人际认知效应可以帮助我们在人际交往中比较准确地认知交往对象，主动地避免一些人际认知偏差，即使产生了人际认知偏差，也可以及早发现，及时纠正。在人际交往中掌握人际认知的规律性并合理地应用人际认知效应，有助于建立和发展良性的护理人际关系。

1）避免以貌取人　人际交往中的首因效应虽然重要，但不一定完全准确。只有在长期的交往中不断深入观察了解，才能及时修正由于首因效应而产生的人际认知偏差。

2）注重人的一贯表现　要准确客观地评价一个人，就必须重视他的较为稳定的长期表现。因为人在特定的环境下，出于某种原因或动机，可能会有与平时大相径庭的行为和态度出现，我们不能因此而对一个人轻易下结论，否则可能产生不应有的人际认知偏差。

3）注重了解人的个性差异　防止因社会刻板效应而产生以偏概全的认知偏差。尽管某类人会有其固有特征，但是人与人之间具有个性差异。忽视个性差异会造成认知偏差，给我们的人际交往带来麻烦。

4）注意在动态和发展中全面地观察人、认识人　既要重视一个人过去的表现，又要重视他当前的表现；既要注重他的一贯表现，又要注意他近期的变化和进步；既要看到他的优点，又不能忽略他的缺点。

2. 人际吸引理论

（1）人际吸引的概念　人际吸引是指人与人之间在感情方面相互接纳、喜欢和亲和的现象，即一个人对其他人所抱的积极态度。人际吸引是以情感为主导的，并且以相互之间的肯定性评价倾向为前提。喜欢、友谊、尊重等都是在肯定性评价倾向的基础上发展起来的。

人际吸引是人际关系的一种积极心理状态，有助于满足个人的人际需求。它可以发生在人数众多的场合，也可以发生在两人默默相对之中。它的产生不一定需要长时间的相处，也不一定要有特殊的关系，但它却是形成良好人际关系的重要基础。

（2）人际吸引的规律　人际吸引不是凭空产生的，而是有条件的，也是有规律可循的。护士应研究和掌握人际吸引的条件和规律，使自己在与患者及同行的交流中能更好地被接纳和喜欢，受到人们的欢迎。人际吸引的规律可以归纳为以下几个方面。

1）相近吸引　是指人们彼此由于时间及空间上的接近而产生吸引。一般来说，空间距离越近，关系也就越密切，如"远亲不如近邻"。在空间距离上的邻近可以增加人们交往、互动的机会，如互相照顾、互相帮助、互相沟通信息等。但是，空间距离与人际交往的密切程度不是固定不变的，会因人、情景、事件、身份地位、性格、文化背景的不同而产生变化。

2）相似吸引　在人际交往过程中，人们会对与自己相似的人产生好感。人们持有相似的态度、信仰、价值观和兴趣，相似的学历、经历、职业和专业，相似的社会地位、经济条件，乃至相似的身体特征等，均可能成为相互吸引的条件和原因。"物以类聚，人以群分"是相似吸引的典型表现。

3）相补吸引　即互补吸引，是指当交往双方的需要与满足成为互补关系时，可产生吸引力。互补吸引实际上是一种需要的互相满足，当个体某方面的需求无法得到满足时，就自然会寻找能帮助自己的人并与之建立人际关系。互补的范围包括能力特长、人格特征、思想观点等方面。

4）相悦吸引　是指在人际关系中能够使人感受到精神及心理上的愉快及满足的感觉。相悦是一种主观性较高的吸引形式，人际双方在多方面达到高度一致，在情感上相互接纳、肯定、赞同。"相见恨晚""一见钟情""一见如故"等都与相悦吸引有关。相悦是彼此建立良好人际关系的前提。

5）仪表吸引　仪表在一定程度上反映个体的内心世界。仪表包含先天及后天的获得性素质，如身材及容貌属于先天性素质，而衣着、打扮、风度、气质则与后天的修养、文化及知识层次有关。仪表在人际吸引过程中具有重要的作用。

6）敬仰性吸引　敬仰性吸引关系一般是指单方面由于对某人的某种特征的敬慕而产生的人际关系。如球迷、歌迷、影迷对球星、歌星、影星的爱慕。

（3）人际吸引规律的应用策略　在人际交往过程中，为了促进人际关系的建立，应充分认识人际吸引的原理，掌握增进人际吸引的方法和策略：①培养自身良好的个性品质；②锻炼自身多方面的才能，克服交往的心理障碍；③注重自身形象，给人以美感；④缩短与对方的距离，增加交往的频率。

3. 人际冲突理论

（1）人际冲突的概念　人际冲突指人与人之间因矛盾而引发的相互排斥、抵触、争执、对抗和争斗现象。个体与个体之间、群体与群体之间、民族与民族之间、国家与国家之间因思想观念、经济文化的不同，彼此的行为与各自利益相冲突而无法解决时，就会产生冲突。

（2）人际冲突的类型　人际冲突分为建设型冲突和破坏型冲突两大类型。

1）建设型冲突　表现为：冲突双方是为了一个共同的目标；双方都很积极而热情；愿意了解对方的观点、意见，表现出积极、主动的态度；主动而频繁地交换意见。

2）破坏型冲突　表现为：冲突双方只关心自己的观点，不愿意听从，甚至一味排斥对方的观点和意见；相互交换意见的情况越来越少，相互攻击的言行越来越多。

（3）人际冲突的管理

1）预防　从人际冲突的起因与过程来看，对人际冲突的管理要充分考虑造成人际冲突的原因与潜在条件。要注意到群体成员的个体差异，工作匹配要设计得尽可能完善，激励政策、绩效考评要公平。团队成员的不公平待遇是人际冲突的最根本原因。

2）及时提供解决冲突的条件　在人们发生冲突的可能性增强但没有明显冲突行为的阶段，管理者可以创造条件，如组织一些娱乐活动或创造一起工作的机会，来加强员工之间的沟通了解，减少冲突的发生。

3）人际冲突的解决 管理者应在自己的管辖范围内解决重点问题，集中处理建设型冲突。

4）个体人际冲突的处理 每个人都希望生活充满阳光、温馨美好，友谊能天长地久。但由于每个人都有不同于其他人的经历，有自己独特的情感理解和利益背景，人与人之间出现冲突在所难免。在与人交往的过程中，我们应具有处理冲突的能力。当冲突发生时，应按照以下步骤解决冲突（表7-1）。

表 7-1 个体人际冲突解决步骤

序号	步骤
第一步	相信一切冲突都可以理性而建设性地得到解决
第二步	客观地了解冲突的原因
第三步	具体地描述冲突
第四步	与别人核对自己有关冲突的观念是否客观
第五步	提出能解决冲突的办法
第六步	对提出的办法逐一进行评价，筛选出最佳的解决途径、最佳方法，必须对双方都最有益
第七步	尝试使用选择出的最佳方法
第八步	评估实现最佳方案的实际效应，并按照给双方带来最大利益和有利于良好人际关系维持的原则给予修正

（三）建立良好人际关系的策略

1.**主动交往** 在人际交往中，应强化主动与人交往的意识，掌握主动与人交往的技巧，这是建立良好人际关系的策略之一。如首先与人打招呼、主动与人说话等，这些看似简单的小事应主动去做，由此可以获得许多交往机会。

心理学家研究发现，在人际交往中，许多人不是交往的启动者、不主动启动交往去接纳别人，而是做交往的响应者、被动地等待别人接纳，这样就不利于获得更多交往的机会。

人们不主动交往的原因有两个方面。一是在人际关系方面缺乏应有的自信，惧怕得不到期望的理解及回应而伤害自尊心，从而处于窘迫的局面。二是在人际关系上有许多误解，如"先同别人打招呼，在别人看来是低人一等""我这样去麻烦别人，别人会讨厌的"等影响交往的想法。

实际上在生活中，人们都需要与人交往，主动与人交往得不到相应理睬及回应的情况是极少的。护士在工作中必须处于主动地位，做交往的启动者，这样才能赢得患者的信赖，同患者建立良好的人际关系。

2.**帮助别人** "帮助"既包括情感上的支持，也包括物质上的支持。当遇到困难或危机时，护士及时给予患者帮助可以树立良好的形象，很快赢得患者的信任，迅速缩短人与人之间的心理距离，利于护患关系的良性发展。当人们遇到困难时，给予很小的支援和鼓励，如一个微笑、一句问候，也弥足珍贵，可以起到帮助他人远离绝望的作用，并使他人更乐于接纳，利于交往的开展。

3.**关注对方** 交往的双方拥有两个不同的情感和理解基点，有不同的兴趣和不同的关注中心。在人际交往中，只有双方的兴趣和关注焦点汇聚在一起时，才能真正起到有效沟通和加强相互关系的作用。

在工作中，如果护士只站在自己的角度，以自己的理解和情感作为唯一的出发点，就难以关注患者的真实想法及感受，不能给患者提供优质的护理服务。

4.**肯定对方自我价值** 与人交往时，应多称赞他人并肯定对方自我价值。肯定对方价值是增进彼此情感的催化剂，应选择恰当的时机并以适当的方式表达对对方的赞许。人们对否定自我价值的人有着强烈的排斥情绪。当自我价值受到威胁时，机体会处于强烈的自我防卫状态，这是一种焦虑状态，人们会产生不愉快的情绪。每个人都有得到他人肯定和尊重的需要，这是对个人价值的发现与承认。在称赞时要注意以下策略。

（1）恰如其分地肯定　人们往往对真诚的称赞报以感激，对平庸的捧场表示冷漠，对高超的献媚心存戒备。所以，在称赞别人时，态度要真诚，即心要诚、话要真，反之会引起他人反感。

（2）在逆境时给予肯定　与顺境中的赞扬相比，人们更希望在逆境中得到支持。在对方身处逆境而一蹶不振时，支持和肯定或许就是"雪中送炭"，可以点燃他人希望的火花。

（3）在事后给予肯定　与当时的夸赞相比，人们更看重事后的回顾性赞许。

5.表现真实自我　真实地表现自己，包括缺点和不足，不但不会有损形象，反而使人们产生真实感和亲切感。每个人都想展现自己的优点，给别人留下美好印象。但若过于掩饰缺点，使自己表现得拘谨，则给别人保守、虚荣的印象，会适得其反。

在生活中有一个有趣的现象，人们对于自己的小错误会感到很不愉快、不愿承认，而对于别人的大错误却可以表现得很宽容，尤其是在别人承认了错误之后，人们会显示出超乎寻常的容忍性。人们隐瞒自己的错误和宽容他人过失是有心理学依据的，承认自己的错误，错误再小，也是一种自我否定；而宽容别人的错误，错误越大，越显示出自己的超越。从人际交往的角度看，如果有了错误不敢承认，甚至把过失归咎于客观、推诿于别人，其人格地位在人们的心目中会大大降低，不利于人际交往。

6.保守秘密　一般说来，患者吐露的秘密都是认为对自己的身心健康有一定威胁的。因所处社会地位不同，所扮演的社会角色各异，患者的有些秘密对护士来说可能根本不成为秘密，但对患者而言却直接威胁着其自我价值或生理、心理上的安全感。因此，为对方保密是为人处世的原则，也是护士应尽的责任和义务。

素质提升 ▶

人际交往的黄金法则

换位思考、善解人意；己所不欲，勿施于人；不求取免费的午餐；永远不忘欣赏他人；诚信待人；和气宽仁；不靠言语取悦于人，而靠行动取信于人；要雪中送炭，不要锦上添花；以德报怨，以直报怨。

四、任务实施

（一）基础任务

1.目的　正确应用人际关系的基本知识建立良好的人际关系。

2.实训内容

案例：护士小王被本市一所综合性医院聘用。上班的第一天，她身着职业装，提前15分钟到岗，不论见到医生、护士还是护工，她都主动打招呼。护士长安排一位资深的护士带领她为患者输液。她对待患者热情礼貌，耐心回答患者提出的问题，动作准确、操作熟练，很快完成了护理工作。完成护理工作后，她又认真巡视病房，主动询问患者的需要，还协助其他护士查对医嘱，为患者发放口服药。整整一天，她一刻也没有闲下来，给医务人员留下了良好的印象，大家打心眼里喜欢她。

任务：

（1）讨论：小王是如何建立良好人际关系的？

（2）讨论：她运用了哪些人际吸引规律？

（3）思考：初入职场，应如何建立良好的人际关系？

案例解析

（二）任务提升

1.目的　结合工作岗位，运用人际关系基本知识建立良好的护患关系。

2.实训内容

案例： 李某，女，58岁，农民，有高血压病史，因"腹痛、纳差、恶心呕吐"来院就诊。导诊护士小王对患者进行接待，门诊以"胃炎"收治入院，消化科张护士作为主班护士对患者进行接待，为其安排床位并通知责任护士和主管医生查看患者。

任务：

（1）讨论：导诊护士、责任护士应排除哪些影响因素从而与患者建立良好的人际关系？

（2）讨论：导诊护士、责任护士应如何运用认知心理效应给门诊患者留下良好印象？

案例解析

3.实施方法

（1）发布案例，学生讨论，写出讨论结果。

（2）学生与教师共同评价。

五、知识测评

1.当某责任护士得知自己所护理的患者是一位年轻的女大学生时，便根据自己对大学生的了解和交往经验，以热情、坦率又亲切的态度和方式与她沟通，取得了较好的效果。此护士较好地利用了认知效应中的（　　）

　　A.首因效应　　　　　　　　B.刻板印象　　　　　　　　C.晕轮效应

　　D.先礼效应　　　　　　　　E.免疫效应

2.人际冲突的处理方式中，最具有建设性的是（　　）

　　A.对抗型　　　　　　　　　B.迎合型　　　　　　　　　C.合作型

　　D.回避型　　　　　　　　　E.折中型

3.在人际交往中，正确的做法是注重对方的（　　）

　　A.外貌　　　　　　　　　　B.背景　　　　　　　　　　C.过去表现

　　D.当前表现　　　　　　　　E.一贯表现

4.当我们发现某个人具有待人谦虚的品质时，便由此推及对人真诚、友善、乐于助人、知书达理等一系列优秀品质。这种情况在人际认知的心理效应中称为（　　）

　　A.首因效应　　　　　　　　B.近因效应　　　　　　　　C.晕轮效应

　　D.刻板印象　　　　　　　　E.先礼效应

5."以小人之心，度君子之腹"反映的是认知形成的心理效应中的（　　）

　　A.首因效应　　　　　　　　B.投射效应　　　　　　　　C.先礼效应

　　D.光环效应　　　　　　　　E.社会刻板效应

六、检查评价

依据护理岗位所需职业能力、护理专业教学标准、护士职业资格考试大纲、1+X老年照护职业技能标准等评价依据，可由学生、同伴、小组、教师进行多元评价（表7-2）。

表7-2　人际关系认知应用能力考核评估表

班级　　　　　　　　　　学号　　　　　　　　　　姓名　　　　　　　　　　总分

考核项目及内容		评价	分值	个人评价	同伴评价	小组评价	教师评价
掌握人际认知效应及建立良好人际关系策略的知识	能说出认知的影响因素		50				
	能说出人际认知效应的含义						
	能说出建立良好人际关系的策略						

续表

考核项目及内容	评价	分值	个人评价	同伴评价	小组评价	教师评价
建立良好的人际关系	能解决工作中遇到的各种人际关系问题，营造和谐的工作氛围及建立良好的人际关系	25				
综合评价	积极参与讨论，态度认真、团结协作；语言表述准确、流畅	25				
合计		100				
总结	1.任务完成情况描述					
	2.存在问题描述					
	3.心得体会					

任务二　护理工作中的人际关系

PPT

一、任务描述

正确应用护患、医护、护际关系的知识处理好工作中的人际关系，建立和谐的护患关系、医护关系、护际关系。

二、任务分析及准备

（一）任务分析

应用护理工作中人际关系的知识建立和谐的人际关系，尤其护患关系是护理工作的重中之重，处理好护患关系可以减少医疗纠纷的发生，有利于护理工作的开展及提高护理质量。

1.重点　掌握护患关系、医护关系、护际关系的知识。

2.难点　将护理工作中人际关系的知识应用到生活及工作中。

（二）任务准备

微课

1.护士准备　服装整洁、得体。

2.用物准备　所需道具、桌椅。

3.环境准备　训练室内整洁明亮、环境安静，按照模拟场景布置房间。

三、知识学习

（一）护患关系

1.护患关系的概念 护患关系是指在特定条件下，护士通过医疗、护理等活动与患者建立起来的一种特殊的人际关系。护患关系是护理人际关系的主体，是医疗服务领域中的一项重要人际关系，建立良好的护患关系可以减少医疗纠纷。护患关系中的护理人员包括临床护士、护理员、护士长和护理部主任，患者指患者本人及其家属、朋友、陪护人、监护人等。

考点提示

护患关系的概念、性质特点、基本模式

2.护患关系的性质 包括技术性关系和非技术性关系。

（1）技术性关系 是指护患双方在进行一系列护理技术活动中所建立起来的行为关系。在这种技术关系中，护士拥有护理知识和技能，处于主动地位；而患者缺乏护理专业技术，处于被动地位。离开了技术关系，就不能产生护患关系的其他内容。技术性关系是护患关系的基础，是维系护患关系的纽带。

（2）非技术性关系 是指护患双方由于社会、心理、教育、经济等多种因素的影响，在实施护理技术过程中所形成的涉及道德、利益、法律、价值等多种内容的关系。护患双方都应尊重对方的人格、权利和利益。

1）道德关系 是护患非技术关系中最重要的内容。在护理活动中，为避免矛盾发生，护患双方都应该按照一定的道德原则和规范来约束自己的言行，履行各自的义务，自觉尊重和维护对方的权利和利益。由于患者在护理专业知识以及求医心理上处于弱势地位，作为护理人员，应承担更多的道德责任。

2）法律关系 指护患双方在法律范围内行使各自的权利，履行各自的义务，同时各自的行为和权益都受到法律的约束和保护。一方面，护理人员的工作资格得到法律的认可，必须在法律规定的范围内工作，一旦违法，要追究护理人员的法律责任；另一方面，患者享有的医疗护理权利也受到国家法律的保护。因此，护患双方都应知法、守法，学会用法律武器维护各自的正当权益。

3）价值关系 指在护理活动中体现护患双方各自社会价值的关系。护理人员运用护理知识和技能为患者提供优质服务，履行对患者的道德责任和社会义务，从而实现个人的社会价值；患者恢复健康重返工作岗位，为他人及社会做出贡献，同样可实现个人的社会价值，体现"我为人人，人人为我"的价值理念。

4）利益关系 指护患双方在相互关心的基础上发生的物质和精神方面的利益关系。一方面，护理人员通过自己的劳动获得工资、奖金等经济报酬，同时为患者服务，使患者康复而得到精神上的满足和欣慰；另一方面，患者在付出规定的医疗费后得到相应的医疗护理服务，满足患者减轻痛苦、恢复健康并重返工作岗位的需要。

5）文化关系 由于护患双方在文化修养、风俗习惯等方面存在着一定的背景差异，这种差异在行为上的表现也有所不同，护患双方彼此之间相互尊重尤其重要。特别是护理人员从救死扶伤的职业性质出发，更应该尊重患者的文化修养、宗教信仰和习俗习惯，这对建立和谐的护患关系十分重要。

3.护患关系的特点

（1）护患关系是帮助系统与被帮助系统的关系 在护患关系中，护士拥有专业的医疗知识和技术并服务于患者，是帮助系统；而患者及其家属、亲友是寻求健康、接受医疗护理服务的人，是被帮助系统。护士对患者的帮助发生在医疗护理服务过程中，通过护理工作帮助患者解决患者的健康需求，使患者减轻病痛、恢复健康。

（2）护患关系是治疗性的工作关系 护患关系是护士为患者实施治疗、护理过程中建立的一种工作关系。治疗活动终止，治疗性的工作关系就结束。治疗性的工作关系是一种有目的、需要认真执行和谨慎执行的关系，具有一定的强制性。护士作为帮助者，有责任与患者建立良好的治疗性工作关系。

（3）护患关系是一种专业性的互动关系　护患关系是护患之间相互影响、相互作用的专业性的互动关系。这种互动不仅仅限于护理人员与患者之间，还表现在护理人员与患者家属、亲友和同事等社会支持系统之间，是一种多元性的互动关系。因此，互动双方的个人背景、情感经历、教育程度、性格特征、对健康和疾病的观点等均会影响相互间的看法和期望，从而影响护患关系的建立与发展。

（4）护患关系的相互影响作用具有不对等性　在护患关系中，患者依赖护士的治疗和护理，护士常常扮演着照顾、保护患者的角色。护患关系中的相互影响作用具有不对等性，主要是护士影响患者，患者接受护士的意志和要求。

（5）护士是护患关系后果的主要责任者　作为护理服务的提供者，护士在护患关系中处于主导地位，其言行在很大程度上决定着护患关系的发展趋势。因此，一般情况下，护士是促进护患关系向积极方向发展的推动者，也是护患关系发生障碍的主要责任承担者。

（6）护患关系的实质是护士满足患者的需要　护士通过提供护理服务来满足患者需要是护患关系区别于其他人际关系的重要内容，从而形成在特定情景下护患之间的专业性人际关系。

4.患者的角色特征与行为适应

（1）患名的角色特征

1）患者可酌情免除正常的社会角色所承担的责任　即患者可从正常时承担的社会角色中解脱出来。免除的程度取决于疾病的性质和严重程度，医生的临床诊断是患者角色合法的证明。

2）患者不必对疾病状态承担责任，并且有权利获得帮助　一般认为，患病不以患者意志为转移，患者对生病状态无能为力，因而可免除因疾病所造成问题的责任。他们需要受到照顾，也有权利获得医护帮助。

3）患者有治疗疾病、恢复健康的责任和义务　社会和家庭要求每个患者都要主动恢复健康并承担应尽的责任，患者自身也需要为健康而努力，应配合医护人员，争取早日恢复健康。

4）患者应主动寻求专业技术上的帮助　患者生病后，为了减轻痛苦，应主动寻求医疗专业技术上的帮助，并在恢复健康的过程中与医护人员合作，共同战胜疾病。

（2）患者角色行为适应

1）角色行为冲突　是指患者在适应患者角色过程中，与其原来的角色发生心理冲突而导致的行为矛盾。患者可能意识到自己患病，但不能接受患者角色，因而产生焦虑、烦恼、茫然甚至痛苦。如生病的学生因担心患病会影响学习，表现出焦虑、烦躁情绪，造成学生角色与患者角色冲突。这是心理受挫折的一种表现。

2）角色行为缺如　即没有进入患者角色，不承认自己有病，或对患者的角色感到厌倦、悲观、绝望，不能很好地配合医疗和护理。这种否认的方式是一种常见的心理防御机制，许多初诊为癌症的患者常出现该种反应。

3）角色行为强化　常发生于病情好转，由患者角色转向社会角色时，仍然表现为患者角色。患者对自我能力产生怀疑，产生退缩和依赖心理，过分寻求帮助，对恢复正常的生活没有信心。这对患者恢复常态社会角色十分不利。

4）角色行为消退　指个体已适应了患者角色，但由于某些原因，又重新承担起健康状态社会角色的责任和义务，放弃了患者角色。例如患病的母亲，因孩子突然患病住院而将其"母亲"角色上升为第一位，承担起照顾孩子的职责，此时患者"母亲"角色占据主要地位，患者角色消退。

5.护患关系的基本模式　在临床护理工作中，护患关系主要分为三种基本模式。

（1）主动−被动型　又称支配服从型。该模式的特征是"护理人员为患者做什么"，模式关系的原型为"父母—婴儿"的关系，护士以"保护者"的形象出现。护理人员在护患关系中处于主导地位，患者处于服从护士处置和安排的被动地位。

此模式受以疾病为中心的生物医学模式的影响，忽视了患者的心理、社会属性，将治疗疾病的重点置于药物治疗和手术治疗方面；过分强调护士的权威性，忽略了患者的主动性。因此，此模式主要适用于不能表达主观意愿、不能与护士进行沟通交流的患者，如神志不清、休克、痴呆以及某些精神病患者。

（2）指导–合作型　是护患关系的主要模式。该模式的特征是"护士告诉患者应该做什么和怎么做"，模式关系的原型为"母亲—儿童"的关系，护士常以"指导者"的形象出现。

在护理活动中，护理人员的知识权威起主要作用，护士根据患者病情决定护理方案和措施，对患者进行健康教育和指导；患者接受护士的指导，配合并主动执行护士的指导和要求，向护理人员提供自己的疾病信息，对自己的护理和治疗提出意见。在临床护理工作中，此模式主要适用于急性患者和外科手术后恢复期的患者。

（3）共同参与型　该模式的特征是"护理人员帮助患者自我恢复"，模式关系的原型为"成人—成人"的关系，护士常以"同盟者"的形象出现。此模式以护患间平等合作为基础，强调护患双方具有平等权利，共同参与决策和治疗护理过程。患者积极主动参与自己的治疗和护理计划的制定，在病情允许时自己独立完成某些护理工作。

在此模式中，护士为患者提供合理的建议和方案，患者主动配合治疗护理，积极参与护理活动，双方共同分担风险、共享护理成果。此类患者对自己的健康状况有充分的了解，把自己看成战胜疾病的主体，有强烈的参与意识。在临床护理工作中，此模式主要适用于具有一定文化知识的慢性疾病患者，如糖尿病患者与护士共同制订饮食护理计划。

在临床护理实践中，三种护患关系模式不是固定不变的，应根据患者的具体情况进行选择。随着患者病情的变化，可以由一种模式转向另一种模式。例如：对处于昏迷的患者，只能采取"主动–被动型"的护理模式；随着患者病情的好转和意识的恢复，就可以逐渐转为"指导–合作型模式"；进入康复期，对于有一定文化知识的患者就可以采取"共同参与型"模式。

素质提升 ▶

医生有三大法宝：语言、药物、手术刀。

——医学之父希波克拉底

6.护患关系的发展过程　护患关系的发展是一个动态的过程，一般分为初始期、工作期和结束期三个阶段。三个阶段相互重叠，有各自的工作重点。

（1）初始期　亦称观察熟悉期，是护士与患者的初识阶段，也是护患之间开始建立信任关系的时期。此期的工作重点是建立信任关系、确认患者的需要。

当患者寻求专业性帮助与护士接触时，护患关系便开始建立。患者入院后，护患双方都希望尽快了解对方。护士要了解患者的一般情况、病情、家庭和生活背景等，患者也希望了解护士的业务水平、性格脾气及工作责任心等。这一阶段是建立良好护患关系的关键时期。

此期，护士要主动向患者进行自我介绍，介绍医院的住院环境，并告知一些医院的规章制度。护士还要细心全面地收集患者的病情资料，确定护理问题，制订护理计划。在与患者的沟通中，护士要热心、耐心、细心，并具有责任心和同情心，让患者了解、信任护士，为护理工作的顺利开展奠定良好基础。

（2）工作期　亦称合作信任期。此期的工作重点是在彼此信任的基础上，帮助患者解决已确认的健康问题，满足患者的合理需要，促使其早日恢复健康。工作期时间较长，是护士为患者实施护理、患者接受治疗和护理的主要时期。当护士已收集到患者的健康资料，开始为患者制订护理计划时，工作期便开始了。此阶段，护士的知识、能力和态度是保证良好护患关系的基础。

（3）结束期　亦称阶段评价期。经过治疗和护理，患者病情好转或基本康复，已达到预期目标，可以出院休养，护患关系即转入结束期。此期工作重点是与患者共同评价护理目标的完成情况，并根据尚存的问题或可能出现的问题来制订出院计划和康复计划，保证护理的连续性，并愉快地终止护患关系。

7.影响护患关系的主要因素　在医疗护理活动中，护士与患者接触的机会最多，关系最为密切，因此护患之间发生矛盾或冲突的可能性也相对大。必须认真分析其产生的影响因素，有针对性地加以解决，加强沟通，建立和谐的护患关系。护患关系受诸多因素的影响，但主要因素为以下五个方面。

（1）信任危机　信任感是建立良好护患关系的前提和基础，护士扎实的专业知识、娴熟的护理技能和良好的服务意识是建立护患之间相互信任的主要因素。如果护士的职业道德、服务意识淡薄，技术水平欠佳，则容易使患者产生不满情绪从而对护士产生信任危机。

（2）角色模糊　是指个体（护士或患者）由于对自己充当的角色不明确或缺乏真正的理解而呈现的状态。在护患关系中，如果护患双方任何一方对自己所承担的角色功能不明确，如护士不能积极主动地为患者提供帮助，或患者不积极参与康复护理、不服从护士的管理等，均可导致护患沟通障碍、护患关系紧张。

（3）责任不明　护患双方往往由于对自己的角色功能认识不清，不了解自己所应负的责任和应尽的义务，导致护患关系冲突。护患责任不明主要表现在两个方面：一是对于患者的健康问题，应由谁来承担责任；二是对于改善患者的健康状况，谁来承担责任。如中风患者在康复期所进行的肢体功能锻炼，患者只想依靠治疗和被动运动来锻炼患肢，不想主动锻炼患肢；而护士根据病情和治疗需要，要求患者主动运动，护士在与患者沟通中发挥主导作用，最终说服患者配合，使其主动运动而康复。此案例中，护患双方就患者康复所进行的肢体功能锻炼进行了具体的任务分工，取得了满意的康复效果。

（4）权益影响　寻求安全、优质的健康服务是患者的正当权益。由于缺乏专业知识和受疾病影响，大多数患者部分或全部丧失自我护理的能力，被迫依赖医护人员的帮助来维护自己的权益。而护士则处于护患关系的主动地位，在处理护患双方权益争议时容易倾向于自身利益和医院的利益，而忽视患者的利益，故容易产生护患冲突。

（5）理解差异　由于在年龄、职业、教育程度、生活环境等方面的不同，护患双方在交流沟通过程中容易产生理解差异，从而影响护患关系。

8.促进护患关系的策略

（1）明确护士的角色功能　护士应全面认识、准确定位自身的角色功能，认真履行角色责任和工作职责，使自己的言行符合患者对护士角色的期待。如：在提供护理服务时，护士是患者的照顾者和安慰者；对患者的

> 💡 **考点提示**
>
> 促进护患关系的策略

健康问题进行诊断和处理时，护士是患者的计划者和决策者；在帮助患者争取权益时，护士是患者的代言者和维护者；在进行健康教育和卫生宣传时，护士是患者的教育者和咨询者。

（2）与患者建立充分的信任关系　信任感的建立是良好护患关系的前提。护士必须全面提升自身素质，具备高尚的职业道德，有适应工作需要的专业知识和娴熟的操作技能，从而更好地为患者服务，建立良好护患关系，有效地避免工作中的冲突和纠纷。

（3）帮助患者认识角色特征　护士应帮助患者尽快适应患者角色。若患者出现角色行为适应不良，

护士应根据患者的病情、年龄、文化程度、职业、个性等特点，分析影响因素，帮助患者尽快适应患者角色。

（4）主动维护患者的合法权益 患者享有对自身疾病诊断、治疗和护理措施的知情权和同意权。但由于疾病的原因，许多情况下患者只能依靠医护人员来维护自己的权益。如果医护人员忽视患者的权益，不能及时将疾病进展、治疗方案、护理措施、用药类型等信息传递给患者，甚至拒绝回答其提出的问题，患者的知情权就得不到保障，对护士的信任度就会下降，护患关系不能正常发展。

（5）减轻或消除护患之间的理解分歧 在进行护患沟通时，要注意沟通内容的准确性、针对性和通俗性，尽量使用患者易于接受的方式和语言，避免使用专业术语。

（二）护士与患者家属的关系

护理工作涉及的人际关系众多，其中，护士与患者家属的关系显得尤为重要，它是护患关系的一种补充和延伸。在护理实践工作中，患者家属在提高治疗效果和促进患者康复中可起到积极作用。

1.患者家属的角色特征

（1）患者原有家庭角色功能的替代者 患病前，患者在家庭中的角色是相对固定的。患者患病后脱离家庭进入患者角色，其原有的家庭角色功能必须由其他家庭成员分担或替代。如果患者家属能迅速妥善分担患者原有的家庭角色功能，患者就能安心接受治疗，这对于减轻患者的心理压力十分重要。

（2）患者痛苦的承受者 疾病给患者带来痛苦，也给患者家属带来心理上的压力和痛苦，尤其是那些危重症或绝症患者的家属。对于心理承受能力较差的患者，医护人员常将患者的病情和预后告诉家属而非患者，因此，患者家属最先承受压力和精神打击。在患者面前，患者家属往往选择压抑悲伤，掩饰自己的情绪，独自承担痛苦。

（3）患者心理的支持者 家属是患者情绪稳定的重要因素，是患者心理稳定的主要支持者。由于疾病的折磨，患者容易产生紧张、焦虑、恐惧等心理问题，需要及时进行疏导和安慰。护理人员要及时引导家属正确对待患者的心理问题，积极发挥家属的安慰和支持作用。在排除患者心理干扰方面，家属对患者的理解和支持是医护人员无法替代的。

（4）患者生活的照顾者 患者生病后，其生活自理能力会出现不同程度的下降甚至丧失，如肢体功能丧失的患者在住院期间和出院后一段时间内都需要患者家属承担照顾的责任。护理人员应指导家属科学照顾患者，为其提供健康教育、康复指导，提高患者的生活质量，同时减少患者因自理能力下降而产生的自卑感。

（5）患者治疗护理的参与者 整体护理的开展，需要患者及家属的积极配合与参与。尤其是重症、婴幼儿、外伤等患者，有时家属全程参与实施治疗、护理计划，并监督护理措施实施效果情况。

2.护士与患者家属关系的影响因素
护士与患者家属接触较为频繁，难免产生矛盾冲突，从而影响双方之间的关系。影响护士与患者家属关系的因素主要有以下几个方面。

（1）角色期望冲突 部分患者家属对医护人员期望值过高，希望他们能妙手回春、药到病除，希望护士能够有求必应、有问必答，能为患者解决一切问题。他们忽略了医学还存在很多未知领域，医护人员不能解决所有的病痛。而且，由于人员紧缺、护理任务繁重等，护理人员难以完全满足患者家属的需要。当护士达不到家属的期望值时，家属就会对护士产生不满或抱怨，少数甚至采取过激言行，导致双方之间的矛盾冲突。

（2）角色理解欠缺 指护士与患者家属之间缺乏相互理解。亲人患病对患者家属来说是一种压力，尤其是重症患者家属，难以接受患者的病情，恐惧、悲伤且不知所措。他们将亲人康复的希望全部寄托在医护人员身上，甚至要求护士随叫随到、操作无懈，护理工作稍不如意，就会埋怨攻击。另外，个别护士由于未能做到换位思考，对患者或家属流露出厌烦情绪。以上行为均会使护患之间不能相互理解而产生矛盾，导致双方关系紧张。

（3）角色职责不清　家属是患者的心理支持者、生活照顾者以及患者治疗的参与者。一方面，有些家属对自己的角色特征认识不清，认为患者所有的治疗、护理、生活照顾都是医护人员的责任，自己则处在旁观者和监督者的位置。另一方面，个别护士把本应自己完成的工作交给家属，影响了护理质量，甚至出现护理差错、事故。这些因素导致角色职责不清，容易引发护士与患者家属之间的矛盾冲突。

（4）经济压力过重　随着诊疗技术、新药的不断开发和应用，医疗费用也不断提高，因病所致的经济压力不断加大。当花费了高额的医疗费用，却未见明显的治疗效果时，患者家属往往产生不满情绪，容易导致护患之间关系紧张。

（5）违规陪护探视　一些患者家属在陪护探视期间，不顾患者的感受以及护理管理工作的需要，违反相关规定，高声喧哗、扰乱病房秩序。护士对此现象进行干预和规劝时，容易让患者家属产生误会，觉得护士无情或苛刻。当双方都不被理解时，各自的心理会产生不愉快甚至是矛盾冲突。

3.促进护士与患者家属关系的策略　护士与患者家属建立良好的关系，目的在于指导患者家属更好地发挥自己的角色功能，有效地支持患者早日康复或平静地面对死亡。为了患者家属建立良好的人际关系，可采取以下策略。

> 💡 **考点提示**
>
> 促进护士与患者家属关系的策略

（1）热情接待患者家属　患者家属来院探望患者，护士应主动打招呼，热情接待，主动介绍医院环境、相关规章制度，交代探视时间及注意事项，取得患者家属的理解和合作。

（2）耐心解释患者家属提出的问题　患者患病后，家属有了解患者病情及治疗护理的心理需求。当家属询问时，护理人员应向患者家属介绍患者的病情、主要诊疗护理措施等，缓解家属紧张、焦虑的心理从而增加患者家属对护士的信任，同时还可以通过患者家属做好患者的心理工作。

（3）虚心听取患者家属的建议　患者家属关心患者，对患者病情观察仔细，因而对患者的心理状态比较清楚，常常能提出一些合理化的护理建议。因此，护士应虚心听取患者家属的建议。

（4）给予患者家属心理支持　亲人生病，患者家属会产生不同程度的紧张、焦虑情绪。尤其是突患急症或不治之症患者的家属，会感到烦躁不安和孤独无助，他们很需要护士的帮助和支持。此时，护士应给予患者家属心理支持，做好患者家属的思想工作，使他们对疾病有正确认识，减轻心理负担，并与护士共同稳定患者的情绪。

（5）指导患者家属参与护理　一般来说，患者家属都希望自己能更好地照顾患者并积极参与护理。但他们不具备系统的医疗和护理知识，这就需要护士进行认真而有效的指导。

（三）医护关系

医生与护士的关系简称医护关系，是医生和护士在医疗护理活动中形成的相互关系。医护关系以医护合作的形式表现出来，医生和护士在各自行为和职责的范围内为实现共同目标而达成合作。医护关系是否处理得当，关系到患者的直接利益。良好的医护关系是确保医疗护理质量的重要环节，是促进和维护患者健康的重要保障。

1.医护关系的模式　在生物–心理–社会医学模式下，医护关系模式表现为两种形式。

> 💡 **考点提示**
>
> 医护关系的模式

（1）主导–从属型　医疗护理活动以疾病为中心，医护关系为支配与被支配的关系。护士的工作只是机械地执行医嘱，而不是直接对患者负责，这种模式称为主导–从属型。这种模式制约了护士主观能动性的发挥，已不适合生物–心理–社会医学模式的要求。

（2）独立–协作型　是指医生与护士既相对独立、不可替代，彼此之间又紧密联系、缺一不可的独立–协作关系。此种模式下，医生和护士分别居于各自的职业范畴，有各自不同的专业技术领域和职责范围。护理工作的主要内容由执行医嘱向对患者进行整体护理转变，护士作为护理工作的决策者发挥积极主动的作用，两者不属于上下级或者从属关系，而是相互协作、互为补充，共同服务于患者。

2.医护关系的影响因素　医生和护士是相对独立而又相辅相成的两个职业，双方在工作中有着频繁的接触，可因各种原因而导致冲突，影响医护关系。

（1）角色心理差位　长期以来，医护关系一直是主导–从属型关系，因此容易形成护士对医生的依赖、服从心理，表现为机械被动地执行医嘱。这些情况都不利于形成医护之间的正常互动关系。

（2）角色压力过重　医护人员常常因为工作压力过重而变得脆弱、易怒和紧张不安，所以由角色压力过重而形成的不满情绪常常是医护关系紧张的来源。

（3）角色理解欠缺　医疗和护理是两个不同的专业，有各自不同的学科体系，双方对对方的专业缺乏必要的了解，导致工作中相互埋怨、指责，从而影响医护之间的合作关系。如医生埋怨护士不能按时完成治疗计划，观察病情不仔细；护士埋怨医生开医嘱无计划、不及时，物品使用后不能及时清理和归位等。医护之间的埋怨、指责等抵触情绪会增加彼此的心理负担，不利于医护关系向好的方向发展。

（4）角色权利争议　按照分工，医生和护士各自在自己的职责范围内承担责任，同时也享有相应的自主权。但是在某些情况下，他们常常会觉得自主权受到侵犯而引发医护之间的矛盾冲突。当医护双方发生自主权争议而引起矛盾冲突时，特别需要双方心平气和地通过平等交流来取得一致，否则将影响医护关系的正常发展。

3.促进医护关系的策略

（1）把握自己的位置和角色　医生和护士虽然工作的对象、目的相同，但工作的侧重面和使用的技术手段不尽相同。医生主要是做出正确的诊断和采取恰当的治疗手段，护士主要是执行医嘱、做好整体护理。

（2）相互尊重，取长补短　在医疗护理工作中，医生与护士应相互尊重、相互学习、取长补短。医疗与护理在知识的范围、重点和深度上有所差异。护士不仅要熟练掌握本专业的理论知识和技能，还应虚心向医生求教，加强与医生的交流，一方面从更深的理论角度把握疾病的诊疗过程，另一方面帮助医生获取更多有关患者的信息。

（3）相互信任，精诚合作　医护之间的相互信任、精诚合作是医疗护理工作顺利进行的基础。护士应积极配合其他医务工作人员，密切与医生沟通。当医护之间出现分歧、矛盾时，双方应从患者利益出发，相互谅解，积极协商解决。切忌在患者及家属面前相互指责、诋毁。

（4）相互理解，主动配合　医生与护士应理解彼此专业的特点，体谅彼此工作的辛劳，密切配合。护士应主动了解医疗专业的特点，尊重医生的专业自主权，尊重医疗方案的技术权威，积极主动配合。

（四）护际关系

护际关系是指护士之间的关系。护际关系通常分为三类：上下级护际关系、同级护际关系、教学护际关系。良好的护际关系是确保医疗护理质量的关键环节，是促进医院和谐发展的重要保障。然而在临床护理工作中，护士之间由于年龄、职务、职责、知识水平、工作经历的不同，往往处于不同的心理状态，从而容易发生矛盾冲突。

1.影响护际关系的主要因素

（1）影响护士长与护士关系的主要因素　由于护士长和护士的出发点、需求不同，双方的期望和关注点不同。护士长希望护士钻研业务、乐于奉献、服从管理、支持科室工作；护士希望护士长业务能力和组织管理能力强，能够指导和帮助自己，关心下属、一视同仁。在工作中，往往因护士长过分关注工作的完成情况而忽略对护士个人的关心，或因护士过分强调个人困难而忽略科室工作等问题而产生矛盾。

（2）影响新、老护士之间关系的主要因素　年轻护士精力充沛、动作迅速、理论基础扎实，但专业思想不稳定、业务不熟；年长护士临床经验丰富、专业思想稳定、业务精湛。在工作中，年轻护士与年长护士如果不能相互学习，缺乏有效交流，不能理解与尊重对方，必然会导致矛盾的产生。

（3）影响护士与实习护生之间关系的主要因素　一般情况下，护士与实习护生容易建立良好的人际关系。带教护士希望护生勤快懂事、学习主动、工作积极、虚心有礼，护生则希望带教老师医德高尚、业务熟练、带教耐心。若实习护生学习态度不端正、不懂装懂、性情懒散，会令带教护士反感；同样，带教护士对实习护生态度冷淡、缺乏耐心、带教意识差，也会使实习护生对带教护士产生抵触心理。

2.建立良好护际关系的策略

（1）互学互尊，团结协作　在护理工作中，同行之间的互相尊重是十分重要的，应尊重他人意见，尊重他人的人格。护士都是劳动者，相互间的关系都是平等、合作的，共同为患者的治疗、预防、保健、康复提供服务。

（2）互助互勉，奋发进取　护士之间存在职称、学历、技术经验、思想认识的差别以及阅历、家庭、身体等方面的不一致，在护理工作中，要提倡助人为乐的精神，互相勉励，共同进步。当别人取得成绩时，应当将其作为对自己的鞭策；当同事出现差错时，应当寻找根源、防微杜渐，提倡"与人为善，治病救人"，应杜绝"事不关己，高高挂起"的做法。

（3）互相谅解支持，乐于奉献　护理工作的特点是，任何工作上的疏忽和失误都可能给社会、患者和自己带来难以弥补的危害，所以护士之间关系的融洽至关重要。护士间要以诚相待、分工合作、互相谅解、互相支持、互相配合，共同完成护理工作。本班的工作绝不留给下一班，发现别人工作中的失误要积极给予补救，形成团结互助、乐于奉献的良好氛围。

（4）充分发挥护士长在协调相互关系中的核心作用　护士长是病区护理管理工作的组织者和指挥者，也是护士间相互关系的协调者，是护士群体人际关系的核心。在整个医疗护理工作过程中，护士长应带领护士共同完成护理任务，处理各种危急或突发事件。因此，护士长必须拥有良好的道德修养、礼仪风范和沟通技巧，具有了解护士、关心护士、指导护士的意识，公平有序地组织各项工作，充分发挥每位护士的积极性。

（5）正确协调护士之间的关系　护士内部的关系是以相互理解、尊重、友爱、帮助、协作为基本前提的。护士之间要理解和掌握职能与职责的尺度，上级指挥、分配下级工作是职能，下级执行上级布置的工作是职责。年轻护士应尊重级别高、年长的护士并虚心求教；年长护士要为人师表、善于学习，爱护和培养年轻护士。

四、任务实施

（一）基础任务

1.目的　正确运用护患、医护、护际关系知识，建立和谐的护患、医护、护际关系。

2.实训内容

案例：李阿姨，50岁，因多饮、多食、多尿伴体重减轻而来门诊求治，以"糖尿病"收入院。小王是李阿姨的管床护士，小张是李阿姨的管床医生。

任务：

（1）讨论：护士小王该如何与李阿姨及其家属建立和谐的护患关系？

案例解析

（2）讨论：护士小王该怎样与医生小张建立良好的医护关系？

（3）讨论：护士小王该怎样与护士长及同事建立良好的护际关系？

3.实施方法

（1）发布案例，学生讨论，写出讨论结果。

（2）学生与教师共同评价。

（二）任务提升

1.目的　将护患关系的知识应用到工作中，解决工作中出现的护患关系问题。

2.实训内容　情景模拟：①请患者不要在病房吸烟；②请患者家属遵守医院病房探视时间。

3.实施方法

（1）课前学生分组，做好角色分配。

（2）小组讨论、设计案例，进行情景模拟训练。

（3）分组展示。

（4）学生与教师共同评价。

五、知识测评

1.下列关于护患关系性质的描述中，不恰当的是（　　）

　　A.护患关系的实质是护士满足患者的需要

　　B.护患关系是治疗性的工作关系

　　C.护患关系是帮助系统与被帮助系统的关系

　　D.护患关系的相互影响作用具有不对等性

　　E.患者是护患关系后果的主要责任者

2.一位患有心肌梗死的患者经住院治疗后好转，但由于他年迈的母亲突然中风，他毅然离开医院照顾母亲。此患者出现了患者角色适应问题中的（　　）

　　A.角色行为冲突　　　　　B.角色行为强化　　　　　C.角色行为消退

　　D.角色行为缺如　　　　　E.角色行为异常

3.护患关系开始建立的时间是（　　）

　　A.患者入院24小时内　　　B.护患双方自我介绍时　　C.护患第一次见面时

　　D.双方知道彼此姓名后　　　E.评估患者收集资料时

4.护患关系工作期的主要任务是（　　）

　　A.建立信任感　　　　　　B.发现护理问题　　　　　C.双方进一步熟悉

　　D.为患者解决问题　　　　E.护患双方相互评价

5.护患关系的中心是（　　）

　　A.患者的病情　　　　　　B.患者的需求　　　　　　C.护士的人员编制

　　D.护士的需求　　　　　　E.医生的医嘱

6.对于一名长期患有慢性支气管炎的教师，应采用的护患关系模式是（　　）

　　A.主动-被动型　　　　　　B.指导-合作型　　　　　C.部分补偿型

　　D.支持-教育型　　　　　　E.共同参与型

六、检查评价

依据护理岗位所需职业能力、护理专业教学标准、护士职业资格考试大纲、1+X老年照护职业技能标准等评价依据，可由学生、同伴、小组、教师进行多元评价（表7-3）。

表7-3 护士人际关系应用能力考核评估表

班级		学号	姓名		总分		
考核项目及内容	评价		分值	个人评价	同伴评价	小组评价	教师评价
掌握护患关系、医护关系、护际关系的知识	能说出护患关系的模式及特点		50				
	能说出影响护患关系的因素						
	能说出影响护士与患者家属关系的因素						
	能说出影响医护关系的因素						
	能说出影响护际关系的主要因素						
建立良好的人际关系	能解决工作中遇到的各种人际关系问题，营造和谐的工作氛围及建立良好的人际关系		25				
综合评价	积极参与讨论，态度认真、团结协作；语言表述准确、流畅		25				
合计			100				
总结	1.任务完成情况描述						
	2.存在问题描述						
	3.心得体会						

知识复盘

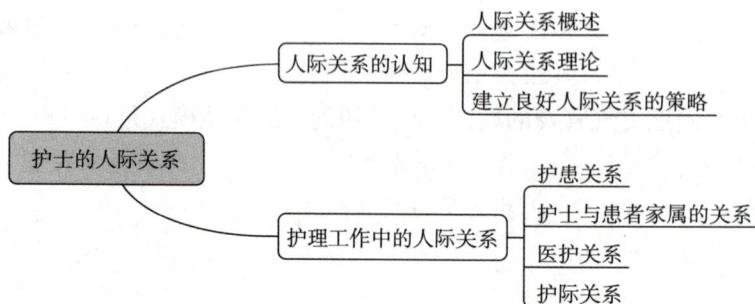

项目评价

（一）任务完成度考核表

表 7-4　任务完成度考核表

项目	内容	要求	权重	分值（100分）
专业知识	掌握人际认知效应及建立良好人际关系策略的知识	能说出认知的影响因素	30%	
		能说出人际认知效应的含义		
		能说出建立良好人际关系的策略		
	掌握护患关系、医护关系、护际关系的知识	能说出护患关系的模式及特点	30%	
		能说出影响护患关系的因素		
		能说出影响护士与患者家属关系的因素		
		能说出影响医护关系的因素		
		能说出影响护际关系的主要因素		
	建立良好的人际关系	能解决工作中遇到的各种人际关系问题，营造和谐的工作氛围，建立良好的人际关系	10%	
综合素养	成果展示	态度认真，团结协作，积极参与讨论	30%	
		语言表述准确、流畅		
		沟通真实自然，有目光交流		
		尊重交往对象，展示良好的个人修养和职业风貌		
总分				
备注	专业知识（70%）+综合素养（30%）			

（二）考核评价表

本项目全面考核专业能力和关键能力，结合遵守纪律情况、工作态度、岗位技能、团队合作、成果展示、拓展能力和创新意识等，综合评定学生成绩（表7-5）。

表 7-5　学生考核评价

姓名			日期			
项目	内容		方式	权重	自评	评价
遵守纪律	按时出勤，无旷工、早退现象		10%	以100分为基础，按照六项的权重给分		
	遵守纪律，听从安排					
工作态度	态度热情，认真敬业，语言礼貌		15%			
	待人有礼，与人为善，尊重交往对象					
岗位技能	掌握人际认知及护士人际关系的基础知识，能运用相关知识解决工作中遇到的各种人际关系问题		15%			
团队合作	积极参与讨论，团结协作		10%			
成果展示	具体详见"任务完成度考核表"		40%			
拓展能力	能营造和谐的工作氛围，建立良好的人际关系		10%			
创新意识（附加分）	能够根据实际情况灵活应用，充分考虑可能出现的各种情况		加分项	以10分为上限		
总评						
备注	总分=遵守纪律（10%）+工作态度（15%）+岗位技能（15%）+团队合作（10%）+成果展示（40%）+拓展能力（10%）+创新意识					

学习报告

表 7-6　学习报告

学习主题		日期	
学习内容			
反思小结			
教师签字		日期	

（罗芳芳　杨天琼　王显婷）

项目八　人际冲突与护患冲突的处理

人际冲突是指两个或两个以上社会成员之间，由于反应或期望的互不相容性而产生的紧张状态，表现为人们之间的紧张、不和谐、敌视甚至争斗关系。人际冲突在生活及工作中不可避免，由于人们有着不同的文化背景和价值观，对处理人际冲突所采取的策略也有所不同。护患冲突是人际冲突的一种，是在护患关系的基础上产生的冲突，是影响护患关系健康发展的因素之一。只有掌握人际冲突与护患冲突的知识，才能更好地应对和处理各种冲突，建立良好的人际关系及护患关系。

▶ 项目描述 ◀

本项目主要讲述人际冲突的原因及常用处理方式，护患冲突的原因、类型及处理。通过学习，应能正确处理生活、工作中的人际冲突，营造良好的生活及工作氛围，建立积极、和谐、互动的护患关系，提高护理质量。

小张是一名护士，也是一位护理小组长。面对工作及生活中难免发生的各类冲突，小张该如何处理呢？

▶ 项目目标 ◀

1.知识目标　说出人际冲突的原因；说出护患冲突的常见原因、分类与处理原则。

2.能力目标　能处理各种原因引起的人际冲突及护患冲突，营造良好的工作氛围，建立良好的人际关系及护患关系。

3.素质目标　具有同理心，能缘事析理、明辨是非、与人为善。

任务一　人际冲突的处理

PPT

一、任务描述

应用人际冲突的知识处理生活及工作中的人际冲突，建立良好的人际关系。

二、任务分析及准备

（一）任务分析

人际冲突的内容包括人际冲突的原因与常用处理方式。人际冲突是人们生活、工作中不可避免的现象，基于不同的文化背景和价值观，人们对处理人际冲突所采取的策略也有所不同。学习人际冲突的知识有利于正确处理人际冲突，营造良好的生活及工作氛围。

1.重点　掌握人际冲突的原因及处理方式。

2.难点　掌握人际冲突的处理方式。

微课

（二）任务准备

1.护士准备 服装整洁、得体。

2.用物准备 所需道具。

3.环境准备 训练室内整洁明亮、环境安静，按照模拟场景布置房间。

三、知识学习

（一）产生人际冲突的原因

人际冲突是由于双方的观点、需要、利益或要求的不相容而产生的结果。人际冲突不仅影响个人情绪，还会影响正常的组织活动与秩序。

1.沟通偏差 沟通是人们分享信息、思想和情感的过程，不良沟通是冲突产生的主要原因。沟通过少或过多以及人们相互传递信息时进行过滤产生的沟通偏差，都会增加冲突产生的潜在可能性。

2.文化差异 是构成人际冲突的另一个重要原因。人的出身、受教育程度、生活或工作环境、社会政治制度、习俗差异等都是造成文化差异的原因。文化背景是沟通者长期的文化沉淀，也是沟通者较稳定的价值取向、思维模式、心理结构的总和。文化影响着沟通过程及沟通环节，当不同文化发生碰撞、交融时，人们往往能发现文化差异会导致人际冲突的产生。

3.角色差异 每个人在社会生活中都有一个特定的角色位置。不同角色位置上的人，其思想观念和行为方式也会有所不同。

（1）代沟 是因年龄差异而造成的生活态度、价值观念、行为方式等方面的差异、对立乃至冲突。代沟现象可出现在家庭、群体和社团中。形成代沟的原因很复杂，较普遍的原因有年龄差别造成的心理差别、时代不同造成的生活方式不同等。

（2）行沟 是由于行业不同而形成的沟通及理解上的差异。行沟的主要表现是行业与行业间的封闭与保守，造成隔行如隔山，从事不同职业的人具有特殊行为方式，造成了人与人之间理解沟通上的困难。

（3）位沟 是沟通双方因职位、地位不同而产生的自我感觉差距。职位差异影响双方的关系和谐与感情交流。

（4）个人特质 有些冲突是因为个人的动机或人格特质（情绪控制不好、工作能力不佳、不尊重别人权益、不懂得换位思考）而产生的。

（5）心理背景差异 心理背景是指交往双方的情绪和态度。它包含两个方面的内涵：一是沟通者的心情、情绪会影响沟通意愿与沟通行为：处于兴奋、激动状态下，容易沟通；处于悲伤、焦虑状态下，沟通意愿不强烈，思维也处于抑制和混乱状态。二是沟通者对对方的态度：如果沟通双方彼此敌视、关系淡漠，沟通过程常由于偏见而出现误差，双方都较难准确理解对方思想和行为，从而产生人际冲突。

（二）人际冲突的常用处理方式

1.两维处理法解决冲突 两维处理法就是处理冲突时从合作性和坚持性两方面进行考虑权衡。合作性指冲突发生后，冲突中一方愿意满足对方需要的程度。坚持性指冲突发生后，冲突中一方坚持满足自己需要的程度。在考虑合作性和坚持性因素的基础上，采取以下五种处理方式。其中，唯有采取合作协作才会取得双赢的结果。

（1）强制 在冲突发生时，冲突一方一切以满足自身利益为出发点，不考虑给对方所造成的任何后果和影响，甚至不惜损人利己。在市场经济的发展前提下，为了组织和个人的生存，组织间或成员间的竞争常导致以满足自己的利益为最大出发点。用这种方式解决冲突时，维持自己的生存和发展是第一位的，其他因素都是次要的。该法通常适用于紧急情况，须当机立断，或涉及组织的根本利益并且自己确信目标方向一致时，是对重大争论实在无法用其他方式解决时的首选措施。

（2）合作　冲突各方都愿意在满足对方利益的共同前提下，通过协商寻求对双方都有利的解决方案来达到满足双方需要的目的，这就是协作解决冲突。

（3）回避　在冲突发生时，采取漠不关心的态度或回避双方争执、对抗的行为称为回避，即从冲突中退出，一走了之。这是一种不合作也不维护自身利益的处理方法，只能维持暂时的平衡，不能从根本上解决问题，只能是权宜之计，并非长久之计。在组织内部成员之间存在相互依赖、相互作用时，这种处理冲突的方法时有发生。如有时为了维护双方关系并使双方保持冷静，使冲突一方或双方采取保持距离的方法避免正面对抗；或争论的问题并不重要，或有燃眉之急时；或双方较固执，再争下去徒劳无益时。

（4）迁就　冲突发生时，冲突一方将维持双方合作关系放在第一位，做出一定程度的自我牺牲，将满足对方需要放在高于自己利益的位置上，以保持和谐关系。一般适用于：问题的争端对自己无大碍，但对对方却至关重要；或勇于承认错误，知错就改，诚信待人；或冲突持续发展会影响整体目标实现，以大局为重，服从大局。

（5）妥协　冲突各方都必须以放弃部分利益为前提，以便在一定程度上满足双方的部分需要，从而形成折中。此时双方都付出一定的代价，但也都得到部分利益补偿，最终谈不上谁赢谁输。

2.谈判或行政干预解决冲突的方式

（1）谈判解决　基本前提是改善双方关系和增强双方合作，从建设的角度处理冲突。谈判协商要有诚意，才能使冲突得到有效解决。通过谈判及相互交涉，彼此提出条件、阐明各自的观点和意见，与对方共同商讨解决方案。

作为冲突的当事人，冲突发生时，自己的利益和双方关系都很重要时，就需要通过谈判的方式来解决问题。目的是在尽量维护自己利益的同时，将双方关系保持在最佳水平。

如作为领导者，如果冲突双方情绪尖锐对立，一时难以冷静下来，领导者应加强与冲突双方信息的交流沟通，了解并掌握全面情况，在此基础上等待时机协商解决，避免操之过急而激化矛盾。即先"降温"，可以让各方通过一段时间的反思，逐渐转变原有的观点，再协商解决。从长远看，保持小组内有效合作的工作关系比满足个人短期需要更为重要，其结果是双赢，而不是一赢一输或两败俱伤。

（2）仲裁解决　冲突双方经协商仍无效，可以邀请具有一定影响力、彼此信任的合法局外第三者或较高层次的主管人员调停解决、进行仲裁，使冲突得到处理。仲裁者要具有权威性，秉公办事，铁面无私，不偏不倚。仲裁者如发现在工作、评价、分配等方面确有不合理之处，就应对有关的规定制度进行必要的修改调整，使之合理，这样，冲突自然得到解决或缓解。

（3）行政干预　当采取上述方法仍不能达成一致谅解时，事态发展严重，可由上级领导运用其正式权力的权威，按规章制度提出相关处理办法。通过发出强制性行政命令，强制命令冲突双方执行。这种方式虽不能真正解决问题，但是可以阻断冲突进一步升级。

四、任务实施（基础任务）

1.目的　正确处理生活及工作中的人际冲突，营造良好的工作氛围，建立良好的人际关系。

2.实训内容

案例1：护士小张是一名护士，也是一位护理小组长，在工作中难免会与同事发生冲突。

任务：

（1）讨论：护士小张与同事发生冲突时，该怎样处理呢？

案例解析

（2）思考：常用的人际冲突处理方式有哪些?

案例2：护士小张是一名护理小组长，在工作中，他的团队人员之间难免会发生冲突。

任务：讨论：小张该怎样处理团队人员之间的冲突呢?

3.实施方法

（1）发布案例，学生讨论，写出讨论结果。

（2）学生与教师共同评价。

五、知识测评

1.人际冲突的常用处理方式包括（　　）

    A.哭诉　　　　　　　　　B.合作　　　　　　　　　C.打闹

    D.报警　　　　　　　　　E.置之不理

2.作为领导者，面对人际冲突的双方，应（　　）

    A.置之不理　　　　　　　B.训斥　　　　　　　　　C."降温"

    D.激化矛盾　　　　　　　E.促使双方沟通

3.用两维处理法解决冲突，采用（　　）才会取得双赢的结果

    A.强制　　　　　　　　　B.合作　　　　　　　　　C.回避

    D.迁就　　　　　　　　　E.妥协

［多选题］4.产生人际冲突的原因是（　　）

    A.心理背景差异　　　　　B.文化差异　　　　　　　C.沟通偏差

    D.角色差异　　　　　　　E.心理因素

［多选题］5.谈判或行政干预解决冲突的方式是（　　）

    A.行政干预　　　　　　　B.仲裁解决　　　　　　　C.不予解决

    D.打压解决　　　　　　　E.谈判解决

六、检查评价

依据护理岗位所需职业能力、护理专业教学标准、护士职业资格考试大纲、1+X老年照护职业技能标准等评价依据，可由学生、同伴、小组、教师进行多元评价（表8-1）。

表8-1　人际冲突处理应用能力考核评估表

班级		学号	姓名		总分	
考核项目及内容		评价	分值	个人评价	同伴评价	小组评价	教师评价
人际冲突的处理	说出人际冲突的原因		30				
	能运用两维处理法、谈判或行政干预来处理人际冲突		30				
	营造良好的工作氛围，建立良好的人际关系						
综合评价	积极参与讨论，态度认真		40				
	尊重同事，与人为善						
	团结协作						
合计			100				

续表

考核项目及内容	评价	分值	个人评价	同伴评价	小组评价	教师评价
总结	1.任务完成情况描述					
	2.存在问题描述					
	3.心得体会					

任务二 护患冲突的处理

PPT

一、任务描述

正确处理工作中的护患冲突，建立良好的护患关系。

二、任务分析及准备

（一）任务分析

护患冲突研究的是护患冲突的原因、类型及处理，目的是建立积极、和谐、互动的护患关系，以利于护理工作的开展，提高护理质量。

1.重点 掌握护患冲突的常见原因、分类与处理原则。

2.难点 能进行护患冲突的处理。

微课

（二）任务准备

1.护士准备 服装整洁、得体。

2.用物准备 所需道具。

3.环境准备 训练室内整洁明亮、环境安静，按照模拟场景布置房间。

三、知识学习

护患冲突是在护患关系的基础上产生的冲突，指护患双方在医疗护理过程中，对治疗方案、治疗后果以及医学伦理的认知等产生分歧，从而引起双方的情绪过激，产生矛盾与误解，甚至上升为医疗纠纷的社会现象。护患冲突是人际冲突的一种，是影响护患关系健康发展的因素之一。

（一）护患冲突的原因

1.期望与现实的冲突 患者对护士职业素质有着较高的期望值，当个别护士的行为与患者的期望存在差距时，患者就会产生不满、抱怨等情绪，表现出冷漠、不合作、愤怒、激动等。护士如不能了解患者的期望，给予患者正确的解释、引导，或者不能从自身找原因，甚至表现为一种完全对立的态度，认为患者无理取闹、过于苛求，则易导致严重的护患冲突。

2.需求与满足的冲突　疾病往往会使患者产生心理上的不良情绪，尤其是刚刚入院、大手术后、危重疾病患者等，他们都渴望护理人员给予健康指导及心理安慰。可是当患者的需求与护士的工作安排发生冲突时，一方面，患者会因其需要未得到及时解决而对护士产生不满、指责护士不尽责；另一方面，个别护士也可能因工作繁忙疲惫而抱怨患者不体谅，对患者失去耐心。此时可能会导致进一步的护患冲突。

3.伤残与健康的冲突　部分患者因失去健康而产生自卑、沮丧和对他人健康的羡慕、嫉妒，引起内心的激烈冲突。特别是躯体严重伤残或毁容的患者，在他人面前容易感到自惭形秽，有时个别患者甚至把伤残的恼怒迁移到护理人员身上，甚至对护理人员的善意劝说、耐心解释产生逆反心理。若护理人员不能体谅患者，则可能出现各持己见、互不相让的护患冲突。

4.外行与内行的冲突　患者对所患疾病及相关的信息都会十分关注，强烈的康复愿望驱使他们对与疾病相关的治疗、护理方案都会反复详细地询问。护士是专业人员，而患者大多缺乏专业医学知识，所以存在知识结构差异，如护理人员不能设身处地体谅患者的迫切心情，对患者的反复提问缺乏耐心，表现为敷衍时，易引起护患关系紧张。

5.质量与治疗的冲突　一般情况下，医疗护理质量高，实际疗效就好。但有时因客观条件的限制，如医院医疗技术的限制或患者病情严重，医务人员的精心治疗和护理不一定带来理想的效果，就会产生医疗护理质量与实际疗效的矛盾，患者会责怪医务人员而发生护患冲突。此时，医护人员应理解、宽容患者，帮助患者分析疗效不理想的原因，以取得患者的理解。

6.依赖与独立的冲突　此类冲突在患者的疾病恢复期发生较多。患者经过较长病程，已逐步适应患者的角色行为，有的甚至强化了患者角色，对医护人员的依赖显著增强。还有的患者，其躯体已达到较完全康复，但是由于远离社会时间较长，出现回归社会角色的心理障碍。护士应帮助患者重建自信、增强独立意识，提高社会适应性。在帮助患者的同时，护士应充分与患者沟通，否则易引起患者误解，导致护患冲突。

7.偏见与价值的冲突　患者来自不同的社会层次，对护理人员职业价值的看法不同。虽然护理职能和地位已发生了深刻的变化，但传统习俗中仍存在着一些对护理职业的偏见。有的患者把这些偏见带到护患交往中，如果护理人员不能正确处理和对待患者的偏见，则极易发生冲突。

（二）护患冲突的类型

1.责任性冲突　是指护理人员工作态度消极，责任心不强，或违反操作规程，出现护理差错、事故，给患者身心康复造成不良影响或造成人身损害，并对此承担主要责任的冲突。如某护士在接静脉输液的液体时，未严格执行"三查七对"制度，错将10床患者的液体（10% GS 250ml+维生素 C 1g）输给5床患者，虽然患者未出现不良反应，但认为当班护士责任心不强，导致没有安全感，对身心恢复造成影响，要求医院给予赔偿。

2.技术性冲突　主要是指由于护理人员专业知识不扎实或操作技能不熟练，影响患者的治疗甚至造成护理差错、事故，给患者增加痛苦或给身心康复带来不良后果而引起的冲突。如护士给某患儿进行静脉输液时，连续穿刺了3次都没有成功，导致家属投诉，家属认为护士的技术不过关、不能胜任工作，要求处分该护士。

3.道德性冲突　是指由于护理人员未能严格遵守护理人员的职业道德，服务态度恶劣、语言生硬、缺乏同情心及耐心而引起的冲突。

4.**经济性冲突**　是指患者对医疗费用标准不理解或一些医院收费行为不规范，造成患者对医疗费用产生怀疑而产生的冲突。

5.**认知性冲突**　是指护患双方由于对护理专业知识的了解程度不同，对疾病的治疗、护理过程中出现的问题存在不同的认识而引发的冲突。

（三）护患冲突的处理

护士作为护患关系的主导者，应具备防范和解决护患冲突的能力。护士在工作中应该严格规范自身言行、体恤患者，尽量避免护患冲突。如发生冲突，应在遵循以下处理原则的基础上，积极争取与患者达成共识，将护患冲突从大化小、从小化无，尽量化解矛盾。

1.**护患冲突的处理原则**

（1）**患者第一**　护士应时刻记住，要把患者的身心健康放在第一位。应维护患者的基本权益，尽可能满足患者的合理要求，建立融洽的护患关系。

> 🔆 **考点提示**
>
> 护患冲突的处理原则

（2）**换位思考**　以患者为中心，换位思考，将心比心。从患者角度理解其不满和痛苦，设身处地地站在患者的角度思考问题，从而找到发生护患冲突的根本原因，有理有据地寻求解决冲突的办法。

（3）**倾听为主**　当患者投诉、情绪不稳定时，护士应先了解事件发生全过程，耐心倾听患者内心的不满，找到冲突发生的原因。

（4）**积极处理**　面对冲突事件，护士应积极面对，尽最大努力解决问题，根据情况付出行动。如果不能立刻解决，要告诉对方解决问题的方法、步骤，并与患者保持联系，直到问题解决。

（5）**冷处理法**　护患发生冲突时护士应控制情绪、保持冷静，切不可用以牙还牙的办法回击患者，避免激化矛盾。可采用深呼吸法来控制自己激动的情绪。有时，患者受疾病折磨而导致情绪不稳定，难免会对护士发火，护士宜采取冷处理方式，让患者宣泄其不良情绪，待患者冷静后，再耐心分析、解释其情绪不稳定的原因及后果，这样通常可有效避免同类冲突的再次发生。

（6）**矛盾转移法**　如果护患冲突事件的问题不是护士与患者之间的问题，只是患者把不满的情绪向外宣泄，护士此时切不可针锋相对，可以分散患者注意力，暂且将矛盾转移。事后，应积极帮助患者向相关人员反映，解决问题。

素质提升 ▶

矛盾转移小技巧

对于护患矛盾，有一些转移的小技巧，下面来看一个例子：一天中午，有位患者将饭菜往护士小王桌上重重一放，很生气地说："你们看看，这伙食这样清淡，是不是太差了一点？弄得我一点儿食欲都没有了！"此时，小王没有针锋相对，而是巧妙地运用转移法，心平气和地说："对不起，这饭菜不合您的口味，我一定会与膳食科反映，让他们提高服务质量，在您病情允许的前提下，尽可能满足您的饮食需求。多谢您的宝贵意见！"于是患者说"那就麻烦王护士了。"说完就回病房了。王护士这一做法一方面让患者感觉受到尊重，另一方面也让患者感到自己迁怒护士是不对的，所以很快平复自己情绪，回了病房。

2.特殊护患冲突的处理

（1）与愤怒患者的沟通　切忌采取回击或指责性行为，护士应"以柔克刚"，不要被患者的过激言辞或行为激怒。首先控制自己情绪，安抚患者，如"您先别生气，相信一定会有好的解决方法的"。待对方冷静后，再找到问题所在并采取有效措施，在不违反原则的前提下尽量使患者满意；如果患者愤怒的情绪有增无减，可巧妙地求助其他同事，避免直接与患者接触，待患者情绪稳定后，再找机会与其真诚沟通。

（2）与不合作的患者沟通　切忌指责患者或强制执行护理工作，可待患者情绪稳定后，选择好的时机再进行交谈。如：患者睡醒后或餐后。

（3）与故意为难护士的患者沟通　护士一定要保护好自己，在认真倾听的同时尽量用平和的口气回应，避免用批评、讽刺挖苦的言语和口气，防止冲突升级。

（4）与扰乱医院正常秩序的患者沟通　对于严重扰乱医院医疗秩序、伤害到人身及财产安全的医闹行为，立即报请辖区公安部门参与，按照治安条例给予处罚，必要时医院也可行法律诉讼以维护医院的合法权益，运用法律武器维护自身及患者的合法权益，维护医院的形象和利益。

四、任务实施（基础任务）

1.目的　正确处理工作中的护患冲突，建立良好的护患关系。

2.实训内容

案例1：在某一综合医院内科病区的病房内，护士小张带领着护士们在做晨间护理。他们在六病室发现20床患者私人物品摆放杂乱，护士小李没有经过患者同意就对其物品进行整理。患者很生气，认为小李侵犯了自己的隐私。

案例解析

任务：

（1）讨论：此次护患冲突的主要原因是什么？

（2）讨论：护士小张该如何处理呢？

案例2：一位发热患者到输液室输液，等了20分钟仍未能输上液。患者极为不满，认为护士工作效率低，不关心患者。而且此时患者正在发烧，长时间的等候加重了头晕、全身不适的症状。患者向小张护士投诉。

任务：

（1）讨论：此次护患冲突的原因及类型是什么？

（2）讨论：护士小张该如何处理呢？

3.实施方法

（1）发布案例，学生讨论，写出讨论结果。

（2）学生与教师共同评价。

五、知识测评

1.下列不属于导致护患冲突的原因的是（　　）

　　A.期望与现实的冲突　　　　　　　　　B.依赖与独立的冲突

　　C.患者对护理人员职业价值观念的偏见　D.医疗护理质量与实际疗效的矛盾

　　E.伤残与健康的冲突

2.当患者的需求与护士的工作安排发生冲突时，护士容易导致护患冲突的做法是（　　）

　　A.理解并体谅患者的需求

　　B.尽量调整工作安排以满足患者

　　C.对患者的需求表现出不耐烦，认为患者过于苛求

　　D.耐心向患者解释工作繁忙的原因

　　E.争取患者的理解与支持

　　3.下列属于道德性冲突的是（　　）

　　A.护士因工作繁忙，未能及时回应患者的需求

　　B.患者对医疗费用产生怀疑，与医院发生争执

　　C.护士因专业技能不扎实，导致患者受伤

　　D.护士在护理过程中表现出冷漠、缺乏同情心

　　E.护患双方对疾病的治疗存在不同的认识

　　4.下列行为中，最容易引发技术性冲突的是（　　）

　　A.护士在护理过程中因沟通不当导致患者误解

　　B.患者对护士的操作技能不满意

　　C.护士因个人情绪影响工作，导致患者受到忽视

　　D.护士在处理紧急情况时语言生硬

　　E.护士服务态度恶劣、缺乏同情心

　　5.在处理一次护患冲突时，护士小张面对的是一位愤怒的患者，患者因为对治疗方案不满意而情绪激动。此时小张可以采取的行动是（　　）

　　A.耐心倾听，但不予任何回应

　　B.强烈要求患者冷静下来，否则将终止对话

　　C.保持冷静，用同理心回应患者的情绪，并解释治疗方案的选择

　　D.立即向医生报告，由医生处理患者的情绪问题

　　E.忽略患者的愤怒，继续自己的工作

　　6.护士小李遇到一位经常故意为难护士的患者，患者的行为经常导致护理工作延误。对此，小李不可以采取的行动是（　　）

　　A.忽略患者的无理要求，坚持自己的工作程序

　　B.对患者表示理解，但明确告知患者的行为影响到工作，需要患者配合

　　C.报告给上级，由上级处理患者的故意行为

　　D.试图改变患者的性格，让患者更加理解和尊重护士的工作

　　E.与患者针锋相对，严厉批评患者

　　7.在医院，一位患者因为不满医院的治疗和护理服务，开始大声喧哗，引起其他患者和家属的注意。此时护士小王应该采取的行动是（　　）

　　A.忽略患者的喧哗，继续自己的工作

　　B.严厉批评患者，要求立即停止喧哗

　　C.平息患者的情绪，并引导患者到安静区域进行沟通

　　D.立即报告给医院管理层，由管理层处理患者的扰乱行为

　　E.立即报告给保卫科，由保卫科处理

六、检查评价

　　依据护理岗位所需职业能力、护理专业教学标准、护士职业资格考试大纲、1+X老年照护职业技能标准等评价依据，可由学生、同伴、小组、教师进行多元评价（表8-2）。

表 8-2 护患冲突处理应用能力考核评估表

班级		学号	姓名		总分			
考核项目及内容			评价	分值	个人评价	同伴评价	小组评价	教师评价
护患冲突的处理	说出护患冲突的原因、分类与处理原则			30				
	能处理各种原因引起的护患冲突			30				
	能营造良好的工作环境，树立良好的职业形象							
综合评价	积极参与讨论，态度认真							
	尊重患者，与人为善			40				
	团结协作							
合计				100				
总结	1.任务完成情况描述							
	2.存在问题描述							
	3.心得体会							

知识复盘

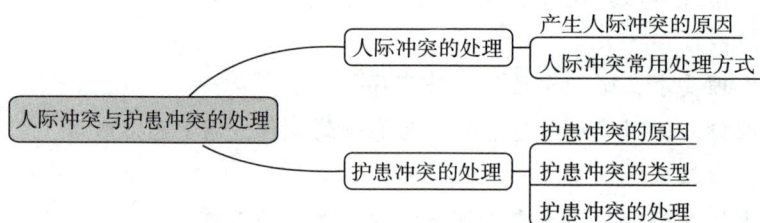

项目评价

（一）任务完成度考核表

表 8-3 任务完成度考核表

项目	内容	要求	权重	分值（100分）
专业知识	人际冲突的处理	能说出人际冲突的原因	35%	
		能运用两维处理法、谈判或行政干预来处理人际冲突		
		营造良好的工作氛围，建立良好的人际关系		
	护患冲突的处理	能说出护患冲突的原因、分类与处理原则	35%	
		能处理各种原因引起的护患冲突		
		营造良好的工作氛围，建立良好的人际关系		

续表

项目	内容	要求	权重	分值（100分）
综合素养	成果展示	积极参与讨论，态度认真	30%	
		尊重他人，与人为善		
		团结协作		
总分				
备注	专业知识（70%）+综合素养（30%）			

（二）考核评价表

本项目全面考核专业能力和关键能力，结合遵守纪律情况、工作态度、岗位技能、团队合作、成果展示、拓展能力和创新意识等，综合评定学生成绩（表8-4）。

表8-4　学生考核评价

姓名			日期			
项目	内容		方式	权重	自评	评价
遵守纪律	按时出勤，无旷工、早退现象		10%	以100分为基础，按照六项的权重给分		
	遵守纪律，听从安排					
工作态度	态度热情，认真敬业，语言礼貌		15%			
	待人有礼，与人为善，尊重交往对象					
岗位技能	掌握人际冲突、护患冲突的知识		15%			
	能正确处理工作中的护患冲突					
团队合作	积极参与讨论，具有团队合作精神，有效配合		10%			
	能够虚心听取成员意见					
成果展示	具体详见"任务完成度考核表"		40%			
拓展能力	能够积极主动学习人际冲突的相关知识，并将其应用到实际生活中		10%			
创新意识（附加分）	具有创意和创新性		加分项	以10分为上限		
	充分考虑可能出现的各种情况					
总评						
备注	总分=遵守纪律（10%）+工作态度（15%）+岗位技能（15%）+团队合作（10%）+成果展示（40%）+拓展能力（10%）+创新意识					

▶ 学习报告 ◀

表8-5　学习报告

学习主题		日期	
学习内容			

续表

学习主题		日期	
反思小结			
教师签字		日期	

（王丽君　杨晓妮　张彬渝　张璧玉）

护士职业生涯的发展

项目九　求职礼仪的应用

面对人才市场的激烈竞争，如何在众多求职者中脱颖而出，找到一份满意的工作，是大多数毕业生所面临的严峻问题。护理求职者不仅要具有良好的专业素质，还应掌握求职礼仪知识，为以后求职成功奠定良好的基础。

▶▶ 项目描述 ◀

本项目包括书面求职礼仪和面试求职礼仪两部分，主要讲述求职礼仪的概念、特点、种类，求职准备及书面求职材料的制作，面试求职礼仪等。通过学习，应能掌握求职礼仪的知识，制作一份书面求职材料并模拟完成求职面试。

▶▶ 项目目标 ◀

1.**知识目标**　具备书面求职礼仪、面试求职礼仪的相关知识。

2.**能力目标**　能够正确运用书面求职礼仪、面试求职礼仪；能进行书面求职材料的制作；能进行求职面试情景模拟。

3.**素质目标**　具备良好的求职礼仪素养，具有竞争意识和创新精神；具有正确的就业观和人生观。

任务一　书面求职礼仪

PPT

一、任务描述

具备书面求职礼仪的知识，进行书面求职材料的制作。

二、任务分析及准备

（一）任务分析

求职礼仪包括求职的概念、特点、种类，求职前的准备、书面求职材料的制作等内容。在掌握书面求职礼仪知识的基础上，根据自己的实际情况，制作书面求职材料，书写求职信和求职简历。

1.**重点**　掌握书面求职材料的制作方法。

微课

2.难点　能进行书面求职前准备、书面求职材料制作。

（二）任务准备

1.求职者准备　服装整洁、得体。

2.用物准备　所需道具、桌椅。

3.环境准备　环境整洁明亮、环境安静，按照模拟场景布置房间。

三、知识学习

（一）求职礼仪的概念

求职，是利用自己所学的知识和技能，向企事业单位寻求为其创造物质财富和精神财富，获取合理报酬，作为物质生活来源的一种过程。

求职礼仪是公共礼仪的一种，是求职者在求职过程中与招聘单位接待者接触时应具有的礼貌行为和仪表规范。求职礼仪可通过求职者的应聘材料、应聘语言、仪表服饰等方面体现出来，是求职者文化修养、道德水准、个性特征的体现。

（二）求职礼仪的特点

1.普遍性　每年有大量的社会人才、院校毕业生进入劳动市场。各类人才都需要通过求职找到适合自己的工作，发挥自己的能力，为社会做出自己的贡献，实现自己的人生目标。求职礼仪是在各行各业的各类招聘中均需具备的知识和技巧，应用极其广泛，具有普遍性。

2.时机性　求职具有很强的时机性，求职是否成功，关键在于双方接触的短暂时间内。求职者要珍惜每一次见面的时机并充分展示自己，尤其是面试求职，往往一个简单的照面，录用与否就成定局，因此，第一时间抓住机会给招聘方留下深刻的印象是至关重要的。

3.目的性　招聘和应聘双方都具有非常明确的目的。招聘方的目的在于招聘到适合该岗位、适合团队、适合单位发展的综合实力强的人员。招聘方考察求职者的综合能力、语言表达能力和行为礼仪等，形成对求职者的印象，作为是否录用的重要条件。求职者的目的更为直接，希望在短暂的时间内展现自己，给应聘方留下最佳印象，促使求职成功。

（三）求职礼仪的种类

求职的形式根据招聘单位的机制、工作性质、招聘形式等的不同，分为书面求职、面试求职及网络求职等。求职礼仪也大体分为三种形式，即书面求职礼仪、面试求职礼仪、网络求职礼仪。通常，用人单位往往先审核书面材料，进行笔试、面试，合格后才能获得相关职位。无论是何种求职形式，正确且恰当地运用求职礼仪是求职成功的关键。

（四）书面求职前的准备

书面求职是求职者向用人单位呈递书面材料，包括求职信、求职简历、参考性材料等。这些能较为完整地反映个人面貌及基本情况，使招聘单位感受到求职者的"鲜活"形象，是寻找工作的敲门砖。求职信和个人简历会给用人单位留下第一印象，是用人单位取舍的首要依据，也是对求职者的一次"考核"。

1.心理准备　刚踏入社会的护生需要在短时间内将身份转换成为护士这一社会角色。因此，在求职前应做好充分的心理准备，在把扎实的理论知识和娴熟的操作技能展现给用人单位的同时，还应将护士必须具备的爱心、耐心、责任心以及良好的沟通技巧和人文素养体现在整个求职过程中。护生在求职前会担心自己表现不好而导致求职失败，因而产生一些紧张、焦虑的不良心理，可通过适当锻炼、调节睡眠、深呼吸等方式来缓解心理压力。同时，由于人才市场竞争激烈、岗位有限、求职者众多，求职者要做好求职失败的准备，并锲而不舍，最终才能求职成功。

2.自我评估准备 求职者应全面、客观、公正地进行自我评估，从而在求职时摆正自己的位置，要知道自己能做多少，量力而行，避免心高气傲，尽快进入良好的求职状态，积极主动地展示自身实力以匹配岗位需求。

3.对招聘单位就业信息的准备 正所谓"知彼知己，百战百胜"，护生可通过各种途径获取就业信息，如校园招聘会、网络招聘、医院人事科或学校招生就业办等，护生应首先较为详细地了解所求职单位、部门、职位的基本情况，由此评估此职位是否适合自己，同时留意招聘单位具体的招聘方式，通常为：报名后参加统一招聘考试，招聘单位按一定比例录取。

（五）书面求职材料的制作

1.求职信的书写

（1）格式及内容要求 求职信的书写格式一般与书信相同，字数在500字左右为最佳，其内容通常由求职信标题、称谓、开头、正文、结尾、署名、日期、附件等部分构成。

1）求职信标题 写在第一排居中的位置，字体可适当加大加粗。

2）称谓 应在标题下另起一行顶格处写上用人单位的人事部门或单位负责人，注意称谓要做到礼貌、得体，如"尊敬的××医院人事部""尊敬的××医院王科长"等。

3）开头 开头语是正文的过渡部分，表述应简洁明确、干脆利落，不宜过多过长，可以感恩的表述作为开头语，如"感谢您在百忙之中阅读我的求职信"；也可以自信的表述方式开头，如"近从省人才市场获悉贵医院拟招聘××专业人才×名，这给我提供了施展自己智慧和才能的机遇"；还可以赞扬的方式开头，如"近闻贵院荣获省××，在此表示衷心的祝贺，同时希望有幸成为贵院的一员，共同创建医院更美好的未来"。

4）正文 是求职信的核心部分，是招聘单位十分重视的内容。撰写时，要力求简明，注意扬长避短，突出自己的优势与长处。正文通常包括：简单的自我介绍，如姓名、年龄、毕业院校及专业、毕业时间等基本信息；介绍自己的专业优势及掌握的知识和技能等；自己的实习经历；参加过的专业实践活动及在院各类专业竞赛中的获奖情况等。

在介绍自己的知识、学历、经验或成就时，要突出适合这项工作的特长和个性，吸引和打动对方，注意不要写与应聘岗位不相适应的能力与个性。如护士这项工作需要与患者及家属建立良好的护患关系，很多时候是由护士作为主导与患者及家属进行沟通、协调，如果写"本人秀气、好静、爱好画画"等与护士岗位无关的内容，结果可能会不尽如人意。

5）结尾 再次表达求职的愿望，希望获得机会，起到吸引和打动对方的作用。如"希望给予面试的机会""热切地盼望着贵医院给予答复"等，也可写礼貌用语"此致""敬礼"。

6）署名、日期 手写署上求职者的姓名，并在下方注明日期。

（2）注意事项

1）要凝练精干，忌长篇大论。

2）要充分展示，忌过于简单。

3）要层次分明，忌条理不清。

4）要实事求是，忌虚假夸张。

5）要态度认真，忌错漏百出。

6）要书写工整，忌潦草不清。

7）要朴素平实，忌稀奇怪异。

8）要心中有数，忌目标不清。

（3）求职信范文

求职信

尊敬的××医院领导：（应顶格写）

　　您好！

　　前几天从贵医院人事发布的招聘信息获悉贵医院正招聘护理人员，本人不揣冒昧，写此求职信。在您留意这封自荐信时，或许正为一位满腔热情的大学生开启一扇希望之门，望您在百忙之中能予以考虑。

　　我叫××，是就读于××学校护理专业的一名应届毕业生。在校期间，我刻苦钻研、勤奋努力，具备护理专业的基本理论、基本知识和基本技能，熟练掌握无菌技术、导尿术、灌肠术、下胃管、口腔护理、氧气吸入、静脉输液以及皮内、皮下、肌内注射等技术；经过一年的临床实践，我在临床护理技术方面的操作水平也大幅提升。在各科病房的工作，让我学会了临危不乱、耐心护理、微笑待人，用最大的理性对待病情，怀着最赤诚的爱心去面对患者。实习的经历使我具备了我良好的交际能力与管理协作能力，同时具有良好的团队精神。生活中我锻炼自己成为一名吃苦耐劳的人，工作主动热心，勤奋诚实，并且具有独立思维及独立工作的能力。

　　对于未来的工作，我相信我能够很快适应，并且在实际工作中不断学习，不断完善自己，做好本职工作。如果我有幸加入贵医院，我一定会不懈努力，在领导的带领下，和大家一起为进一步提高医院的护理质量而竭尽全力。

　　我的个人简历与相关材料一并附上，诚望您能给我面试的机会。最后，请接受我最诚挚的谢意！

　　期待您的回音。

　　此致

敬礼

求职人：××

××××年××月××日

2.求职简历的制作

　　个人简历又称个人履历，其书写要尽可能格式化。求职简历是求职者将自己与所申请职位紧密相关的个人信息经过分析整理并清晰简要地表达出来的书面求职资料，是个人基本情况和简要经历的反映，一般附在求职信后。

　　（1）格式及内容要求　求职简历包括首页和附件（相关证明材料）。

　　1）首页　求职简历的首页内容一般以表格的形式呈现，包括如下。

　　①个人基本信息、政治面貌、教育背景：应简明扼要，如实填写。

　　②工作经历、实践经历：应写从事过的工作和社会实践活动等内容，要重点突出、有针对性。

　　③专业能力：应重点阐述，主要从护理专业能力、社会实践能力、护理管理及教育能力、沟通及团队合作能力这四个方面突出自我能力。

　　④获奖情况：如实填写，应能体现自己在校及工作过程中的出色表现。

　　⑤自我评价：应做到客观中肯，注意扬长避短。

　　⑥求职意向：应明确说明求职目标或个人期望的工作职位，并将其与自己的专业及兴趣相匹配。

　　2）附件（相关证明材料）　是反映求职者成绩和能力的证明材料，附在求职简历之后，包括毕业证书、学位证书、资格证书、成绩单及各项荣誉证书等。附件材料是获得面试机会的重要资料，求职者应根据具体情况选择性附加，以最直接的方式展现自己的优异成绩。

（2）注意事项

1）简历内容必须真实可靠，不可掺假，尽量用事实和数据说话，避免使用一些冠冕堂皇、大而空洞、虚而不实的语句。

2）简历中尽量放入有价值的内容，使用语言讲究平实、客观和精练，太感性的描述不宜出现。

考点提示
求职材料制作的注意事项

3）简历篇幅不宜过长，也不宜有半页，通常为A4纸版面1~2页，最好使用计算机进行打印。

（3）求职简历范文

求职简历

姓名	××	性别	女	出生年月	2000年9月	照片
民族	汉族	籍贯	××省××市	政治面貌	中共党员	
体重	50kg	身高	166cm	电子邮件	××	
英语水平	四级	计算机水平	二级	电话	××	
学历	大专	专业	护理学	毕业学校	××学校	
实习经历	1. 2021年5月—2021年6月跟随老师进入××医院见习骨科、呼吸科等科室 2. 2021年11月—2022年11月在××医院进行临床护理实习，先后在门诊、外科、内科、妇科、儿科、急诊、ICU、手术室等11个科室轮岗实习					
实践经历	1. 2020年6月在校参与社区医疗服务实践活动 2. 2022年5月参与医院组织的进村医扶活动					
专业能力	1. 护理专业技能：通过在××医院临床实习一年，掌握了各科室涉及的相关护理操作，如静脉输液、肌内注射、皮试、导尿、鼻饲、口腔护理、生命体征检测、心肺复苏等 2. 社会实践能力：参与的进村医扶活动和社区医疗服务实践活动培养了我的爱心、耐心、责任心及处事应变能力 3. 沟通及组织合作能力：在校期间担任团委及大学生艺术团干事，参与相关活动的策划实施，获得好评 4. 管理能力：在校期间担任班级班长一职，协助辅导员开展各项工作					
获奖情况	1. 2022年10月，获得实习医院"优秀实习生"荣誉称号 2. 2021年6月，获得××市护理技能操作竞赛一等奖					
自我评价	本人乐观向上，热爱护理事业，具备扎实的护理理论知识并熟练掌握各项护理操作，有较强的亲和力、良好的沟通能力及团队合作能力					
求职意向	内科护士、儿科护士、ICU护士等临床护理工作岗位					

（六）投递书面求职材料

投递书面求职材料可采取广泛投递的方式，以提高求职成功的概率。投递前，应先了解求职单位指定的投递方式，一般以电子邮箱投递和邮寄投递的方式较为常见，投递后应持续关注。

1.电子邮箱投递 是把自己的书面求职材料发送至招聘单位的指定邮箱。发送时应注意以下几点。

（1）应以附件的形式发送，这样可以完全保证简历格式，方便招聘单位下载并打印。

（2）附件的名称要正确、清晰，便于招聘单位直接下载保存。如"作品名称+姓名"。

（3）邮件的标题应按照招聘单位的要求进行标明，若对方无明确要求，则可用"应聘××岗位—姓名—××大学××专业"（专业应与要求一致）。

（4）在给用人单位发送简历时，要用自己的私人邮箱。

（5）发送时应逐一发，尽量不要以群发的方式发送，以免被系统自动识别为垃圾邮件而屏蔽。

2.邮寄投递 是通过邮局或快递的方式把自己的书面求职材料邮寄至招聘单位指定的地址。邮寄时应注意以下几点。

（1）邮寄的书面求职材料应采用白色A4以上纸张打印，但求职信落款处的姓名应手写。

（2）邮寄前，书面求职材料应按照封面、求职信、求职简历、附件的顺序装订成册，放于稍大型号的信封或文件袋中，避免折叠。

（3）信封的字迹要工整，在信封上注明所应聘的职位及姓名（或者按照应聘单位提出的要求）。

四、任务实施

（一）基础任务

1.目的 具备书面求职礼仪的知识，进行书面求职材料的制作。

2.实训内容

案例： 小林同学毕业于某医学院校护理专业，结束了大学校园生活，即将踏入社会。小林参加了多场校园招聘会，见每个招聘单位前都挤满了求职的学生，小林感到了求职的压力，他暗下决心，要好好准备自己的求职材料，争取求职成功，进入理想的工作单位。

任务：

（1）思考：进行书面求职时要做哪些准备？书面求职材料包括哪些内容？

（2）根据自己的实际情况制作书面求职材料，包括书写求职信和求职简历。

案例解析

3.实施方法

（1）发布案例，学生讨论，写出讨论结果。

（2）学生与教师共同评价。

（二）任务提升

1.目的 了解我国用工的形式及医学生当前就业情况，树立正确的就业观。

2.实训内容

（1）查找资源，利用各种信息资源了解近三年我国毕业生的数量、医学生就业的渠道及我国用工的形式。

（2）讨论：就业一定要选择本专业吗？医学生一定要在医院工作吗？

3.实施方法

（1）分小组讨论，写出讨论结果。

（2）学生与教师共同评价。

五、知识测评

1."天生我材必有用"讲述的是一个应聘者应当（　　）

　　A.自强　　　　　　　　B.自信　　　　　　　　C.自律

　　D.自大　　　　　　　　E.满腹经纶

2.下列不属于求职信构成部分的是（　　）

　　A.称谓　　　　　　　　B.正文　　　　　　　　C.署名

　　D.照片　　　　　　　　E.标题

六、检查评价

依据护理岗位所需职业能力、护理专业教学标准、护士职业资格考试大纲等评价依据，可由学生、同伴、小组、教师进行多元评价（表9-1）。

表 9-1　书面求职礼仪应用能力考核评估表

班级		学号	姓名		总分			
考核项目及内容			评价	分值	个人评价	同伴评价	小组评价	教师评价
书面求职礼仪	能说出求职礼仪的概念及分类			30				
	描述书面求职礼仪制作的书写要求、格式及内容							
	能正确制作书面求职材料			30				
综合评价	团结协作			40				
	积极参与讨论，态度认真							
	尊重他人，与人为善							
	树立正确的就业观							
合计				100				
总结	1.任务完成情况描述							
	2.存在问题描述							
	3.心得体会							

任务二　面试求职礼仪

PPT

一、任务描述

学习面试求职礼仪，在求职中正确运用面试求职礼仪。

二、任务分析及准备

（一）任务分析

面试求职礼仪包括求职面试前的准备、求职面试中的礼仪、求职面试后的礼仪。应根据求职的具体情况，正确灵活运用面试求职礼仪。

1.重点　掌握求职面试前、中、后的礼仪。

2.难点　正确运用面试求职礼仪。

微课

（二）任务准备

1.求职者准备　服装整洁、得体。

2.用物准备　所需道具、桌椅。

3.环境准备　整洁明亮、安静，按照模拟场景布置房间。

三、知识学习

面试是应聘者求职成功的关键一步。招聘者通过与求职者进行双方面对面观察、交流的形式来考察求职者的工作能力与综合素质，初步判断求职者是否可以融入自己的团队。面试是求职者展示自身素质、能力、品质的最好时机，面试发挥出色，可弥补其他方面带来的缺陷。因此，要想在短暂的面试时间里充分展示自我，获得成功，就应针对面试的每个环节做好充分准备，掌握面试的技巧与相关的礼仪知识。

（一）求职面试前的准备

1.心理准备 大多数求职者在面试时会处于紧张、忐忑不安的心理状态。因此，在面试前做好充分的心理准备有助于缓解面试时的心理压力，可采取以下几种方式。

（1）自我评估及定位 在面试前，首先要对自身的条件进行客观公正的评价，要清楚自己的优点和不足，确定最适合自己的职业和职位。通常面试时间较短，所以，在面试的短时间内展示自己的优点，扬长避短，给招聘者留下深刻的印象尤为重要。

（2）调整心态 面试前应尽快调整好自己的心理状态。首先，要给予自己信心，消除自卑胆怯的心理，充满自信地展示自己的真正实力。其次，要有直面失败的勇气，不可否定自身的能力，应保持积极乐观的态度，相信成功就在下一个路口。

（3）言语表达准备 面试时，良好的表达能力是十分重要的，因此在表达的内容和方式上必须精心准备，包括标准的普通话、清晰准确的表达、得体的语气等。求职者在面试前应对自己的资质、能力等非常熟悉，可通过反复大声诵读或是模拟面试场景在亲友面前反复表述的练习方式，达到倒背如流。

2.面试内容准备

（1）面试时间、地点准备 熟记面试时间和地点，提前做好线路规划，了解到达所需时间，避免因迟到而被用人单位视为缺乏时间观念和自我约束力。

（2）面试材料准备 投递给用人单位的书面求职材料也应自备一份带到面试现场。面试材料以"简历封面—自荐信—个人简历—重要证明材料（如毕业证书、专业技术证书、获奖证书等）"装订成序。

（3）面试问题准备 一般分为两部分。第一部分是求职者的自我介绍，内容应简洁、明了，一般为1~3分钟。第二部分是招聘人员随机提问，此部分答案较灵活，无固定模式，在回答时应条理清楚、简单明了、突出个性、扬长避短。

（4）专业知识的准备 充分复习护理基本理论知识及常用的护理操作。扎实的专业基础不仅是面试前应注意准备的内容，而是在校期间每位护生都应该奋发图强、刻苦钻研的内容，应不断精益求精。由此，自我能力不断提升，在应聘时也会展现出较好的专业素质形象。

3.仪表举止准备 面试时，求职者良好的仪表举止能体现出自身的文化修养、综合素质、性格特征，有助于给应聘人员留下良好的第一印象，提升求职成功的概率。面试时，求职者在仪表举止方面应注意以下几点。

（1）简洁规范 面试中的发型、服装、妆容及首饰都应以简洁美观为主，招聘者不会选择一个不修边幅、邋里邋遢的应试者。着装整洁意味着你重视这份工作、重视这个单位且珍惜这次机会，不需要过多花费就能赢得招聘者的好感。着装整洁要做到：衣领、袖口干净、无污渍，衣服熨烫平整挺括，鞋子干净无灰尘，头发清洁无头屑，发型自然大方。还要注重和突出职业特点，给应聘人员一种鲜明的职业形象感，一般不可过于华丽、时髦及标榜个性。护士的仪表应以显示稳重、文雅、谨慎的职业形象为主。

（2）大方得体　面试时，求职者的举手投足都应大方、得体、优雅，在与应聘人员交谈时，应自信、乐观而又不失谨慎。切忌卑躬屈膝或骄傲自大。

素质提升 ▶

君子不失足于人，不失色于人，不失口于人。是故君子貌足谓也，色足惮也，言足信也。

——《礼记·表记》

（二）求职面试中的礼仪

考点提示

求职面试中的礼仪

1.提前到达面试现场　到达面试地点的时间要把握好，不要迟到，最好提前10～15分钟到达面试地点等候区，这样既可以避免路上由于各种意外发生而导致迟到，也可以利用这段时间稳定情绪、了解程序、整理仪表、检查面试材料、复习面试问题等。

2.入场礼仪　到达面试等候区，应将手机关机或调静音。面对负责面试的工作人员，应礼貌点头、微笑。当听到名字被叫时，应及时回答"是"或"到"。进入面试室前，无论房门是敞开还是关闭，都应礼貌地敲门三次，若对方无回应，可稍等待再敲，得到招聘人员的应答才可进入，进入后，待考官行点头礼再关上门。进门后，应面带微笑并向招聘人员问好，然后主动双手递送求职材料。在对方示意坐下时方可坐下，并表示谢意，坐定后，保持良好的坐姿。

3.交谈礼仪　面试中的交谈内容一般包括自我介绍和一问一答两种形式。

（1）自我介绍　面试一般从自我介绍开始，应聘人员在对求职者表示欢迎后，会要求求职者进行简短的自我介绍，对此应提前做好准备，打好腹稿，言简意赅、重点突出地介绍自己的履历、受教育经历、工作能力和技能特长等，时间为1～3分钟，最好用事实说明你的长处和特点；逻辑缜密，条理清楚，用词恰当，应用普通话叙述。

（2）一问一答　随后进入一问一答环节，此环节是求职面试的核心内容。求职者应仔细聆听应聘人员的提问，目光注视考官，以示专注。在回答问题之前，要在脑海中梳理思路，对自己所说的话加以思考后再给出答案，回答时应条理清楚、简洁明了、突出重点、扬长避短。遇到难题时，应如实告知自己对此方面了解不多，同时表明面试后会尽快弥补此方面知识的欠缺，表现出求知精神。切忌答非所问，不懂装懂。

4.告别礼仪　面试接近尾声时，应聘人员会用一些暗示的话语来结束谈话，如"感谢您对我们应聘工作的支持""我们会尽快做出决定通知您的"等，此时求职者应主动告辞，并握手或鞠躬表示真挚的感谢，同时收拾好自己的物品，将坐过的凳子放回原位，轻轻关门离开现场。如遇相关面试人员，也应礼貌致谢并告辞。

素质提升 ▶

面试时有趣的心理效应——首因效应

"首因效应"，又称"第一印象"效应。心理学研究表明，与一个人初次会面时，45秒内产生的第一印象至关重要。因为这个第一印象一旦形成，它就能在对方的头脑中占据主导地位并持续较长时间。

由于首因效应的存在，考生一定要特别注意自己整个面试过程的前3分钟。尽管考官们对标准的把握可能不一致，但对"第一印象"的要求却基本一致。面试时应注重自己的仪容、衣着，注意礼节和细节，注意进考场时的五六步走路，注意自己的坐姿、神态、开场讲话，尽可能给考官们留下好的第一印象。

（三）求职面试后的礼仪

求职者往往对面试前、中的礼仪规范十分重视，而常常忽略面试后的礼仪要求。事实上，面试后的礼仪是应聘人员在决定录取名单前对求职者的最后一项考验，它是加深应聘人员对求职者良好印象的重要环节，重视此环节能提高求职成功的概率。求职者可在面试结束后的当天或一两天之后，通过邮件、电话、当面等方式致谢，以体现对对方的尊重，致谢内容通常为感谢其提供给自己的面试机会以及对面试付出的时间和精力等，还可再次重申自己对该职位的渴望及胜任该工作的能力。求职者可在面试结束后的一两周或超过约定公布结果的时间时，通过邮件或电话进行查询，无论结果怎样，都应表示感谢，然后重塑信心，为再次求职做好准备。

四、任务实施

（一）基础任务

1.目的　在求职中正确运用求职面试礼仪。

2.实训内容

案例： 小林在人事网上看到某医院在招聘护士，他向该医院投递了简历并且通过了第一轮的笔试筛选，一周后他接到该医院发给他的面试通知。

任务：

（1）讨论：小林在面试前需要做哪些准备？

（2）讨论：小林在面试前、面试中、面试后应该注意哪些礼仪规范？

案例解析

3.实施方法

（1）发布案例，学生讨论，写出讨论结果。

（2）学生与教师共同评价。

（二）任务提升

1.目的　进行求职面试情景模拟。

2.实训内容

（1）进行自我介绍，时间在3分钟以内。

（2）学生任意选择一个内容，做3分钟的演讲。

3.实施方法

（1）课前学生分组，做好角色分配。

（2）进行求职面试情景模拟。

（3）分组展示。

（4）学生与教师共同评价。

五、知识测评

1.面试时，不正确的眼神表达是（　　）

　A.正视对方　　　　　　B.目光平和　　　　　　C.聚精会神

　D.左顾右盼　　　　　　E.全神贯注

2.求职者应聘应提前（　　）分钟到达

　A.1～2　　　　　　　　B.3～5　　　　　　　　C.5～10

　D.10～15　　　　　　　E.20～30

六、检查评价

依据护理岗位所需职业能力、护理专业教学标准、护士职业资格考试大纲等评价依据，可由学生、同伴、小组、教师进行多元评价（表9-2）。

表 9-2　求职面试礼仪应用能力考核评估表

班级		学号		姓名		总分	
考核项目及内容	评价	分值	个人评价	同伴评价	小组评价	教师评价
求职面试礼仪	能出求职面试前需要做的准备	30				
	能说出面试前、中、后应注意的礼仪规范					
	能严格要求自己，在面试时正确运用求职面试礼仪	30				
综合评价	团结协作	40				
	积极参与讨论，态度认真					
	尊重他人，与人为善					
	树立正确的就业观					
合计		100				

总结	1.任务完成情况描述
	2.存在问题描述
	3.心得体会

知识复盘

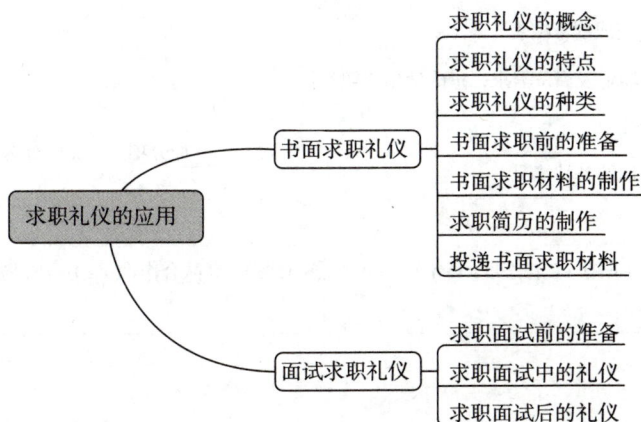

▶▶ 项目评价 ◀◀

（一）任务完成度考核表

表9-3　任务完成度考核表

项目	内容	要求	权重	分值（100分）
专业知识	书面求职礼仪	说出求职礼仪的概念和分类	40%	
		描述书面求职材料制作的书写要求、格式及内容		
		合理运用书面求职礼仪知识制作书面求职材料		
	面试求职礼仪	说出求职面试前需要做的准备	30%	
		说出面试前、中、后应注意的礼仪规范		
		能严格要求自己，在面试时正确运用求职面试礼仪		
综合素养	成果展示	团结协作；积极参与讨论、态度认真；尊重他人，与人为善	30%	
		树立正确的就业观		
总分				
备注	专业知识（70%）+综合素养（30%）			

（二）考核评价表

本项目全面考核专业能力和关键能力，结合遵守纪律情况、工作态度、岗位技能、团队合作、成果展示、拓展能力和创新意识等，综合评定学生成绩（表9-4）。

表9-4　学生考核评价表

姓名			日期			
项目	内容		方式	权重	自评	评价
遵守纪律	按时出勤，无旷工、早退现象		10%	以100分为基础，按照六项的权重给分		
	遵守纪律，听从安排					
工作态度	态度热情，认真敬业，语言礼貌		15%			
	待人有礼，与人为善，尊重交往对象					
岗位技能	掌握求职礼仪的基本知识		15%			
	能够制作书面求职材料					
	在面试时正确运用面试求职礼仪					
团队合作	积极参与讨论，能够虚心听取成员意见，具有团队合作精神		10%			
成果展示	具体详见"任务完成度考核表"		40%			
拓展能力	能够根据不同的职业及岗位需求，正确运用求职礼仪		10%			
创新意识（附加分）	具有创意和创新性		加分项	以10分为上限		
	充分考虑可能出现的各种情况					
总评						
备注	总分=遵守纪律（10%）+工作态度（15%）+岗位技能（15%）+团队合作（10%）+成果展示（40%）+拓展能力（10%）+创新意识					

◈◈ 学习报告 ◈◈

表 9-5　学习报告

学习主题		日期	
学习内容			
反思小结			
教师签字		日期	

（李馥羽）

知识测评参考答案

项目一

任务一　1.C　2.B　3.C　4.B　5.E　6.A　7.B　8.C

任务二　1.B　2.A

项目二

任务一　1.E　2.E　3.D

任务二　1.D　2.C　3.A

项目三

任务一　1.B　2.B　3.B　4.C　5.B　6.E　7.A

任务二　1.E　2.B　3.A

项目四

任务一　1.A　2.A　3.C　4.C　5.E　6.D　7.C

任务二　1.A　2.B　3.D　4.B　5.C

任务三　1.ABCDE　2.ABCDE　3.ABCDE　4.ABCDE　5.ABCD　6.ABCD　7.ABCDE

项目五

任务一　1.D　2.E　3.D　4.E　5.A　6.D　7.D

任务二　1.B　2.E　3.A　4.C　5.E　6.B　7.C　8.E　9.D　10.E

任务三　1.C　2.A　3.B　4.E　5.D　6.D　7.A　8.B　9.E

任务四　1.ABCDE　2.ABCDE　3.ABDE　4.ABC　5.ABCE　6.ACDE　7.ABCDE　8.ABCD

项目六

任务一　1.E　2.C　3.A　4.C

任务二　1.E　2.D　3.B　4.C

任务三　1.ABCDE　2.ABCDE

项目七

任务一　1.B　2.C　3.E　4.C　5.B

任务二　1.E　2.C　3.C　4.A　5.B　6.E

项目八

任务一　1.B　2.C　3.B　4.ABCD　5.ABE

任务二　1.C　2.B　3.D　4.B　5.C　6.E　7.C

项目九

任务一　1.B　2.D

任务二　1.D　2.D

教学说明

（仅供参考）

一、教学分析

（一）课程定位

护理礼仪与人际沟通是护理和助产专业的核心课程，是一门融专业服务礼仪和人际沟通技巧为一体的人文修养课程，同时也是护士资格考试的必修课程。本课程是以培养学生职业素养、职业礼仪行为、职业沟通能力为主要内容的课程，具有很强的实践性和规范性。

（二）教学目标

通过本课程的学习，学生将具备护理礼仪与人际沟通的基本理论和知识，并能够在工作中正确应用这些知识，解决工作中各种沟通和人际关系问题，建立良好的医、护、患关系。

1.知识目标

（1）了解礼仪及护理礼仪的基本概念、特点和原则；了解我国礼仪的发展简史。

（2）掌握护士仪容仪表、仪态礼仪和交往礼仪的知识。

（3）掌握语言和非语言沟通技巧；掌握与门急诊、病区、手术室患者的沟通技巧。

（4）掌握人际沟通、人际关系及护患冲突的知识。

（5）掌握求职礼仪的知识。

2.能力目标

（1）能正确修饰仪容仪表，应用护士仪态及交往礼仪，塑造良好的护士职业形象。

（2）在生活和工作中正确应用沟通知识；能够与门急诊、病区、手术室患者进行有效沟通，展现良好的职业素养和人文关怀能力。

（3）具有较强的人际沟通与协调能力以及良好的语言表达能力，建立和谐的护患关系。

（4）能正确应用求职礼仪。

（5）具有独立思考、自主探索、积极进取以及学习获取新知识和新技能的能力。

3.素质目标

（1）提升个人的内在素养，塑造良好的个人及职业形象。

（2）尊重他人、待人有礼、与人为善，具有耐心、细心、爱心及责任心。

（3）勇于自我展示，具备团队协作精神，能够积极沟通、互帮互助，共同完成目标。

（4）具有服务意识、安全意识以及爱岗敬业、实事求是的优秀品质。

（三）重点难点分析

本课程具有很强的规范性和实践性。重点是护理礼仪和人际沟通的基本知识；难点在于如何促进学生有效内化这些知识，引导学生从学习职业行为礼仪和人际沟通技巧相关知识，转变为塑造职业素养，即培养学生讲礼仪、用礼仪并能应用人际沟通知识关爱患者，提升仁爱、慎独的护理专业素养。

二、教学设计

（一）教学模式设计

本课程采用项目化、任务化、理实一体化的教学模式，贯彻"以就业为导向、能力为本位"的教学指导思想，针对课程内容所对应的岗位工作任务和职业能力设计教学环节；结合临床工作任务与生活实际以及"1+X"证书制度的等级证书考核内容，融入情景案例；以项目为引领、以任务为驱动、以学习成果为导向设计评价体系，引导学生学习。课程评价体系包括分层次、分阶段评价，过程性与结果性评价，以及个人、同伴、小组和教师评价，旨在实现全程、多元多维度的评价。本教材坚持立德树人，将职业素养的培养融入专业技能能力的培养过程。

（二）课程思政的设计

本课程作为护理专业的人文修养课程，在教学活动设计过程中，通过项目描述、项目目标、任务实施、素质提升和项目评价等多种形式，将课程思政元素"润物细无声"地融入每个教学环节。通过项目学习，引导学生树立正确的理想信念、价值取向和社会责任感，提高学生缘事析理、明辨是非的能力，从而培养敬佑生命、尊重患者、善于沟通、德才兼备、德智体美劳全面发展的护理专业人才。

序号	项目名称	思政落脚点
1	项目一　学习护理礼仪的方法	弘扬社会主义核心价值观，热爱传统文化，培养爱国主义情怀、民族荣誉感讲"礼"重"仪"，尊重他人，懂得感恩，回报社会
2	项目二　护士仪容仪表的修饰	培养行业归属感与职业荣誉感
3	项目三　护士仪态礼仪的应用	培养正确的审美观和价值观；树立服务意识；增强行业归属感与职业荣誉感岗课赛证融通：传承尊老美德，关爱患者
4	项目四　护士交往礼仪的应用	增强服务意识；待人有礼，尊重他人
5	项目五　语言与非语言沟通技巧的应用	勇于展现自我；关爱患者，具备耐心、细心与责任心
6	项目六　沟通技巧在护理工作中的应用	弘扬医者仁心、点滴见真情；展现服务精神与安全意识岗课赛证融通：传承尊老美德，关爱患者
7	项目七　护士的人际关系	关爱患者，诚信待人，互帮互助，乐于奉献
8	项目八　人际冲突与护患冲突的处理	具有同理心，缘事析理，明辨是非，与人为善
9	项目九　求职礼仪的应用	树立正确的人生观、就业观

三、教学建议

（一）教学学时安排

本课程建议36学时，理论学习与实践操作相结合。

序号	项目名称	参考课时
1	项目一　学习护理礼仪的方法	2学时
2	项目二　护士仪容仪表的修饰	4学时
3	项目三　护士仪态礼仪的应用	6学时
4	项目四　护士交往礼仪的应用	4学时
5	项目五　语言与非语言沟通技巧的应用	6学时

序号	项目名称	参考课时
6	项目六　沟通技巧在护理工作中的应用	6学时
7	项目七　护士的人际关系	2学时
8	项目八　人际冲突与护患冲突的处理	2学时
9	项目九　求职礼仪的应用	4学时

（二）教学分组建议

本课程可采用项目化教学，立足于临床护理工作的真实场景。建议在教学过程中制订分工协作的实施方案，将个人学习与团队协作相结合。根据教学环节的需求进行灵活组合，建议以2~6人为一小组开展学习。

（三）教学环境建议

可在教室、模拟病房和形体训练室等场所进行教学，利用模拟场景开展教学活动，以提供较为真实的实践环境。

参考文献

［1］全国护士执业资格考试用书编写专家委员会．2024全国护士执业资格考试指导［M］．北京：人民卫生出版社，2024．

［2］李蕾．护理礼仪［M］．北京：科学出版社，2023．

［3］刘淑霞，王晓莉，李馨．护理礼仪与人际沟通［M］．2版．北京：中国医药科技出版社，2022．

［4］惠亚娟．人际沟通与交往［M］．北京：科学出版社，2022．

［5］王亚宁，谌秘．护理礼仪与人际沟通［M］．2版．北京：中国医药科技出版社，2021．

［6］位汶军．护理礼仪与人际沟通［M］．北京：北京大学医学出版社，2019．

［7］赵影，赫建萍．服务礼仪［M］．3版．北京：中国人民大学出版社，2019．

［8］金正昆．公务员礼仪［M］．4版．北京：中国人民大学出版社，2019．

［9］张丽，位汶军．实用商务礼仪［M］．4版．北京：中国医药科技出版社，2021．

［10］谢培豪．人际沟通［M］．北京：科学出版社，2018．

［11］秦东华．护理礼仪与人际沟通［M］．北京：人民卫生出版社，2019．

［12］罗珊，杨天琼．护理美学与礼仪［M］．上海：上海交通大学出版社，2017．

［13］李丽娟，张涌静．护理礼仪与人际沟通［M］．北京：北京大学医学出版社，2016．